第一批安徽省中医药学术流派传承工作室建设项目"徽派中药炮制流派工作室"（皖中医药发展秘〔2021〕30号）

安徽省卫生健康委员会全省中医发展专项项目中医药文化知识宣传（皖财社〔2022〕146号）

安徽省教育厅高等学校省级质量工程项目"徽派中药炮制"实训中心（皖教秘高〔2022〕68号2021sysxzx017）

研究成果

徽派中药炮制丛书

总主编 ／ 朋汤义

U0292058

陈嘉谟

炮制学术思想与方药应用

主　编　朋汤义　郭锦晨

副主编　黄　莉　刘柳青　何　蕾　段志祥

编　委（按姓氏笔画排序）

王居义　叶　红　冯　烨　刘柳青　李家劼

何　蕾　陈泽键　朋子剑　朋汤义　段志祥

费辰宇　夏　冉　徐秀佩　奚然然　郭锦晨

陶庆雪　黄　莉　常　硕　巢同磊　熊慧茹

人民卫生出版社

·北京·

版权所有，侵权必究！

图书在版编目（CIP）数据

陈嘉谟炮制学术思想与方药应用 / 朋汤义，郭锦晨主编 . —北京：人民卫生出版社，2023.8
（徽派中药炮制丛书）
ISBN 978-7-117-35161-4

Ⅰ. ①陈⋯ Ⅱ. ①朋⋯ ②郭⋯ Ⅲ. ①中药炮制学 Ⅳ. ①R249.7

中国国家版本馆 CIP 数据核字（2023）第 143146 号

| 人卫智网 | www.ipmph.com | 医学教育、学术、考试、健康，购书智慧智能综合服务平台 |
| 人卫官网 | www.pmph.com | 人卫官方资讯发布平台 |

徽派中药炮制丛书

陈嘉谟炮制学术思想与方药应用
Huipai Zhongyao Paozhi Congshu
Chen Jiamo Paozhi Xueshusixiang yu Fangyao Yingyong

主　　编：朋汤义　郭锦晨
出版发行：人民卫生出版社（中继线 010-59780011）
地　　址：北京市朝阳区潘家园南里 19 号
邮　　编：100021
E - mail：pmph @ pmph.com
购书热线：010-59787592　010-59787584　010-65264830
印　　刷：三河市宏达印刷有限公司
经　　销：新华书店
开　　本：710×1000　1/16　印张：15　插页：4
字　　数：269 千字
版　　次：2023 年 8 月第 1 版
印　　次：2023 年 8 月第 1 次印刷
标准书号：ISBN 978-7-117-35161-4
定　　价：59.00 元

打击盗版举报电话：**010-59787491**　**E-mail：WQ @ pmph.com**
质量问题联系电话：**010-59787234**　**E-mail：zhiliang @ pmph.com**
数字融合服务电话：**4001118166**　**E-mail：zengzhi @ pmph.com**

徽派中药炮制丛书

编 委 会

学术顾问　徐经世　龚千锋　王振国　彭代银

总 主 编　朋汤义

副总主编　黄　辉　黄　莉　郭锦晨　汪新安

编　　委（按姓氏笔画排序）

王　坤　王居义　方文韬　叶　红　冯　烨
刘　勇　刘柳青　孙宇洁　李　园　李　琴
李玲秀　杨　矛　何　蕾　汪琛媛　汪新安
张玉婷　朋子剑　朋汤义　赵建根　查必祥
段　雷　徐东升　郭锦晨　陶庆雪　黄　莉
黄　辉　黄维昆　韩燕全　谭　辉　魏良兵

总主编简介

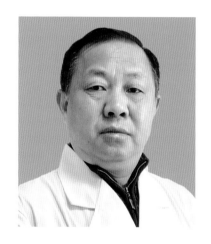

朋汤义，中国致公党党员，全国中药特色技术传承人、国家执业中药师、中药学硕士研究生导师、教育部人文社科重点研究基地徽学研究中心副研究员。全国科普教育基地徽派炮制实训中心、中药识别科普馆负责人；安徽省"徽派中药炮制"学术流派传承工作室负责人；安徽中医药大学中药识别实训国际合作示范基地负责人；马来西亚亚洲中医技术学院中药培训基地负责人。

中国中医药科技发展中心（国家中医药管理局人才交流中心）科普专家、中华中医药学会中药基础理论分会常务委员、中国民族医药学会健康产业分会常务理事、中国商品学会中药标本馆专业委员会常务理事、中华中医药学会（医院药学分会、炮制分会、科普分会）委员、中国中药协会中药数字化专业委员会委员；教育部科技评价与评审信息系统评审专家库成员。安徽省中医药学会中药炮制专业委员会常务副主任委员、民间医药专业委员会常务委员。马来西亚亚洲中医技术学院海外医药学顾问。

主要从事中医药基础理论研究、中药实践培训、临床中药教学、药事管理及中医药文化科普宣传等工作。创新性提出了中药药性功效识别的"中药望闻问切"理论方法，并运用于临床教学及中医药文化科普宣传；首次在新安医家陈嘉谟总结的制药原则及辅料炮制理论的基础上，打造"徽派中药炮制"学术流派，并致力于中药炮制技术的传承与应用推广。著有《中药传承游学记》《中药望闻问切》；担任《徽派中药炮制丛书》（3册）总主编；担任《新安医学疫病防治丛书》（3册）副总主编；主编《临床中药汇编》；参编"十四五"规划教材《中药学（第2版）》（高等教育出版社）、《常用中药饮片炮制与临床应用》等；编审《安徽省中药饮片炮制规范》2019年版。

徐　序

炮制于中医药,既为锦上之花,又作雪中之炭。烈性毒性的药品,经炮制可减其峻猛毒性;性味功效不合其病证的药品,经炮制可改变性能;性味功效本就切合病证的药品,经炮制可将功效发挥至极;易于腐坏变质的新鲜药品,经炮制更易储存保管。或减毒,或增效,无论何种炮制,皆是为中药更好发挥其应有的疗效而服务。古郡新安,钟灵毓秀,人杰地灵,孕育了我国中医药学极为重要的医学流派——新安医学。徽派炮制随新安医学发展壮大,自宋自成一体,于明清到达鼎盛,时至现代,虽理论观点明晰,但未有系统总结,徽派炮制蕴藏的巨大宝藏亟待探索挖掘。

朋汤义药师现担任我院制剂中心、徽派炮制中心主理人,尤擅中药鉴定、中药炮制和中药药性之应用。平日工作,脚踏实地,兢兢业业;钻研学术,废寝忘食,孜孜以求,凭其忠诚敬业之精神、广博精湛之技艺,成为安徽省中药界之佼佼者。朋汤义药师积其三十余载之中药专业工作和教学经验,倾其对中药炮制的认知及体悟,携"徽派中药炮制"学术流派传承工作室建设项目组成员,全力打造安徽中药炮制流派,以至诚之心编纂《徽派中药炮制丛书》。这不仅为安徽填补了炮制流派的空白,亦为安徽中药炮制的传承递薪传火,可谓安徽中医药界可喜可贺的一件大事。

该丛书集徽派炮制代表人物、临方运用、流派发展、文化背景于一体,由点及面,缓缓铺开,将一幅徽派中药炮制画卷呈现于读者面前。传承、创新,两者皆不相忘。以传承之心,保留记录传统徽派中药炮制特色;以创新之思,贴近现代临床中药炮制工作实际。传统徽派中药炮制技艺内涵由此得以继续弘扬,现代中药炮制技术方法由此获得长足发展。

　　翻阅此书,深感欣喜,有感于汤义精勤不倦的至精之行,弘扬中医药事业的至诚之愿,严谨治学的惟是之心,勇于开拓的惟新之念,故乐之为序。

国医大师 徐经世

2022 年 7 月 28 日

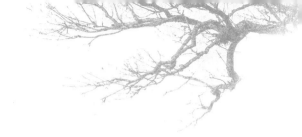

龚　序

　　古徽州地区,气候宜人,物华天宝,药材资源丰富;钟灵毓秀,人杰地灵,文化底蕴深厚,新安医学起源并兴盛于此。新安医学肇启晋唐,历经宋元,明清鼎盛,绵延至今,积近千年之深蕴,具有鲜明的地域特色,是中华中医药史上的一个重要医学流派,影响深远。

　　医与药向来是互根互用、相互渗透的一体,随着新安医学的繁荣昌盛,与之相辅相成的中药炮制流派也得以发展与兴盛。徽派炮制,起源虽未明,但与新安医学相似,自宋代便自成一派,于明清而鼎盛。新安百家争鸣,著书立说,编撰医著八百余部、本草专著五十余部,炮制论述颇丰。诸多炮制论著中当以陈嘉谟之《本草蒙筌》最为经典,该书首倡"紧火"、首创中药炮制的三类分类法、第一次系统概括了辅料炮制理论、制药"贵在适中"等原则,于炮制方面颇有发明。《本草蒙筌》所载炮制原则、炮制方法对后世产生了巨大的影响,也为中医药做出了不可磨灭的贡献。江西婺源等多地至今沿袭的许多炮制方法与徽派炮制实乃一脉相传,然此前尚未有学者对徽派中药炮制进行全面系统地总结,实为遗憾。

　　汤义团队日积月累、孜孜不倦,潜心钻研、历经数载,终于完成《徽派中药炮制丛书》的编撰工作,将付剞劂,邀余作序。拿到书稿,仔细翻阅,获益良多。本套丛书共三个分册,从人文到医药,从理论到临床,娓娓道来,系统地整理并发挥徽派中药炮制的成果与应用,填补了中药炮制研究的空缺。纵观全书,文化部分,底蕴深厚,历久弥新;理论部分,言必有物,引经据典;传承部分,追根溯源,一脉相承;应用部分,结合临床,切于实用。汤义从事中医药基础理论研究、中药实践培训、临床中药教学、药事管理及中医药文化科普宣传等工作三十余载,成果颇丰,本丛书作为汤义团队研究徽派中药炮制成果的汇聚,可谓其传承与发扬徽派中药炮制的又一壮举。

　　余事炮制五十余年,亲历中药炮制学科发展的一路艰辛,今得见同侪为实现中药炮制往日之荣光而不懈努力,甚感欣慰,有幸得阅《徽派中药炮制丛书》,故乐为之序。

江西中医药大学教授、博士研究生导师

全国名中医、全国优秀教师

龚千锋

2022年7月18日

王 序

中国的医药学源远流长,历久弥新,为我国乃至世界人民的健康做出了巨大贡献。在中医药学发展完善的过程中,受徽州文化影响的新安医家亦曾发挥着重要的历史作用。有着鲜明地域文化特征的新安医药文化,在我国文化界、史学界、中医药界的不断发掘与深入研究中,日益彰显其独特的魅力。

整体观念与辨证论治是中医理论体系的基本特点,药性理论是中药区别于天然药物的根本特征,是中医理论与临床之间的桥梁和纽带。中医与中药是一个统一的整体,密不可分,"医无药不能扬其术,药无医不能奏其效"。"用药如用兵",在中医临床诊疗过程中,中药作为治疗疾病的有力武器,寒者热之、热者寒之、虚则补之、实则泻之,通过药物的偏性纠正身体的寒热虚实、偏盛偏衰。历代先贤在长期实践探索中,发现运用炮制方法来调控中药药性、减毒增效,是配合辨证论治、提高临床疗效的有效手段。特别是各地域性医学流派医家在临证处方遣药中,由于地域环境、疾病特点而对药物提出各种独特需求,中药炮制亦因不同的地域和师承而形成了具有独特研究旨趣、技艺和方法的流派。学术之间的争鸣、渗透与融合,又进一步推动了中药炮制理论与技术的传承创新,促进了临床疗效的提高。学术流派研究不仅是中医继承工作的需要,更是创新工作的基础。百花齐放的中医学术流派,百家争鸣的中药炮制理论,催生了不同的中药炮制流派。历史上除樟帮、建昌帮、川帮、京帮等几大著名炮制流派外,以古徽州为中心的徽派炮制不仅自成一派,而且对后世的炮制理论及炮制方法也产生了重大的影响。考诸历代文献,徽派炮制体系大体成熟于明代,其中《本草蒙筌》是这一时期的代表性著作,特别是陈嘉谟在书中首次系统总结辅料炮制理论,从而奠定了后世辅料炮制原则的基础。时光荏苒,历经坎坷,徽派炮制传承至今,幸遇安徽省地方政府鼎力支持,成为第一批安徽省中医药学术流派传承工作室建设项目,实为中医药传承创新之幸事,可喜可贺!

安徽省徽派中药炮制流派传承工作室负责人朋汤义药师，深耕于中药药性理论、实践鉴别与药物炮制研究领域三十余载，成果斐然。今其肩负打造安徽现代"徽派中药炮制"品牌之重任，整合优质资源，组织众多优秀学者完成《徽派中药炮制丛书》。该丛书以陈嘉谟的中药炮制学术思想为基础，结合多年来徽派中药炮制的发展历程，内容涉及中药炮制理论、炮制技艺、成方制剂等方面，充分向世人展示了徽派中药炮制这一地域性中药炮制流派的特色与内涵，是推动地方特色中医药学术流派传承与发展、特色中药炮制技术传承与应用的佳作。

该丛书付梓之际，谨书数语，以为序言。

山东中医药大学副校长、教授、博士研究生导师
岐黄学者、山东省"泰山学者攀登计划"特聘教授
国家重点基础研究发展计划（973计划）项目首席科学家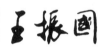
中华中医药学会医史文献分会主任委员
壬寅夏月于山东中医药大学

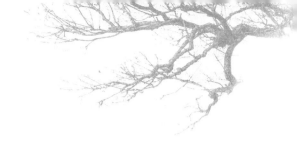

前　言

　　中华民族医学源远流长,几千年来对药用自然资源的探索和中医药理论的归纳总结,为中华民族的繁衍生息和健康发展做出了不可磨灭的贡献。中医临床疗效是中医生存和发展的基础,是中医的生命所在。而中药炮制是中医临证用药的一大特色,更是提高临床疗效的重要手段,也是保证临床用药安全有效的重要措施。为了提高中医临床治疗效果,必须根据辨证施治的要求,选用适当的炮制品,才能达到中医药理想的治疗效果。

　　中药炮制是制备中药饮片的一门传统制药技术,也是中医药学特定的专用制药术语,历史上又称"炮炙""修治""修事"。人类对火的利用和熟食法的出现,为人类发展早期采用高温处理中药,如"炙法""炒法"等炮制方法创造了基本条件。我国地大物博,由于各地风土人情、自然中药资源、医疗卫生条件、用药制药习惯、传统民俗习俗的不同,导致不同区域形成了其独特的中药炮制理论,并构建了相应的炮制理论体系,同时形成了自己独特的炮制帮派,比较著名的如樟帮、建昌帮、川帮、京帮等炮制流派。在我国中医药发展史上,中医百家争鸣的时期,亦是中药炮制百花齐放的时代。先秦时期《五十二病方》就记载了大量中药炮制方法和技术。我国第一部炮制学专著《雷公炮炙论》论述了一百八十二种药物的炮制方法,并对药材炮制的作用做了较为详细的介绍。千百年来,中医药学代代传承发扬,处处推陈创新,如果说明清时期是中医药发展史的第四个高潮,那么当时的新安医学、徽派炮制则是助长这个高潮的两朵强劲的浪花。

　　古郡新安,人杰地灵。自宋代始,以地区论,其医家、医著的数量堪称全国之冠,形成了规模浩大、不容忽视的"新安医学",其历史地位及学术价值,已引起国内外学者专家的广泛关注。在新安医学发展中产生了许多炮制方面的经典著作,明代著名医家陈嘉谟所著《本草蒙筌》占据着重要的学术地位。该书对中药炮制方法作了经典性的三类分类法,指出:"火制四:有煅、有炮、有炙、有炒之不同；水制三：或渍、或泡、或洗之弗等；水火共制造者，若蒸、若煮，而有二焉。余外制虽多端，总不离此二者。"该分类方法，后来一直作为中药炮制学的基本分类方法之一。《本草蒙筌》在介绍了历代名家经验的同时，遵古而不泥古，提出了自己的独创与见解。他认为中药炮制是否得法，直接影响中药的临床疗效，首次提出"凡药制造，贵在适中，不及则功效难求，太过则气味反失"的炮制原则，该原则一直被后世所遵用。陈氏对炮制过程中的"火候"见解更为独特，首次倡提"紧火"在各类炮制方法上的灵活运用。陈氏在长期的临床诊疗过程中，又提出炮制要因药不同，因病而异。例如针对大黄，提出了多种炮制方法："火在上炒以醇酒，火在下炒以童便。实火朴硝，虚火酽醋，痰火姜汁，伏火盐汤；气滞火同吴茱萸，血瘀火拌干漆末。食积泻亦可服，陈壁土砂炒之；肝胆火盛欲驱，必求猪胆汁炒。"

《本草蒙筌》对于中药炮制学最伟大的意义在于第一次系统概括了辅料炮制的原则，明确论述了对加入辅料炮制药物所起的作用，对后代中药炮制的发展产生了较大影响。如："酒制升提，姜制发散。入盐走肾脏，仍使软坚；用醋注肝经，且资住痛。童便制，除劣性降下；米泔制，去燥性和中。乳制滋润回枯，助生阴血；蜜制甘缓难化，增益元阳。陈壁土制，窃真气骤补中焦；麦麸皮制，抑酷性勿伤上膈。乌豆汤、甘草汤渍曝，并解毒致令平和；羊酥油、猪脂油涂烧，咸渗骨容易脆断。有剜去瓤免胀，有抽去心除烦"。在炮制技术上特别值得提出的是"五倍子"条下所载的"百药煎"的制备方法，实际上就是没食子酸的制法，比瑞典药学家舍勒制备没食子酸早200多年。

徽派炮制方法，肇自哪个年代，已不甚明了。但自宋即已自成一体，更盛于明清，与新安医学的发展昌盛息息相关。广义的"徽派中药炮制"可泛指安徽省内各地区根据医疗、调配、制剂的不同要求，以及药材自身性质，所采取的现代中药制药技术。狭义的"徽派中药炮制"可为徽州地区新安医家根据医疗需求和药材性质，所采取的能体现徽派炮制特色的中药制药技术。2021年，安徽省卫生健康委员会、安徽省中医药管理局为充分发挥我省"北华佗、南新安"中医药特色优势，培育壮大"皖字号"文化产业，打造安徽特色品牌，让"徽风皖韵"软实力展现出独特魅力和时代价值，推进我省地方特色中医药学术流派传承与发展，遴选了第一批特色优势明显、学术影响深远、临床疗效显著、传人梯队完备、辐射功能强大、资源横向整合的中医药学术流派。其中，"徽派中药炮制"学术流派工作室即是在新安医家陈嘉谟总结的制药原则及辅料炮制理论的基础之上，致力于中药炮制技术的传承与应用推广。为打造现代"徽派炮制"品牌,传承创新中医药,弘扬中医药文化,第一批安徽省中医药学术流派传承工作室建设项目"徽派中药炮制流派工作室"(皖中医药发展秘〔2021〕30号)骨干成员联合教育部人文社科重点研究基地徽学研究中心安徽中医药大学分中心研究员、安徽省教育厅高等学校省级质量工程项目"徽派中药炮制"实训中心(皖教秘高〔2022〕68号2021sysxzx017)专家、安徽省卫生健康委员会全省中医发展专项项目中医药文化知识宣传(皖财社〔2022〕146号)项目组成员,共同编写了此套《徽派中药炮制丛书》。《徽派中药炮制丛书——陈嘉谟炮制学术思想与方药应用》就是其中的典型分册。

本分册分为上、下两篇。上篇包括中药炮制简史与现代相关研究进展、中药炮制流派、徽派中药炮制、陈嘉谟炮制学术思想及特色、陈嘉谟辅料炮制内涵及特点、五用论、各经主治引使论、修合条例论、诸水论等九个章节,重点阐述了陈嘉谟炮制学术思想及相关理论;下篇重点列举了陈嘉谟《本草蒙筌》所记载的彰显了其炮制特色的58味中药,从中药别名、来源、性味归经、功效、主治、炮制方法、炮制作用、临方应用、新安医案、现代研究等方面做了一系列的论述,特别是对《本草蒙筌》原文记载该药的炮制方法做了详细说明和释义。

本套丛书在编写过程中,得到诸位领导、专家、同仁的大力支持与协助,在此一并致以衷心的谢意!我们力求做到既保持徽派中药传统炮制特色,又切合现代临床中药炮制工作的实际;既弘扬中华传统的徽派中药炮制科技文化内涵,又能服务于现代中药炮制技术的需要。然受学识水平所限,书中若有偏执和讹误之处,祈盼不吝赐正,以便今后不断完善和提高。

安徽省"徽派中药炮制"学术流派传承工作室　朋汤义

2022年10月

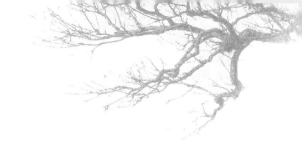

目　录

上　篇

下　篇

目 录

上 篇

第一章　中药炮制简史与现代相关研究进展

第一节　概　　述

中药炮制,古时又称"炮炙""修事""修治",是指药物在应用或制成各种剂型前,根据医疗、调制、制剂的需要,对药物进行必要的加工处理,从而改变某些药物性能或功效,使之符合治疗疾病需要的一门传统制药技术。从字义上看,"炮"和"炙"都离不开火。实际上,早期"炮炙"来源于人们利用火处理食材,"炮生为熟",后来逐渐运用于药材的加工处理之中,从而形成中药炮制学的雏形。然而随着社会生产力的发展以及人们对医药知识的积累,对药材炮制加工的技术及需求超出了用火处理的范围,"炮炙"二字显然不能确切反映和概括药材加工处理的全貌,故现代将其易为"炮制"一词。其中,"炮"代表与火有关的加工处理技术,"制"代表更广泛的加工处理方法。中药炮制是中医药理论在临床用药上的具体表现,是我国具有自主知识产权的制药技术,是保证饮片质量及临床疗效的关键。

不少中药材由于药性、作用之偏性,必须通过一定的炮制处理以改变其性能,权衡损益,使某些作用突出,某些作用减弱,达到减毒增效的作用,使其升降有序,补泻有致,方能更好地满足临床用药之需要。早在《神农本草经》时期就有对药物炮制的记载,序录中对有毒药物炮制方法与作用进行了解释:"凡此七情,合和视之……若有毒宜制,可用相畏相杀者,不尔勿合用也。"书中还指出:"药有酸咸甘苦辛五味,又有寒热温凉四气及有毒无毒,阴干,曝干,采造时月,生熟,土地所出,真伪新陈,并各有法。"阴干曝干及生熟就是指产地加工与炮制。书中指出,炮制可以改变药性,如"丹砂能化汞,矾石炼饵服之,石胆能化铁为铜"等。然而随着医学的发展,人们对中药炮制的需求增多,逐渐涌现出《雷公炮炙论》《炮炙大法》《修事指南》等一系列炮制专著,对炮制的认识不断加深,炮制方法及经验日趋丰富。随着现代科学技术的发展,炮制工艺的进步,人们对医疗水平要求更为严格,中药炮制迎来了全新的挑战。

第二节 历 史 沿 革

一、萌芽阶段

中药炮制随着中药的发现和应用而产生,有了中药就有了中药炮制,其历史可追溯到原始社会。人类为了生活、生存必须劳动生产以获取食物。人们有时会误食某些有毒的植物和动物,以致呕吐、泄泻、昏迷,甚至死亡,有时吃了某些食物之后也会使自己的疾病减轻或痊愈。久而久之,随着这种感性认识的积累,便形成了最初的药物知识。随着医药技术的进步,为了更好地发挥药效,人们又将这些天然药物进行一定的加工处理,这些简单的加工方法经过积累和发展,就形成了类似于现代中药饮片炮制中的洗净法、切法、捣法等炮制方法,这便是中药炮制的萌芽。因此,中药炮制是随着中药的发现和应用而产生的。

人类对火的利用和熟食法的出现,为人类发展早期采用高温处理中药如炮炙法、药炒法创造了基本条件,砂锅、陶罐等烹饪器具和储存器具的发明和应用为早期中药炮制的蒸制法、煮制法、煅制法等创造了必要的工具条件,极大地丰富和拓展了炮制的内容。酒的发明与应用,丰富了用药经验,且被引用于炮制药物,从而产生了辅料制法,进一步充实了药物炮制的内容。

春秋战国时期至宋代(公元前770年—公元1279年)是中药炮制技术的起始和形成时期。《五十二病方》是我国最早有炮制内容记载的医方书,书中包括了净制、切制、水制、火制、水火共制等炮制内容,并记载有具体的操作方法。《黄帝内经》记载中有"治半夏",可见当时已注意到有毒药物的炮制。张仲景在《金匮玉函经》"证治总例"中指出药物"有须烧炼炮炙,生熟有定",开创了药物生熟异用学说。东晋葛洪在《肘后备急方》中记载"诸药毒救解方",提出生姜汁可解半夏毒等。梁代陶弘景所撰写的《本草经集注》第一次将零星的炮制技术做了系统归纳,内容丰富,方法众多。

南北朝刘宋时期雷敩编撰的《雷公炮炙论》是我国第一部炮制专著,该书总结了前人炮制方面的技术和经验,记述了药物的各种炮制方法,如拣、揸、拭、刷、刮、削、剥等净制操作,切、锉、杵、磨、水飞等切制操作,拭干、风干、晒干等干燥方法,浸、煮、煎、炒、炙等水火制法,并广泛地应用辅料炮制药物。该书对炮制的作用也做了较多介绍。例如,大黄用蒸制的方法来缓和其泻下作用;又如"用此沸了水飞过白垩,免结涩人肠也";又如"半夏……若洗不净,令人气逆,肝气怒满"。其对后世中药炮制的发展意义重大。

《新修本草》是唐代苏敬等修订的世界最早的药典,其首次将"唯米酒米醋入药"的炮制方法列为法定内容,对矿物药的炮制方法也有较为详尽的记载,炮制内容更为丰富。

宋代炮制方法有很大改进,如王怀隐等在《太平圣惠方》中始载乳制法。炮制目的多样化,开始进入了从减少副作用到增强或改变疗效,从汤剂饮片的炮制到同时重视用于制备成药的饮片炮制的崭新阶段。陈师文等编撰的《太平惠民和剂局方》的炮制工艺和要求成为国家法定制药技术标准的重要组成部分,对保证药品质量起了很大的作用。

总之,在宋以前,炮制的原则、方法及应用品种已初具规模,是炮制技术的萌芽时期。

二、发展阶段

金元时期至明代(公元 1115 年—公元 1644 年),是中药炮制理论的形成时期,各医家开始对各类炮制作用进行总结,明代又进一步系统整理,便逐渐形成了传统的炮制理论。

元代王好古在《汤液本草》中引李东垣"用药心法":"黄芩、黄连、黄柏、知母,病在头面及手梢皮肤者,须用酒炒之,借酒力以上腾也。咽之下、脐之上,须酒洗之,在下生用。大凡生升、熟降,大黄须煨,恐寒则损胃气。至于川乌、附子,须炮,以制毒也。""去湿以生姜""去膈上痰以蜜"。葛可久在《十药神书》中所载方剂"十灰散",首先提出炭药止血。

明代对医药比较重视,在中药炮制技术方面有较大的进步,在炮制理论上也有显著的建树。

徐彦纯编撰的《本草发挥》辑自金元诸家的著作,对炮制作用原理有较多阐述,如神曲"火炒以补天五之气,入足阳明经"。陈嘉谟《本草蒙筌》"制造资水火"中指出:"酒制升提,姜制发散,入盐走肾脏,仍使软坚,用醋注肝经,且资住痛……蜜制甘缓难化,增益元阳,陈壁土制,窃真气骤补中焦,麦麸皮制,抑酷性勿伤上膈,乌豆汤、甘草汤渍曝,并解毒致令平和",陈氏第一次系统概括了辅料炮制的原则。该书在炮制技术上特别值得强调的是,"五倍子"条下所载"百药煎"的制备方法,实际上就是没食子酸的制法,比瑞典药学家舍勒制备没食子酸早200多年。

明代李时珍《本草纲目》是我国古代最大型的药学著作,在"修治"专目中综述了前代炮制经验。对前代有问题的方法,李时珍也加以指正,例如"砒石"条载:"医家皆言生砒轻见火则毒甚,而雷氏(雷敩)治法用火煅,今所用多是飞炼者,盖皆欲求速效,不惜其毒也。"全书记载炮制方法近20种,有水制、火制、水火共制、加辅料制、制霜、制曲等法。其中多数制法至今仍为炮制生产所沿用,如半夏、天南星、胆南星等的炮制方法。

缪希雍所撰《炮炙大法》是继《雷公炮炙论》之后第二部炮制专著,其大部分内容能反映当时社会生产实际,在前人的基础上有所发展,并将前人的炮制方法归纳为雷公炮炙十七法:炮、爁、煿、炙、煨、炒、煅、炼、制、度、飞、伏、镑、摋、晒、曝、露。

清代是炮制品种和技术进一步发展时期。

清代徐灵胎《医学源流论》指出了炮制的重要性,同时还对制药原则和制药方法进行了总结,这些原则和方法至今仍具有指导意义。

张仲岩《修事指南》,为清代炮制专书,是我国第三部炮制专著。它较为系统地叙述了各种炮制方法,在炮制理论上也有所发挥,详细描述了辅料的炮制作用,如"吴茱萸汁制抑苦寒而扶胃气,猪胆汁制泻胆火而达木郁,牛胆汁制去燥烈而清润"等。

赵学敏《本草纲目拾遗》和唐容川《血证论》在张仲景"烧灰存性"的基础上明确提出"炒炭存性"的要求,极具特色。

在我国中医药发展史上,明清时期是民族医药百家争鸣的时期,亦是中药炮制呈现百花齐放的时代。

第三节　现代进展

中华人民共和国成立以后,我国相继出版了一些炮制专著,如《中药炮制经验集成》《历代中药炮制法汇典》《樟树中药炮制全书》等,将散在于民间和历代医籍中的炮制方法及地方炮制方法进行了系统整理,形成了较为完整的文献资料。各地对本地区具有悠久历史的炮制经验也进行了整理,并在此基础上制定出版了各省市中药炮制规范。同时，《中华人民共和国药典》也收载了炮制内容，制定了"中药炮制通则"。

近年来，中药炮制历史文献研究工作对重点典籍文献和单味药炮制历史沿革进行了系统整理，促进了中药炮制文献研究工作的发展。目前，全国各中医药院校的中药专业都设有中药炮制课程，并相继出版了普通高等教育"十五""十一五""十二五""十三五""十四五"等国家级规划教材《中药炮制学》，这为继承和发扬中药炮制技术奠定了良好的基础。

在"八五"至"十二五"期间，中药炮制研究被列入国家攻关项目。"八五""九五"期间，先后完成了何首乌、白芍、草乌、半夏等40种中药饮片炮制工艺和质量研究，采用现代科学技术针对炮制沿革、炮制工艺筛选优化、饮片质量标准制定、炮制原理等方面做了系统、多学科综合性研究，取得了很大进展。"十五"期间，国家又先后将川芎、巴戟天、千金子、大蓟等30个品种及枳壳、百合、厚朴、莪术、荆芥等50个品种分别列入国家重大科技专项"创新药物和中药现代化"研究课题，开展中药饮片炮制工艺和质量标准规范化研究，利用现代科学技术，以现代理论充分阐释中药炮制这门古老学科的科学内涵。在此期间我国还开展了中药饮片炮制共性技术和相关设备研究，选择了10种炮制常用共性技术，通过对代表性饮片的炮制技术及其相适宜的炮制设备和炮制原理进行研究，力求阐明各共性炮制技术的科学内涵，建立炮制共性技术和饮片质量的评价标准，改进和开发相适宜的可控式炮制设备。"十二五"期间，中医药行业专项项目提出"中药炮制技术规范研究"，特别提出要进行《中华人民共和国药典》有毒中药的现代毒理学研究，研究内容包括对药典中的83种有毒饮片开展现代毒理研究、剂量与毒性反应关系研究、炮制与配伍减毒机制研究等。提高中药安全性质量标准，争取使中药饮片被收入欧盟和美国药典，以标准引领中药国际化。"十三五"期间，国家发展和改革委员会和国家中医药管理局共同组织实施"中药标准化行动计划"，制定60种中成药全程质量控制标准和优质产品标准，涵盖其原料中药材规范化生产与标准制定、中药饮片生产技术标准/规范和饮片等级标准；并相继制定100种临床常用饮片全程质量控制标准和等级标准，涵盖其原料中药材规范化生产与标准制定。

第四节　炮制机制研究

中药炮制机制研究主要通过应用药理学以及化学等方法对中药炮制后生熟异治、减毒、增效、缓性等原理进行探讨。当前,随着科学技术的不断发展和进步,代谢组学、药代动力学、肠吸收转运以及生物转化等方法在中药炮制机制研究中也获得了日益广泛的应用。

一、生熟异治

许多中药须经过炮制配伍后才能入药,且生用和熟用作用并不相同。例如狗脊生品祛风湿,制品补肝肾;何首乌生品解毒,制品补益;莱菔子生升熟降;木香生用理气,煨熟止泻;柴胡生用解表,醋制疏肝;生党参补中益气,米炒党参健脾止泻;生石膏清热泻火,煅石膏收湿生肌;姜炭、炮姜、干姜、生姜具有不同功效及炮制机制。在炮制机制上研究发现,何首乌与狗脊在炮制过程中均会出现美拉德反应,并会生成麦芽酚以及 5- 羟甲基糠醛;木香生品中去氢木香内酯与木香烃内酯含量比值较小具有较强的理气作用,麸煨后能够显著提高两者含量比值,可显著增强止泻作用。

因此,在中药炮制机制的研究中,一定要注意同一药物的不同炮制品在不同处方中的不同功效,不仅要深入研究单味中药炮制的机制,更应重视中药炮制前后配伍的机制研究,要以中药炮制品在复方中的不同功用为基础,找出复方功效改变的科学依据,绝不能因为单味中药炮制后显示不出和临床疗效相符的实验指标,而轻率的否决药物炮制的意义和作用。

二、缓和药性

麸炒白术、麸炒苍术可缓和燥性;酒炙白芍可使酸寒伐肝之性得到缓和;萸黄连以热制寒;栀制人参以寒制热,能使温燥之性得到缓和等。郝延军通过对白术化学成分、药理作用以及中药燥性理论等方面的研究,提出白术的炮制机制是"减酮减燥,增酯增效",白术麸炒可使苍术酮含量降低,减少白术的燥性,提高苍术酮的转化率,增加白术内酯的含量,发挥理想的健脾作用。沈梦兰等研究发现酒炙白芍后白芍中儿茶素的含量下降,仅为酒炙前的 37.2%,其他酚酸性成分下降至酒炙前的 40.7%~87.4%,这也在一定程度上说明芍药酒炙后酸寒伐肝之性降低的原因是芍药含有的酸性成分经过酒炙后含量下降。蒋俊等研究发现黄连经吴茱萸汁炙后,萸黄连饮片中增加了吴茱萸中酚酸类、苦味素类和生物碱类等多种成分,这些成分是吴茱萸中的主要成分,并且可能是吴茱萸辛热药性的物质基础,因此萸黄连饮片的寒性降低可能是这些成分所产生的辛热作用抵抗了黄连生物碱类成分的部分寒性。孙媛媛研究发现人参栀制前后人参皂苷 Ro 和田七素的含量显著降低,同时人参燥性或热性的药效指标得到改善,提出栀制人参是通过减少人参的偏性成分达到缓和燥性的目的,表明栀制人参炮制机制为通过减少人参偏性成分使燥性得到缓和。

三、增效减毒

增效减毒是中药炮制的主要目的之一,部分有毒中药虽然临床疗效显著,但却因毒性限制了使用,如乌头、附子、大戟、甘遂、半夏、巴豆、斑蝥等,因此有毒中药炮制的主要目的就是降低毒性或减轻有毒中药的不良反应。毒性与药效是药物的两种不同表现形式,有毒中药因毒性与药效并存的特点而成为中药炮制机制研究的热点,如何在兼顾药效的前提下降低毒性,实现解毒存效,是研究者不断探究有毒中药炮制机制的内在动力与目的。

在炮制增效方面,有研究表明栀子炒焦后可使凉血止血作用得到显著增强。李向日等采用苯酚—硫酸分光光度法测定南方菟丝子及其炮制品中多糖的含量,结果显示南方菟丝子经过炮制后多糖含量明显增加,炮制后补益作用增强可能与这一现象密切相关。李会芳等基于四膜虫生物热活性对大黄炮制减毒作用进行研究,结果显示大黄不同炮制品对四膜虫生长有不同程度的抑制作用,其作用强度顺序为生大黄＞酒大黄＞熟大黄＞大黄炭,表明大黄经炮制后有明显的减毒作用。蔡宝昌等比较了马钱子不同炮制品对小鼠的急性毒性,实验结果表明制马钱子中 LD50 较生品下降了 48.5%~52.2%,马钱子经高温加热剧毒的生物碱转化成低毒性的生物碱,从而降低毒性。孙娥等研究结果表明,淫羊藿在炮制过程"热"的作用下发生化学成分转化,产生了更多易于通过肠吸收屏障网络的生物活性黄酮,提高了活性黄酮的生物利用度,从而达到增效的目的。帅小翠主要采用药理学手段探讨益智仁盐炙的原理,以益智仁盐炙后"温肾缩尿"功效增强为切入点,建立了符合药物特点的腺嘌呤肾阳虚多尿小鼠模型,以缩泉丸为载体研究益智仁盐炙前后对模型小鼠尿量、肾功能的影响,从方剂的角度阐明了益智仁"盐炙入肾、温肾缩尿"作用增强的合理性和正确性。

在炮制减毒方面,有研究发现附子在炮制过程中其有毒成分双酯型生物碱含量降低等。近年来有学者还将炮制减毒的机制研究放在黄曲霉素、重金属等有害成分方面,陆兔林等采用 ICP-AES 法测定白硇砂和紫硇砂经醋制后重金属含量的变化,结果显示经加醋煮或加醋焯制后,白硇砂和紫硇砂中 As、Cd、Cr、Pb 等有害元素的量降低,从而降低其对人体的伤害。半夏所含有的特殊晶型"毒针晶"为主要刺激性毒性成分,为蛋白以及草酸钙组成的复合物,半夏刺激性毒性主要由凝集素以及机械损伤双重作用而产生。应用 pH>12 的碱水或 8% 明矾水进行炮制可破坏"毒针晶"针形,显著降低刺激性毒性。生姜中的姜辣素类成分能够对半夏毒针晶刺激后发生的炎症反应产生直接的拮抗作用,使凝集素导致的炎症反应明显减轻。

第二章 中药炮制流派

中药炮制随着中药的发现和应用而产生。由于中药的药性受产地、气候、土壤等自然环境和种植、采集、加工等人为因素的影响,故而在我国中医药发展史上,中医百家争鸣的时期亦是中药炮制百花齐放的时代。我国地大物博,各地风土人情、自然中药资源、医疗卫生条件、用药制药习惯、传统民俗习俗等存在差异,不同地区的炮制技术各具特色,所以形成了各自独特的中药炮制理论,并构建了相应的炮制理论体系,继而形成了自己独特的炮制帮派。

第一节 四大流派及其炮制特色

由于各医学流派临床用药的需要不同,中药炮制各流派的炮制工艺也各具特色。如江西的樟帮以刀工见长而闻名,而同属于江西的建昌帮,则以工艺取法烹饪为特色;发源于四川省的川帮(或称川派),以"九制大黄""九转南星""仙半夏"等炮制品为炮制特色;发源于北京地区的京帮,多采用铜炖罐蒸制法等特色炮制方法而闻名。

一、樟帮——刀工见长,药全效灵,独具一格

樟帮发源于我国江西樟树,樟树地区目前是我国南北药材的集散中心之一,受到海内外认可。樟帮中医药文化起源于远古时期,始于汉晋,成于唐宋,盛于明清,中华人民共和国成立后亦有发展,至此历经 1 800 余年。樟帮中药炮制独树一帜,不论炒、浸、泡、制或烘、晒、切、藏均十分考究,独特的炮制方法及其出神入化的刀工使樟树成为南北药材集散和炮制中心,并逐渐积淀起特有的樟帮文化。樟帮的先贤通过千百年的努力,形成了樟树药俗,包括药材交易风俗、中药炮制技术风俗、药膳、药业信仰等,尤其在中药材加工炮制技术上具有鲜明的地方特色。中华人民共和国成立后,樟树药业添进新内容,以技术创新和设备改进为主要手段,将传统樟帮加工技术与现代科技结合起来,继续

谱写"药不到樟树不齐,药不过樟树不灵"的辉煌。

樟帮中药饮片以其"薄、轻、齐、美"而久负盛名,这都归功于樟帮的"刀"。"樟刀"以片刀、铡刀、刮刀为主,片刀、铡刀以面小口薄、轻便锋利为特征,"槟榔不见边,白芍飞上天"是樟帮药材切制的绝活,被誉为"鬼斧神工、不类凡品"。樟帮切制药材要求厚薄一致、断面整齐、造型美观、容易出汁。切制工艺独具风格,素有"白芍飞上天,陈皮一条线,半夏鱼鳞片,肉桂薄肚片,甘草柳叶片,桂枝瓜子片,枳壳凤眼片,川芎蝴蝶双飞片"等精美之称。切制的饮片大致可分为圆片、斜片、肚片、段子等13种片型。除了饮片外形美观,樟帮还特别重视辅料,其固体辅料有糙米、蜜麦麸、白矾、豆腐、灶心土、油砂、红糖及其他药物等,液体辅料除有酒、醋、盐水、姜汁、蜜汁、甘草汁外,皂角汁、米泔水、米汤、山羊血、猪心血、鳖血、羊脂油及童便等也常用作辅料。樟帮辅料的使用极为地道,如酒洗以白酒为主、酒蒸用封缸酒、酒炒以糯米甜酒、蜜炙用橙花蜜汁、米炒用糙米、醋制用陈年米醋等。樟树中药炮制的特色还有诸如"逢子必炒",炒黄"黄而不焦",火炮"松泡酥脆",火煅"酥而不坚",还有酒洗、酒炙、酒蒸,甘草、皂角浸渍而解毒,滋补药重蒸闷,藤黄山羊血制而去毒,鳖血炒柴胡,童便浸马钱子,七制、九制香附、临江片等。

特色炮制举例

1. 白芍片　原药材白芍为毛茛科植物芍药的干燥根,味苦、酸,性微寒,归肝、脾经。其炮制品种包括酒白芍、炒白芍、醋白芍、土炒白芍等。樟帮法以白芍(薄片)切至"白芍飞上天"的程度为最佳,从而使其成为具有特色的樟帮炮制工艺的商品饮片。有经验的樟帮炮制师傅可将1寸长的白芍切成300多片,片片薄如蝉翼。制作方法:取原材料→拣去杂质→加60℃左右水浸润1小时→闷润72小时→饮片切制厚度0.5mm。炮制后具有养血调经、敛阴止汗、柔肝止痛、平抑肝阳的功效。

2. 凤眼片　原药材枳壳为芸香科植物酸橙及其栽培变种的干燥未成熟果实,味苦、辛、酸,性微寒,归脾、胃经。其炮制品种包括枳壳、麸炒枳壳等。制作方法:挖去内瓤→洗净润软→用铁锚压扁→上木架压3~5天→稍见霉点使对合成扁半圆形→切成0.2cm厚的凤眼片→晒干即成。凤眼片枳壳为樟帮地方特色饮片,其制备工艺独到,所生产饮片在作用上燥性较为缓和,具有理气宽中、消滞除胀的功效。

二、建昌帮——烹饪见长,选料独特,低毒高效

建昌帮起源于明代江西建昌府(今江西省抚州市南城县),享有"樟树的路道,建昌的制炒""药不过建昌不行"之美誉,与"樟帮"合称为"江西帮"。

建昌帮药业有着悠久的历史,最早要追溯到东晋时期,著名医药学家葛洪是这个时期的代表人物,他在建昌地区亦医亦道的活动是建昌药技的萌芽。建昌帮从发源至今经历了东晋、宋元、明清等几个历史阶段,逐渐昌盛成帮,有着自己独特的炮制技艺。在地域上亦有着深远影响力,除了赣闽地区,在东南亚地区也有很大的传播度。建昌帮的传统炮制风格是工具辅料独特,工艺取法烹饪,讲究形色气味,毒性低疗效高。建昌帮炮制辅料有选料独特、遵古道地、制备考究、一物多用的特点。建昌帮在炮制工艺上,因奉行"药食同源"的原则,其炮制工艺多取法烹饪技术,以水制、火制和水火共制作为保证中药饮片质量的重要步骤,体现的是"谨伺水火不失其度,炮炙精细逞其巧妙"的应用。

建昌帮煨蒸煮法炮制,独具特色。其擅用蒸法,如软化药材,多以蒸代润;在减毒方面,多用加辅料隔水蒸代替煮法。炆法是建昌帮独有的专门炮制滋补类中药的特色炮制方法。其具体步骤为:将净药材加水润透后,装入陶制炆药罐内,加适量清水,放入围灶,取干糠和木炭围在罐四周,点燃火炆1~3天,至糠尽灰冷,药熟汁干时,取出,干燥。建昌帮煨法是在梁代陶弘景"煻灰火炮炙"、丹家"糠火炼物"和明代李时珍"糠火中煨熟"的基础上发展演变而来。具体步骤为:将净药材平铺围灶内,隔以纸、灰或生姜片等,用糠火煨熟软化,以糠火高温去毒性、油性或燥性的制法。如建昌帮煨制附子以去毒;煨制生姜减其辛辣;煨制木香去除部分油质,以缓其辛散,增强止泻痢之力;煨制葛根减其辛味和油分。在净选、润制、吸湿、密封养护等炮制过程中,谷糠也有充分应用,这体现了谷糠"一物多用"的特点,也使得"南糠北麸"成为区别南北药帮炮制流派的一个显著特征。建昌帮的其他辅料,如白矾、朴硝、童便、米泔水、硫黄、砂子等,也都运用在各种炮制中,体现其"选料独特"之处。

此外,建昌帮切药刀与众不同,具有把长、面大、线直、刃深、吃硬、省力等特点,可一刀多用,切制饮片有斜、薄、大、光的特点,外形精美而实用,如"延胡索鱼鳞片、赤芍竹叶片、防风飞上天"等。由于樟、建两帮工具有所不同,旧时药界有"见刀认帮"之说。建昌帮创制的"雷公刨"历史悠久,沿用至今,不仅效力高且刨的药片以纵片为多,均匀美观。

特色炮制举例

1. 炆熟地 原药材地黄为玄参科植物地黄的新鲜或干燥块根,味甘、苦,性寒,归心、肝、肾经。其炮制品种包括鲜地黄、生地黄、熟地黄、生地炭、熟地炭等。制备方法:选取生地黄浸漂后沥干→放入炆药坛,加清水→置于灶内,坛底和坛间放置稻草、木炭,坛周围堆置干糠后点燃→加入砂仁、陈皮→糠尽灰冷时起坛→取出晒制半干→加入黄酒搅拌均匀→隔水坐锅蒸制→停火闷一夜→晒制六七成干后切厚片→晒制九成干→色黑而光亮即成。生地黄性寒,炆制后转微温,加入砂仁、陈皮,增加其辛温香窜之气,去其腻膈之性,使熟地气味纯真而厚,补血而不凝滞。

2. 四制香附　原药材香附为莎草科植物莎草的干燥根茎,味辛、微苦、微甘,性平,归肝、脾、三焦经。其炮制品种包括醋香附、酒香附、四制香附、香附炭等。制备方法:取光香附,置容器内→用童便浸漂→洗净尿汁→清水浸漂→铲碎成米粒状→晒干→取黄酒、醋、生姜汁、食盐水混合溶化→撒入盛装香附米的容器中拌匀→闷润至吸干→香附倒入热锅→文火快速翻炒→药材干燥、外表呈黑褐色即成。四制香附以行气解郁、调经散结为主,多用于治疗胁痛、痛经等症。

三、川帮——随方炮制,以方制药

川帮中药炮制技术发源于我国四川省,也包括重庆、云南、贵州等中国西南地区,其中川渝地区是川帮炮制技术的核心所在,以"炮"法,即用火制而闻名。四川古称为"巴蜀",有"天府之国"的美誉,素有"天然药谷"的美称,中药资源品种超过5 000种,约占全国的35%。川帮药材集市,最早出现于中唐时期的蜀地梓州。南宋陈元靓在《岁时广记》记载:"唐,王昌遇,梓州人,得道,号元子,大中十三年(859)九月九日上升。自是以来,天下货药辈,皆于九月初集梓州城。八日夜,于州院街易元龙池中,货其所赍之药,川俗因谓之药市。递明而散。逮国朝天圣中,燕龙图肃知郡事,又展为三日,至十一日而罢。药市之起,自唐王昌遇始也。"南宋祝穆在其地理志《方舆胜览》中记载:"成都,古蚕丛氏之国……俱在大慈寺前。"由此可知,成都药市兴起于唐末五代,至宋代其地位显著提高,明清进入鼎盛时期,川帮炮制技术在此时期亦得到较快发展。目前,该技术流派以成都名老中医段鹤龄为代表性人物,其学生徐楚江继承并发扬光大,提出了"辨证施治,随方炮制,以方制药"的观点。

川帮特色炮制技术属于我国四大特色炮制技术流派之一,这与当地所用的品种、辅料、炮制方法、用药习惯及生活饮食密切相关,适应的是不同地域的不同患者。其炮制理论和实践多遵《雷公炮炙论》与《证类本草》,并多有创举。川帮炮制技术流派的特点主要体现在道地药材炮制、复制法炮制、特色发酵以及炼丹术等,其中复制法享誉全国,如复制大黄、九转南星、仙半夏、蒸熟地、附子系列炮制品、火制雄黄、十三制香附、九制花蕊石、神仙枣、百药煎、中九丸等。

特色炮制举例

1. 川产临江片　原药材附子为毛茛科植物乌头的子根的加工品,味辛、甘,性大热,归心、肾、脾经。其炮制品种有盐附子、黑顺片、白附片、炮附片、淡附片等。临江片原是樟帮炮制品种,后因历史变迁,樟树药材市场人才外流,且四川是附子的道地产区,因此四川逐渐成为了临江片的主要产区。川产临江片的制备方法:附子洗泥→胆水:清水 =2 ∶ 1 混合→附子浸泡其中 7 天→老水、胆水混合煮附子过心→老水、清水各半,附子浸泡→剥皮后浸泡→横切成厚附片→清水、老水、胆水混合浸泡,漂至转色→蒸 12 小时至附片油润光泽→杠炭火烤制至水分消失 80%~90% →微火烤干后即成。炮制后的附子增强了回阳助火、散寒除湿、温中和胃之功。

2. 九制大黄　原药材大黄为蓼科植物掌叶大黄、唐古特大黄或药用大黄的干燥根和根茎,味苦,性寒,归脾、胃、大肠、肝、心包经。其炮制品种包括酒大黄、熟大黄、大黄炭、醋大黄、清宁片等。明龚廷贤在《鲁府禁方》中言:"用酒拌,九蒸九晒,为末"。制备方法:生大黄切厚片→黄酒:水 =10 ∶ 1 混合→加入大黄片搅拌均匀闷透→常压下蒸 2 小时→晒至七八成干→拌入药汁→晒干→反复操作,九次干燥→体质酥脆、断面淡黑有光泽即成。九蒸九晒大黄即"九制大黄",具有清热泻火、消食化滞、润肠通便等功效,后世历代医家认为其疗效高、副作用小,尤其适合小儿及年老体虚的患者。

四、京帮——工艺传承,秉承古训,修心自律

京帮发源于北京地区,属于北京和天津的药派。京帮炮制继承和发扬了两地传统中药炮制技术和经验。北京同仁堂、甘肃兰州庆仁堂等老字号是著名的京帮代表。京帮炮制流派 300 余年来在炮制操作工艺上积累了丰富的经验,其秉承"炮制虽繁必不敢省人工,品味虽贵必不敢减物力"的古训,炮制匠人亦树立了"修合无人见,存心有天知"的自律意识,其帮派主要特点集中体现在蒸煮炮制方法和辅料特色上。

在炮制方法方面,京帮重视姜制法、盐制法、酒制法,常一法多制,一药多制。姜制发散,增强温经发散之疗效,京帮常用方法有姜汁炙、姜炒制、姜煮制、姜腌制;盐制引药入肾经,增强软坚散结之疗效,京帮常用方法有盐水炒、盐粒炒,如盐炒小茴香,可缓和其辛散之性,专走下焦;炒黑豆、怀牛膝等质地坚硬的药材,引药下行。酒制升提,引药上行,京帮最有特色的酒制品种如九转胆星、黄酒加黑豆汁制何首乌、酒蒸大黄等。

京帮炮制专门总结了大量的药用液体、固体辅料用于炮制药物,如黑豆汁、甘草水、甘草银花水、明矾水溶液、黄连水煎液、米泔水、伏龙肝等,通过辅料与被炮制药物的有毒成分或者有效成分互相结合,达到降低或消除不良反应、增强疗效的目的。如甘草银花水制草乌解其毒、黑豆汁制何首乌消其滑肠致泻、绍兴黄酒蒸制何首乌能更好地强肝补肾、益精血等。同时京帮也特别注

重辅料的相辅相成作用,如米炒党参、米汤煨制葛根等,利用稻米具有健脾养胃、补中益气之功,以其熏炒的药物具有焦香气味,可增强健脾止泻功能。

在炮制工具方面,京帮炮制工具更加高档化,素有"京刀磨刀,刃卷刀成,刀刀见边,片片形全"的说法,同时有"京刀一起,片片精华"的美誉。京刀切药,以片形完整为美,能切各种软硬不同、形状各异的药材,满足切制极薄片、薄片、顶头片、顺身片、盘香片、蝴蝶片、斜片等规格的要求;且片形规整,其切制的蝉翼半夏薄可透字等。铜炖罐是京帮炮制的特色工具之一,导热性高、导电性好、稳定性强,常被用于单味药物、多味药物罐蒸及隔水炖等,如乌鸡白凤丸等。

特色炮制举例

1. 九转胆星　原药材天南星为天南星科植物天南星、异叶天南星或东北天南星的干燥块茎,味苦、辛,性温,归肺、肝、脾经。其炮制品种包括生天南星、制天南星、胆南星等。九转胆星是京帮中药流派在炮制方法上最具特点的品种,其制作过程需 8 年才可完成,历时虽久,但毒性小,效果佳。制作方法:秋后天南星轧成细粉→加入胆汁,搅拌均匀→置于缸内,埋入地下→次年春再加胆汁,置于牛胆皮囊→挂于不受阳光直照的屋檐下 1 年→第三年春取出内容物,轧成粗粉→加入胆汁→反复操作共八年→轧成细粉,加入绍兴黄酒→蒸 1 小时后切块→九转南星即成。九转南星的炮制比较复杂,如加入的胆汁随着时间的推移各有不同。九转胆星的毒性降低,其燥烈之性缓和,药性由温转凉,味由辛转苦,功能由温化寒痰转为清化热痰,以清化热痰、息风定惊力强。

2. 酒蒸大黄　原药材大黄为蓼科植物掌叶大黄、唐古特大黄或药用大黄的干燥根和根茎,味苦,性寒,归脾、胃、大肠、肝、心包经。京帮酒蒸大黄实为酒炖,可使辅料直接进入药材中以被充分利用,且气味不易散失。制作方法:铜罐装大黄→加入绍兴酒→文火转武火→换罐一次→蒸固定时间→倒入木槽内晒干→酒蒸大黄即成。炮制后其苦寒泻下作用稍缓,并借酒升提之性,引药上行,善清上焦血分热毒。

第二节　区域性炮制特色

除上述四大主流炮制流派外,活跃于我国其他地区的炮制方法也展现出勃勃生机。

一、徽派炮制,源远流长

徽派炮制,肇自何年代,不甚明了,但盛于明清,与新安医学的发展昌盛息息相关。在新安医学发展的800年间,涌现的近800位医家所留下的诸多著作中,就有许多关于炮制的经典著作,其中陈嘉谟的炮制理论最为经典,其所著的《本草蒙筌》为这一时期的重要中医药著作。《制造资水火》中指出:"凡药制造,贵在适中,不及则功效难求,太过则气味反失……匪故巧弄,各有意存。"该原则后来一直作为中药炮制的指导原则。陈嘉谟首倡"紧火",对后世中药炮制"火"制的发展产生了较大影响。其火制、水制、水火共制三类炮制分类方法,即"火制四:有煅、有炮、有炙、有炒之不同;水制三:或渍、或泡、或洗之弗等;水火共制造者,若蒸、若煮,而有二焉,余外制虽多端,总不离此二者。"亦对后世炮制分类起着重要的指导作用。特别是陈氏系统概括了辅料炮制的原则,奠定了中药辅料炮制的基础,如"酒制升提,姜制发散,入盐走肾脏……陈壁土制,窃真气骤补中焦……羊酥油、猪脂油涂烧,咸渗骨容易脆断,有剜去瓤免胀,有抽去心除烦"。在炮制技术上特别值得提出的是"五倍子"条下所载的"百药煎"的制备方法,实际上就是没食子酸的制法,比瑞典药学家舍勒制备没食子酸早200多年。

徽派炮制注重炮制要因药不同,因病而异。例如:"火在上炒以醇酒,火在下炒以童便。实火朴硝,虚火酽醋,痰火姜汁,伏火盐汤。气滞火同吴茱萸,血瘕火拌干漆末。食积泻亦可服,陈壁土研炒之。肝胆火盛欲驱,必求猪胆汁炒。"在特殊药物炮制方面,如对水银的制法,徽派炮制首次提出"用磁罐二个,掘地成坎,深阔量可容二罐,先埋一罐于坎……水银流于下罐水内",此方法为后世医家加以引用制作。

在漫长的中医药历史发展过程中,安徽素有"南新安,北华佗"之盛名,霍山石斛、滁州菊花、池州黄精、宣城木瓜、铜陵丹皮、太和桔梗等道地药材以及具有非物质文化遗产的恒制半夏、桐城秋石、霍山石斛等安徽特色中药加工炮制,更是享誉国内外。

特色炮制举例

1. 恒制半夏　已有200多年历史的"张恒春"地处安徽省最早对外开放的口岸城市芜湖,多元性文化的熏陶,塑造了国药老字号的品牌。恒制半夏是芜湖张恒春中药厂(店)独家经营的祖传验方,是化痰止咳平喘的常用药品。2019年12月"恒制半夏制作技术"被芜湖市政府列为市级非物质文化遗产名录。

恒制半夏的制作,由多种药物合成:

第一组为苏叶30g、薄荷30g、香橼30g、广陈皮30g、生姜60g、白及100g、佛手30g、甘草30g。

第二组为别直参60g、砂仁30g、沉香60g、公丁香30g、肉桂30g、白蔻仁30g、西洋参6g。

第三组为法半夏 500g（净末）、煅赭石 10g（水飞）。

先将第一组药物煎汁去渣待用，再将第二组药物等各研细末和匀后，将法半复细粉用第一组药汁调成糊状，兑入飞赭石末搅匀。稍冷后再将砂仁等细粉调入和匀，趁热用瓷盆摊开，晒干后取出切成片状包装备用。其服用方法是，每日 3 次，每次 2~4g，小儿减半或遵医嘱，用温开水化服。

2. 桐城秋石　桐城秋石为省级非物质文化遗产。清姚兴泉所著《龙眠杂忆》有"炼成秋石即名丹"的记载。桐城秋石采用传统的手工制作方法，主要成分为低钠盐，并含有少量硫酸盐、钾、钙及人体所需的多种微量元素。据《中药大辞典》和李时珍《本草纲目》等药物书籍介绍，秋石的主要功用是滋阴降火，明目清心，清血热、强筋骨，补虚利尿；对高温作业、流汗过多而形成的脱水者，可去暑解热强心安神；对骨蒸劳热、咽喉肿痛以及虚损痰火等均具有一定效果。

火炼法秋石制作工艺：

主要工序为熬霜、煅霜、烧制。炼成的秋石，呈杯状白色结晶体，色白质坚。

健康儿童或成人的尿液，医用脱脂棉纱布过滤，倒入不锈钢大盆，80℃恒温加热，待尿液蒸发至盆底仍为液体（原尿液体积的 1/8~1/7）时，停止加热，放凉，收集棕褐色液体（固体残留也收集，潮湿时会液化），即得火炼法秋石。

3. 霍山石斛　霍山石斛俗称米斛，是兰科石斛属的草本植物。主产于大别山区的安徽省霍山县。霍山石斛历史上被誉为"中华九大仙草之首""救命仙草"；现代人尊称为"中华仙草之最""健康软黄金"，用霍山石斛加工的饮品——枫斗，俗称"龙头凤尾"。

石斛传统加工方法：

整理：将鲜石斛去除泥沙杂质，去除叶、花梗和须根，做"龙头"者适当去除部分须根，短茎无须切断，长茎剪成 5~7cm 的短段。

烘焙：将短段石斛茎置于炭盆上低温烘焙，使其软化并除去部分水分，便于卷曲。（或炒制：类似炒制茶叶的方法。）

卷曲：趁热将已软化的石斛茎用手卷曲，使其呈螺旋形团状，压紧；加工圆筒形弹簧状的霍斗是将已软化的霍山石斛茎缠绕在粗铁丝上，扎紧；加工空心枫斗是将已软化的多根石斛茎缠绕于铁丝上，压紧。

加箍：取稻草秆或较韧质的纸条将卷曲的石斛茎十字形箍紧，使其紧密，均匀一致，现用龙须草。

干燥：将加箍后的石斛茎在炭盆上低温干燥，或用烘箱低温干燥，或晒干，待略干收缩后重新换箍，反复数次，直至完全干燥。

成品：去除加箍的稻草秆或纸条，或抽去铁丝，并根据需要撞去外表鞘膜，分档，即为枫斗。

二、孟河医派，注重毒性中药炮制

有毒中药是中医临床组方用药的重要组成部分，但其毒性也给临床安全用药带来了一定风险，因此需要通过炮制达到减毒增效的目的。孟河医派是源自江苏常州的著名地域性医学流派，源起于南北朝时期，形成于明代，鼎盛于清末民初。孟河医学延绵而不衰，在临床上之所以有确切的疗效，其中药临方特色炮制技术是其重要的原因，尤其对毒性中药的临方炮制具有一定优势。

孟河医家在临床实践中逐渐形成了"和法缓治"的医疗风格，用药轻灵平淡，临证多用轻药，如用峻药亦应炮制使其不伤正，这是其"和法缓治"思想在毒性中药炮制中的集中体现，确保毒性中药临床疗效的同时不伤正。如炮制马钱子时将浸、煮、油炸、土炒制法结合起来，炮制甘遂时用"甘草煎汤浸、面裹煨、炒"等多种方法以去其毒性，存其药性。孟河医家对毒性中药进行炮制减毒的同时，再结合患者的证候和症状进一步采用特色辅料临方炮制，更好地适用于临床。如天南星科的半夏、天南星和白附子临床应用前常用生姜、白矾以及甘草、生石灰等处理；对川、草乌普遍采用姜汁炒、姜汁炒炭以及绿豆煮制、面裹煨等炮制方法，一方面能有效去除毒性，另一方面结合病证促进临床疗效。

三、怀药炮制，蒸法特色

河南作为中华民族繁衍生息之地，在我国历史上有着繁荣发达的经济和文化，吸引了许多名医在此行医采药，形成了灿烂的中医药文化。河南在元代就是华夏的中药集散地，明朝全国药商在禹州（今河南省禹州市）集结交易，形成了以经营类别或区域性质划分的药行帮，专以饮片炮制的饮片行也相应崛起，秉承雷公中药炮制方法，结合地域特色，产生和形成了独特的中药炮制技艺。因其独特的地理环境和自然条件，盛产药材达2 000余种，道地药材品牌有"怀药""禹药"和"宛药"等，其中以地黄、山药、牛膝、菊花、天南星、白芷、白附子、丹参等最为著名。河南中药炮制以其地产药材的炮制为特色，在全国具有较高知名度的有"六大蒸药"，包括九蒸九晒熟地黄、黄精、何首乌、槐角、山茱萸、五味子。对于毒性药材天南星、半夏和白附子的炮制，在传承古法炮制的基础上，改进炮制工艺，创立了趁鲜炮制工艺。

四、岭南炮制,药医结合

岭南地区有许多特别的炮制工艺和独具特色的炮制品种,中药常通过炮制缓和烈性,避免伤精耗气,因为岭南人体质常中虚湿蕴、脾气虚弱,故岭南医家治疗时注重调畅气机,顾护气血津液,避免损伤脾胃。岭南地区常年气温高,湿度大,常通过炮制达到矫味及利于贮藏的目的。岭南炮制不仅有切、刨、压、扎等多样化的切制工艺,也有圆片、粒、瓜子片、柳叶片、齐手片等多样化的饮片品规。酒、盐是岭南炮制常用的炮制辅料。蒸制是岭南炮制最具特色,也是应用最普遍的一个方法。工艺上有清蒸、酒蒸、醋蒸、黑豆汁蒸、姜汁蒸、四制蒸、发酵后蒸制等多种蒸制工艺。

五、闽东炮制,水火保质

闽东是全国畲族人口世居地,文化习俗、畲医药的应用对闽东人民具有深远的影响。最具闽东特色的炮制辅料当属童便及米皮糠,童便在闽东地区应用源远流长,做炮制辅料可以单独使用,亦可与黄酒共制,当地群众认为童便具有活血化瘀、续筋接骨的功效,常作为跌打损伤类中药的炮制辅料。对青草药的炮制也具有浓郁的地方特色,如畲族人民常将半边莲鲜药采集后口嚼或捣烂后直接外敷用于治疗毒蛇咬伤;将母姜放炭火中煨热,捣烂后外敷治疗脚踝扭伤;还有将草药烧灰备用等特色炮制方法。其传统炮制工艺应用较多的有水制、火制和水火共制,此三种制法是保证闽东特色炮制中药饮片质量的重要步骤。在水制方面,闽东特色炮制讲究"死水"跟"活水","死水"为静止的水,"活水"为流动的水;在火制方面,扣锅煅法最具特色。

第三节　少数民族特色炮制

我国是个多民族国家,各民族在与疾病抗争、维系民族生存繁衍的过程中,以各自的生活环境、自然资源、民族文化、宗教信仰等为根基,创立了具有本民族特色的医药体系,在炮制方面也具有各民族独有的理论和技术方法。

一、蒙药炮制特色

由于内蒙古地区独特的气候因素,同时在长时间的发展过程中吸取了周边其他民族的先进思想和技术,形成了其独特的民族医疗体系,并在炮制方面积累了该地区独有的理论和技术。蒙药应用以生药为主,其目的是保持原药的气、味、质和效能等,但对部分有毒性和腥味的药物必须进行炮制后才可使用,如乌草、寒水石、野猪粪、万年灰必须采取有效的炮制方法。

蒙药的传统炮制工艺大体上分为水飞、砂烫、清炒、火煅、制炭、奶制六种,蒙药常以净化、炒、煅、洗、泡、烘焙、干馏、水飞、煨、熔、蒸、煮、制霜等方法炮制。炮制加工的辅料也有所不同,蒙药因蒙古族人民的生活环境和饮食习惯,常用牛奶、马奶、酸马奶、羊肉汤、羊骨头、药汤汁等作为辅料进行炮制。蒙医在炮制过程中常用羊、马、牛奶或奶油等解除某些药物的毒性或改变某些药物的性质,如寒水石的炮制就有寒制、热制、烈制、温制、灰制、泡制等六种方法,根据病情的需要而采纳不同的炮制方法,如治疗热证时采取寒制法,治疗寒证时采用热制法。另外,蒙医常用诃子汤来解除某些毒性药物的毒,比如草乌等毒性药物常用诃子汤煮的炮制方法。某些需要增强滋补的药物,如玉竹、黄精、白及等常用牛奶、肉汤等进行炮制。

二、维药炮制特色

新疆是个多民族聚居地区,其中居住历史悠久的主要民族有 13 个之多,各民族创造了自己独特的医药理论,形成了独特的药物炮制理论体系。维药作为我国四大民族医药,其地域性强,因理论、药材、疗效的独特性,形成了特色的维药文化。维药通过炮制,以达到调整药性、降低毒性、增强疗效的目的,从而满足药物使用的要求。

维药炮制法有净选、切制、干燥法、炒法、去毒法、库西台法、炙法、水蒸馏法、取汁法、取油法、浮沉法、取膏法、研磨法等二十多种,炮制工艺有简有繁,但均有严格的操作程序。维药炮制常用的固体辅料有河砂、代赭石、面粉、毛料等,液体辅料常用醋、黄油、蜂蜜、奶、麻油、鸡蛋清、巴旦木油等。维药最古老的炮制方法是先把药物捣碎,切制,洗净,使体积变小后泡水软化食用,后来增加了煅烧、艾科麦提法等。

三、藏药炮制特色

由于青藏高原地势高耸、地形多变,藏医药文化的民族特征和地域特征比较明显,藏医的诊断、医技和药物常有地区和流派的差异。藏药炮制是根据藏医药理论辨证施治,按照用药的需要和药物自身性质以及调剂、制剂的不同要求所采取的一项制药技术,也是依据藏医理论制备藏药饮片的一门独特的传统制药技术。藏药的炮制作用:①降低或消除藏药毒性以及副作用,如为降低并消除乌头碱成分在临床用药中的毒性水平,可在乌头入药前应用炒煎以及加诃子的方式进行炮制加工处理。②改变并缓和药性,如藏药中的冰片,为制约其在临床应用中的糙性，可在炮制环节中加入一定比例的竹黄以缓和其药性；在石榴入药前，可通过炮制加入藏红花的方式，以制约其热性。③增强药物疗效并为制剂加工提供方便，在常用藏药药材中，矿物药是最常见的药物构成，所占比例达到 20% 左右。这些矿物类藏药中所含杂质，纯度偏低，块状物制剂难度大。因此在此类藏药入药前应通过打碎、洗净以及煅烧等炮制方法来增强药物疗效。④洁净药物并方便对药物进行贮藏与保管，由于植物类藏药含有一定比例的霉败品以及泥沙类杂质，因此在入药前应当通过分离、洗刷、烘干、晾干等一系列炮制加工工艺，以确保藏药临床使用的卫生以及所应用剂量的准确性。

藏药炮制包括净制、切制和炮炙三大工序，藏药的常见炮制方法包括挑选法、筛选法、淘选法、去核法、打碎法、切制法、热制、冷制、精制、猛制等。不同规格的饮片有不同的炮制工艺，有的饮片要经过蒸、炒、煅等高温处理，有的饮片需要加入特殊的辅料，如酒、醋、盐、奶、药汁等再经高温处理，最终使各规格饮片达到规定的纯净度、厚薄度和安全有效的质量标准。

四、苗药炮制特色

苗族民间流传有"千年苗医、万年苗药""三千苗药、八百单方"之说，对疾病的病因、诊断、用药、养生保健和药物的命名、加工炮制都有其独具民族特色的方式方法，形成了两纲、五经、三十六大症、七十二疾、一百零八小症和四十九翻的理论体系。苗族人民大多居住于人烟稀少、药材资源丰富的山区，为了生存繁衍，苗族形成了运用苗药及单方土法治病的特点。百草皆药观念深入人心，村寨家家户户房前屋后都种常用草药，可谓"百草皆药，人人会医"。

苗族医师一般主张用生药，苗药的加工炮制也较简单，少用辅料，为治疗需要或去毒减毒，亦进行适当的加工炮制，主要方法有晾干、开水烫淋、蒸熟暴晒、火燎法、夜露法、尿渍法、酒制法、醋制法、火烤法、石灰水浸渍法等。

五、傣药炮制特色

傣医药是我国四大民族医药之一，具有两千多年的悠久历史。傣医用药有一千多种，包括植物药、动物药、矿物药，其中植物药使用最多。傣药炮制在《档哈雅》一书中有零星记载，傣药炮制工艺和辅料非常特别，具有鲜明的民族特色和生活气息。傣医药与中医药一样，重视药物的炮制，经炮制后的药物副作用减少，疗效更明显，如苍耳子是治疗风湿性关节炎比较好的药物，但有一定毒性，傣医用高温处理炒黄后入药，破坏其中毒性成分，提高疗效，减少了中毒的危险。再如兜唇石斛,经冷水浸,又在沸水中烫,再晒干,增强了其止咳化痰的功效。

傣药的炮制加工方法包括晾晒、烫淋、火烤、浸渍、酒制、揉搓、研细、水磨、炒、煮等方法。傣族人民的傣药茶,常选用烘、烤、炒、煮等炮制方法。傣药炮制辅料有很多,如大米、米汤、淘米水、蜂蜜、白酒、柠檬汁、甘蔗汁、石灰水、芝麻油等。磨药,是傣药一种古老而传统的药物加工方法,常用于解毒药和急诊治疗用药的加工,根据病情所需,选择相应的傣药,用质地坚硬而表面粗糙的磨石或鹅卵石蘸上冷开水或米汤、糖水、淘米水、白酒、植物油磨汁在碗内,供内服或外涂。

总之,中药炮制技术博大精深,具有鲜明的地域性,并形成了独特的炮制理论和技术体系。本章节只对全国部分中药炮制帮派与部分地区中药炮制相关方面进行了探讨,其他地区及帮派如陕帮、赣南帮、闽南帮、武汉文帮等亦需研究及探讨。

第三章　徽派中药炮制

中药炮制是中医药独特的传统制药技术,有着悠久的发展历史,是中医用药的显著特色之一。在中药炮制发展的几千年间,诸多地区形成了具有地域特色的炮制流派。元末明初至近代,鼎盛于安徽省皖南新安江流域的"新安医学",是我国具有较大影响的医学流派。与新安医学相应的徽州地区炮制技术也逐渐形成了自己的炮制流派,此可谓狭义的"徽派中药炮制"。位于安徽省西北部的亳州是闻名遐迩的"中华药都",是全国四大药都之首,建有全国最大的中药材交易市场。亳州对中药的加工炮制可追溯到东汉末年,华佗医学的影响和炮制经验的总结为亳州中药炮制奠定了基础。在漫长的历史发展过程中,安徽素有"南新安,北华佗"之盛名,霍山石斛、滁州菊花、池州黄精、宣城木瓜、铜陵丹皮、太和桔梗等道地药材以及具有非物质文化遗产的恒制半夏、桐城秋石等安徽特色中药加工炮制,更是享誉国内外。故广义的"徽派中药炮制"泛指安徽省内各地区根据医疗、调配、制剂的不同要求,以及药材自身性质,所采取的中药特色炮制技术。本章节重点对狭义"徽派中药炮制"内容进行阐述。

第一节　徽派中药炮制历史沿革

一、起源与鼎盛

徽派中药炮制,肇自哪个年代,难以考证,但盛于明清,与新安医学的发展昌盛息息相关。徽派炮制有据可查,最早可以追溯到明嘉靖年间著名的新安医药学家陈嘉谟(1486—1570年),其代表作《本草蒙筌》奠定了徽派中药炮制的理论基础,并对后代中药炮制理论的发展产生了重大影响。陈嘉谟首次概括总结论述了辅料炮制理论,介绍历代名家用药、制药经验的同时,遵古而不泥古,归纳提出了自己的独创与见解。他第一次在理论上提出了中药的炮制原则及"火候"论,是中药炮制领域中核心的基础理论之一,并首倡"紧火"

的运用,认为中药炮制是否得法,直接影响中药的临床疗效。他的"凡药制造,贵在适中,不及则功效难求,太过则气味反失"中药炮制思想,已经成为现代中药炮制的基本指导原则。李时珍在《本草纲目》中评价说:"颇有发明,便于初学,名曰《蒙筌》,诚称其实。"

明末清初新安休宁县名医汪昂,在长期的行医过程中,广搜博采,网罗群书,所著《本草备要》是一部影响较大的本草学著作,精选常用中药478种,突出药物的功效特点与主治范围,临床用药的技巧和方法,以及同类药物的作用比较,对药物的产地、鉴别、炮制都进行了简述。该书后经清代三大名医之一太医院判吴谦审定,在国内外广为刊行,流行极广。

清代中晚期,徽商的繁盛,也带动了药商的兴起,新安药店也开业于徽商经营之地。药商好儒而重义轻利,扶困济贫,遵古炮制,虔诚修合。新安药店不仅成为中药炮制不可分割的一部分,更扩大了徽派炮制的影响力。如屯溪老街"同德仁"是一家制售中药的百年老店,过去该店为保证药材的货真价实,每年专派经验丰富的老药工,前往名贵药材原产地收购原料;在中药炮制方面,更是遵守炮制操作程序,严格把关,从不马虎。

二、传承与发展

中华人民共和国成立后,徽派中药炮制步入科学化、规范化的发展,传统的中药炮制方法与现代科学结合,使中药炮制学的领域进一步扩大,继而成为一个独具特色的地域中药炮制流派。

1959年,随着安徽中医学院的成立,徽派中药炮制进入了系统的传承和发展阶段。安徽中医学院庞国兴副教授在继承陈嘉谟辅料理论基础上,倡导尊古继承,同时亦有创新,注重饮片炮制质量,突出徽派地域特色,提出因制法和药辅不同而产生一药多用,通过炮制及复方配伍以发挥每味药的多方面综合作用,结合临证选用合适的炮制品。安徽中医药大学金传山教授在产、学、研诸方面有机衔接,在产地一体化加工、炮制减毒等理论方面见解独到,并十分重视炮制机理的现代研究和炮制人才培养体系建立。全国中药特色技术传承人安徽省中医院朋汤义药师于2021年,首次在新安医家陈嘉谟的制药原则及辅料炮制理论基础之上明确提出"徽派中药炮制"的概念。

目前,安徽省徽派中药炮制学术流派的目标定位逐渐清晰,"徽派中药炮制"学术流派传承工作室通过对安徽省范围内的非物质中药炮制文化遗产的抢救、保护、梳理与传承,以建设"南新安,北华佗"为特色的安徽省区域内传统中药炮制人才传承、技术传承为目标,将以新安医药为基础的安徽中药炮制打造成为具有"徽派"特色的中药炮制学术流派。

第二节 徽派中药炮制学术理论及特色

新安医家在本草炮制上有卓越的建树,或广征博引以阐发先贤微义,或推陈出新而开流派先河。据《新安医籍考》记载,新安医药学家撰写本草类著作有 54 种之多,其中在炮制方面,陈嘉谟《本草蒙筌》特色鲜明,影响深远,具有极高的学术价值。徽派炮制的学术思想及特色主要表现在以下几个方面。

一、徽派中药炮制的主要学术理论

1. 炮制分类方法 明代以前对中药炮制方法分类的资料比较缺乏。为了便于掌握运用各种炮制方法,陈嘉谟对炮制方法作了概括性的归纳,将炮制方法归纳为"水制""火制""水火共制"三法,并以三类为纲领统摄煅、炮、炙、炒、渍、泡、洗、蒸、煮等诸多炮制方法,统领各种中药的炮制,可谓是中药炮制分类法之开端,后世炮制分类方法虽有所变化,但建立中药炮制方法系统分类,实从此书始。

2. 制药适中理论 《本草蒙筌》提出"凡药制造,贵在适中,不及则功效难求,太过则气味反失"的炮制原则。所谓"适中",也就是适度。制药适中理论即强调炮制要因药不同,因病而异。如对某些药物的炮制,需要把握火候,以用为度,如蝉蜕、苍耳子、橘络、马兜铃等应炒黄;使君子慢火微煨去壳;蚕蛾微火炒黄;白芷炒黑;蝉蜕、夜明砂、鳖头、人中白、莲房、荔枝核烧灰存性等。为后世医药工作者选择药物的炮制方法及制定炮制工艺提供了炮制理论依据。

3. 辅料炮制理论 所谓"辅料",就是为了达到某种效果而加用的其他辅助药物。中药加入辅料用不同的方法炮制,可借助辅料发挥协同、调节作用,使固有性能有所损益,以尽量符合治疗要求。辅料制药起源甚早,春秋战国时期《五十二病方》就有酒醋渍的记载。随着历史的发展,辅料种类逐渐增多,较为系统地阐述辅料作用的当首推明代陈嘉谟《本草蒙筌》,书中提出"酒制升提,姜制发散;入盐走肾脏,仍使软坚;用醋注肝经,且资注痛"。总结出辅料炮制具有改变药性、增效减毒的作用,第一次系统概括了辅料炮制的理论体系。

4. 炮制配伍理论 陈嘉谟把药物配伍的理论引申为"以药制药"的炮制方法,炮制中蕴含配伍之意,开炮制配伍结合之先河。如《本草蒙筌》载:"童便制,除劣性降下;米泔制,去燥性和中。乳制滋润回枯,助生阴血;蜜制甘缓难化,增益元阳。陈壁土制,窃真气骤补中焦;麦麸皮制,抑酷性勿伤上膈。乌豆汤、甘草汤渍曝,并解毒致令平和。"近现代安徽芜湖张恒春制药厂的特色炮制品恒制半夏即利用多种药物合成三组辅料的作用,达到相畏、相使、相须等配伍作用。

二、徽派中药炮制的主要特色

1. 遵从传统技术,创新现代炮制 徽派炮制重视火候和辅料的掌握,流派对特色技术均有规范化的工艺流程,并对特色的炮制饮片进行安全性、炮制工艺和机理初步研究,提高中药饮片的质量和临床效果,更好地服务了患者。主要特色技术有:①切制技术:特点在于刀工精湛,代表品种桔梗双飞片;②炒制技术:依据陈嘉谟的"紧火"原则,重在火候的控制,代表品种炒菊花、炒桑叶等;③煨药技术:代表品种麦麸煨生姜、面粉煨肉豆蔻等;④辅料炮制技术:代表品种姜炙甘草、酒黄连等;⑤蒸药技术:代表品种醋蒸五味子、蒸乌梅、酒蒸黄精;⑥去油制霜技术:代表品种木鳖子霜;⑦以药制药技术:代表品种恒制半夏等。

2. 善用道地药材,注重药品质量 道地药材的高品质可以保证临床疗效。徽州地区常年雨水充沛,气候温和,自然生态环境得天独厚,蕴藏着丰富的中草药资源,大宗药材有 400 余种,道地药材和珍稀品种 60 余种。如贡菊被誉为"菊中之冠""民族瑰宝",名列全国四大名菊之一;安徽十大皖药——霍山石斛、灵芝、亳白芍、黄精、茯苓、宣木瓜、菊花、丹皮、断血流、桔梗,更是名扬天下。新安医家重视道地药材的使用,如汪昂在《本草备要》中说:"肥白者出浙地,名云头术;燥白者出宣、歙,名狗头术,差胜于浙。用糯米泔浸,陈壁土炒,或蜜水炒,人乳拌用。"强调不同产区白术的质量有所差异。陈嘉谟重视药物产地与药效的密切关系,认为"地胜药灵",推崇蕲州艾、绵黄芪、上党参、交趾桂、齐州半夏、华阴细辛、宁夏柴胡、甘肃枸杞、新安白术、怀庆山药与地黄等"道地药材"。为了提高临床疗效,新安医家对中药的质量有严格要求,如出产择土地,制造资水火,收采按时月,藏留防耗坏,贸易辨真假,咀片分根梢,治疗用气味,药剂辨君臣,服药饵先后,经络各药引,用药之法象,都有创建的阐述和规定。正如陈嘉谟在《本草蒙筌》中指出:"茎叶花实,四季随宜。采未老枝茎,汁正充溢;摘将开花蕊,气尚包藏。实收已熟味纯,叶采新生力倍。入药诚妙,治病方灵。其诸玉、石、禽、兽、虫、鱼,或取无时,或收按节,亦有深义。匪为虚文,并各遵依,毋恣孟浪。"

3. 重视药物归经,制药因病而异 新安医家重视归经,对于不同的病证,所选用的炮制介质不同,充分体现新安炮制因病而异。陈嘉谟重视药物炮制辅料,重视归经,《本草蒙筌》指出醋味酸,酸入肝,酸制可引药入肝等。强调不同病位的疾病需要采用不同的炮制方法,引药入经,增强疗效。如对白术的炮制,陈嘉谟指出,"咀后人乳汁润之,制其性也",而"润过陈壁土和炒,窃彼气焉",需"取向东陈年壁土研细,和炒褐色,筛去土用之。此因脾土受伤,故窃真土气以补助尔"。但陈氏强调炮制一定要灵活,土炒白术的炮制方法"若非脾病不必拘此制"。再如程钟龄《医学心悟》中补天大造丸治男女天癸虚损。汪昂在《本草备要》中说当归"治血酒制,有痰姜制",强调当归的不同炮制方法可以治疗不同病证,治疗血证应当酒制,治疗痰证用姜制。其描述牛膝的炮制:"酒蒸则甘酸而温,益肝肾,强筋骨,治腰膝骨痛,足痿筋挛,阴痿失溺,久疟下痢,伤中少气。生用,则散恶血,破癥结,治心腹诸痛,淋痛尿血,经闭产难,喉痹齿痛,痈肿恶疮。"说明不同的炮制品对于中药的临床运用各有偏向,中药的炮制方法也扩大了中药的应用范围。

4. 强调中药辅料,提高临床疗效 新安医家擅长使用辅料炮制,通过不同的途径,以不同的方式,趋利避害,提高疗效。《本草蒙筌》是历史上第一次系统概括了辅料炮制的作用和原则的书籍。该书着重强调了辅料的应用,如:"酒制升提,姜制发散。入盐走肾脏,仍使软坚;用醋注肝经,且资住痛。童便制,除劣性降下;米泔制,去燥性和中。乳制滋润回枯,助生阴血;蜜制甘缓难化,增益元阳。陈壁土制,窃真气骤补中焦;麦麸皮制,抑酷性勿伤上膈。乌豆汤、甘草汤渍曝,并解毒致令平和;羊酥油、猪脂油涂烧,咸渗骨容易脆断。有剜去瓤免胀,有抽去心除烦。"辅药一般可通过多种途径提高药材的临床疗效,或对于主药可起到协调作用,或增强主药的疗效,或减少主药的副作用,或降低主药的毒性,或干扰主药的理化性质。如酒的运用,酒性大热,味辛烈,在《本草备要》中,有"酒拌蒸""酒浸蒸""酒煎""酒浸焙用""酒炒"等多种炮制方法。用酒炮制药材,可用于寒性药材的炮制,以改变药性,引药上行,如入滋补药时牛膝、麦门冬须"酒浸蒸"以"制其寒",常山、黄芩、黄连"酒炒则上行"等;亦可用于活血散瘀类药材的炮制,增强其活血通络作用,如牡丹皮"酒拌蒸用"、当归"血酒制"等;也可矫臭去腥,用于动物类药材的炮制,如乌梢蛇"酒煮或酥炙用"、紫河车"酒蒸焙干研末"等。

5. 注重中药洁净,强调药物贮藏 中药炮制重视药物洁净,净制是炮制的第一道工序,影响药物炮制之后的质量。《古今医统大全》强调豨莶草、苍耳草、生地黄、天门冬等鲜品以及乌梢蛇、蝉蜕等动物药材炮制前均需要洗净。在《慈幼新书》中,程云鹏用大金丹治疗产后诸虚百损,"紫河车一具,盛竹篮内,放长流水中,浸半日,去其秽恶。用黄柏四两,入煨罐内,将河车放黄柏上,酒浸没,炭火煮熟,取起。合各药同捣晒干,磨极细如飞面。复合益母草膏、烂地黄、阿胶和匀。"新安医家同时强调药物的贮藏,如《本草蒙筌》强调:"凡药藏贮,宜常提防。倘阴干、曝干、烘干未尽去湿,则蛀蚀、霉垢、朽烂不免为殃。当春夏多雨水浸淫,临夜晚或鼠虫吃耗。心力弗惮,岁月堪延。见雨久着火频烘,遇晴明向日旋曝。粗糙悬架上,细腻贮坛中。人参须和细辛,冰片必同灯草。麝香宜蛇皮裹,硼砂共绿豆收。生姜择老砂藏,山药候干灰窖。沉香、真檀香甚烈,包纸须重;茧水、腊雪水至灵,埋阴宜久。类推隅反,不在悉陈。庶分两不致耗轻,抑气味尽得完具。辛烈者免走泄,甘美者无蛀伤。陈者新鲜,润者干燥。用斯主治,何虑不灵。"从药材采集、炮制到制剂、调剂的过程中均涉及贮藏保管问题。药材洗净,采用适合的炮制方法可以延长储存时间,如《本草蒙筌》中对黄精进行"洗净九蒸九曝代粮"炮制,认为这样的炮制方法可令药材"过凶年"。

6. 炮制工艺讲究,科学严谨细致 新安医家强调炮制不工将严重影响药材质量,耽误药材临床疗效的发挥。新安医家在炮制过程中严谨细致,详细记录炮制步骤及方法。《本草备要》详细论述中药炮制工艺,如桐城秋石的炮制,"每月取童便,每缸用石膏七钱,桑条搅澄,倾去清液,如此二三次,乃入秋露水搅澄,故名秋石,如此数次,滓秽净,咸味减,以重纸铺灰上,晒干,刮去在下重浊,取轻清者为秋石;世医不取秋时,杂收人溺;以皂荚水晒为阴炼,火炼为阳炼,尽失于道,安能应病,况经火炼,性却变温耶。"对炮制方法、辅料及其剂量、采收季节等均有论述。《不居集》中记载有泻心汤三味药的炮制"黄芩、黄连、大黄"需要酒浸、九蒸九晒,这种严格的炮制方法可以缓和这三味药苦寒峻烈的药性,发挥泻中有补的独特功效。其中有害物质也随着蒸晒次数的增加而逐渐减弱,直至趋于平衡,故炮制严谨细致,有效地避免药物弊端,提高疗效。正如程钟龄在其所著《医学心悟·医中百误歌》中言:"药中误,失炮制,炮制不工非善剂,市中之药未蒸炒,劝君审度才堪试。(洗、炙、蒸、煮,去心、皮、壳、油、尖,一一皆不可苟。)"

第三节 徽派中药炮制奠基人陈嘉谟

一、由儒入医成大家

陈嘉谟(1486—1570 年),字廷采,号月朋子,今安徽祁门县二都(西乡石墅)人,有文献记载称其曾任明朝御医。

陈嘉谟年少时天性聪颖,攻读儒学,且博学多才,在诗、词、赋和书法等方面均有建树,后因体弱多病,遂钻研医药学知识。他在"自序"中写道:"予少业举子,寻以体弱多病,遂留意轩岐之术,于凡三代以下诸名家有裨卫生者,罔不遍阅精绎之。"并终以医药造诣深厚且颇有建树而著称于世。

陈嘉谟由儒入医,尤其喜好金元四大家的医学著作及其学术思想,受李杲和朱丹溪思想的影响最大。其毕生精研医学,以医鸣世,虽几度乔迁,总为从游者甚众。其善于通过临证实践,结合自己心得和经验加以补充,悉心进行经验总结,于明代嘉靖三十八年(1559)开始撰写,历经了七年时间并且五易其稿,于嘉靖四十四年(1565),在其八十岁高龄时撰写成书,名《本草蒙筌》。

二、《本草蒙筌》——中医药学的重要文献著作之一

《本草蒙筌》是陈嘉谟用来教授弟子的本草讲稿,意为童蒙作也。筌者,取鱼具也,渔人得鱼由于筌。陈嘉谟特别重视本草学,说:"不读《本草》,无以发《素》《难》治病之玄机。是故《本草》也者,方药之根柢,医学之指南也。"全书共十二卷,系统地记述了各类药材的产地、收采、储藏、鉴别、炮制、性味、配伍、服法等,附有其本人之按语,其中部分药材还绘有药图。该书内容不少是采用韵语对仗写成,不仅便于弟子及后学者记诵,而且对于后学临证用药提出了严谨的科学理论与用药方法。

《本草蒙筌》由歙人许国作序,王肯堂校刊,于嘉靖四十四年(1565)及万历元年(1573)相继刊行,首刊比1590年李时珍《本草纲目》问世早了整整25年。其一些宝贵经验被李时珍的《本草纲目》以及名医缪希雍(江苏常熟人)的《炮炙大法》全文辑入,不仅对我国的中医药事业产生了较大影响与促进,而且有几个不同的版本藏书于日本的杏雨书屋,对国外医药学的提高也起到了积极的推动作用。陈嘉谟也因此书被称为古代新安著名的药物学家。

三、陈嘉谟对中药炮制发展的贡献

1. 首倡"紧火"　《本草蒙筌》对后代中药炮制的发展产生了较大影响,书中明确论述了对加入辅料炮制药物所起的作用,在介绍了历代名家经验的同时,遵古而不泥古,提出了自己的独创与见解。更为可贵的是陈嘉谟第一次在理论上提出了中药的炮制原则及"火候"是中药炮制领域中核心的基础理论之一,首倡"紧火"的运用。他认为中药炮制是否得法,直接影响中药的临床疗效,故提出"凡药制造,贵在适中,不及则功效难求,太过则气味反失"。

2. 首提"水制、火制、水火共制"三类炮制分类方法　此外,陈氏首次对中药炮制方法作了概括性的归类:"水制三:或渍、或泡、或洗之弗等;火制四:有煅、有炮、有炙、有炒之不同;水火共制造者,若蒸、若煮,而有二焉。余外制

虽多端,总不离此二者。"

3. 首次系统概括了辅料炮制的原则 《本草蒙筌》着重强调了辅料的应用,如:"酒制升提,姜制发散。入盐走肾脏,仍使软坚;用醋注肝经,且资住痛。童便制,除劣性降下;米泔制,去燥性和中。乳制滋润回枯,助生阴血;蜜制甘缓难化,增益元阳。陈壁土制,窃真气骤补中焦;麦麸皮制,抑酷性勿伤上膈。乌豆汤、甘草汤渍曝,并解毒致令平和;羊酥油、猪脂油涂烧,咸渗骨容易脆断。有剜去瓤免胀,有抽去心除烦。"该书第一次系统概括了辅料炮制的原则。在炮制技术上特别值得提出的是"五倍子"条下所载的"百药煎"的制备方法,实际上就是没食子酸的制法,比瑞典药学家舍勒制备没食子酸早 200 多年。

4. 提出炮制需"因药不同,因病而异" 陈氏提出炮制要因药不同,因病而异。例如:"火在上炒以醇酒,火在下炒以童便。实火朴硝,虚火酽醋,痰火姜汁,伏火盐汤。气滞火同吴茱萸,血瘀火拌干漆末。食积泻亦可服,陈壁土研炒之。肝胆火盛欲驱,必求猪胆汁炒"。

5. 精研特殊药物的炮制方法 在特殊药物炮制方面,陈氏也提出不少正确的意见。如,对水银的制法,陈氏首次提出:"用磁罐二个,掘地成坎,深阔量可容二罐,先埋一罐于坎,四围用土筑稳实,内盛水满。仍一罐,入朱砂半满,上加敲碎瓦粒,剪铁线髻如月圆样一块,闭塞罐口,倒覆下罐之上,务令两口相对,弦缝盐泥封固。以熟炭火先文、后武,煅炼一炷香久,其砂尽出,水银流于下罐水内。"水银取自于丹砂在历代本草书均已提及,《本草蒙筌》对水银具体制法论述颇为详细,后世医家加以引用制作。又如,黄连治各种火邪,对不同的火邪以不同制炒。

第四节 徽派中药炮制的现代研究

近年来,歙县的道地药材产业在有条不紊地发展着,中药材种植面积高达 8 万亩,初步形成了以黄山贡菊、山茱萸等为主的九大新安地道药材基地。更有铁皮石斛基地、新安医学特色中医门诊郑氏西园喉科、徽药饮片有限公司等特色医药产业的发展与壮大。安徽省中医院朋汤义药师首次在新安医家陈嘉谟提出的制药原则及辅料炮制理论的基础之上提出"徽派中药炮制",并成功申报第一批安徽省中医药学术流派传承工作室建设项目"徽派中药炮制流派工作室",几十年致力于中药炮制技术的传承与应用推广。

徽派中药炮制流派系统地整理了新安炮制相关著作、新安名医的炮制品临床经验和临证应用规律,对相关的炮制理论、工艺、技术规范以及现代炮制机理研究相关文献进行了挖掘。芜湖市中医医院郑梅生教授主编《新安医学临证用药求真》首次全面系统收录了新安医家常用的道地药材几十余种,并附实地考察的图谱,系统整理了中草药认、采、制、用等方面的实际经验。朋汤义药师独著《中药望闻问切》等中药临床著作,主编了《临床中药汇编》,参编《常用中药饮片炮制与临床应用》等炮制著作多部,编审了《2019版安徽省中药饮片炮制规范》,丰富了徽派中药炮制的理论与临床应用方法。金传山教授参与《中药炮制学》《中药加工学》《中药炮制学专论》《安徽省中药饮片炮制规范》(2005版)以及《安徽中药志》等的编写,对饮片炮制工艺规范化与质量标准、炮制减毒等理论方面见解独到。一系列专著如《徐经世内科临证精华》《韩明向杏林耕耘60年》《胡国俊内科临证精华》《新安医学精华系列丛书》等,记录了国医大师徐经世、韩明向,国家级名老中医胡国俊、郑日新、曹恩泽等的炮制品临床经验和临证应用规律。

　　总之,目前徽派炮制流派已经开展的工作有:①对徽派炮制的传承谱系进行梳理,着重围绕新安医药学家论著中关于徽派中药炮制理论、技术特色和安徽区域内中药炮制品,对相关的炮制理论、工艺、技术规范以及现代炮制机理研究相关文献进行了挖掘;②系统整理安徽区域传统炮制理论特色,技术工艺,包括产地加工技术、炮制工艺,如清炒法、酒炙法、醋炙法、煅药、制霜等,目前这些工艺技术可以成熟地应用于中试生产;③系统整理了国医大师徐经世、国家级名老中医胡国俊、郑日新、曹恩泽等炮制品临床经验和临证应用规律,对部分特色炮制品的炮制技术理论和机理进行了研究;④结合临床辨证施治精准用药需求,研制出炒桑叶、煨生姜、炒菊花等10余种临方炮制品种,应用和服务于临床患者,为安徽区域中药炮制技术的传承和现代研究提供了借鉴。

第四章　陈嘉谟炮制学术思想及特色

第一节　《本草蒙筌》时代背景

陈嘉谟，自号月朋子，缘其"悬壶市肆中，每清夜宴坐，对月朗吟，因自号月朋子"，安徽祁门人。生于明宪宗成化二十二年（1486），卒于明穆宗隆庆四年（1570），明代杰出医药学家。陈氏自幼聪颖，攻举子业，诗词书赋皆长，后因体弱多病，遂留心岐黄之术，"凡三代以下诸名家，有裨卫生者，罔不遍阅精绎之"。而在历代医著中，又尤其重视本草学，其认为"不读本草，无以发《素》《难》治病之玄机，是故本草也者，方药之根柢，医学之指南也"。因此陈氏广览历代本草诸书，并作出中肯评价，认为《大观本草》"意重寡要"，《本草集要》"词简不该"，《本草会编》"详略相因，工极精密矣，惜又杂采诸家而讫无的取之论"，有鉴于此，遂以上述三书为底本，再折衷诸家，取长补短，参以己意，自明嘉靖三十八年（1559）开始编撰，至明嘉靖四十四年（1565）完成，凡七载，潜心涵泳，五易其稿，而成《本草蒙筌》十二卷。该书本为门徒授课之讲稿，后经弟子鲍倚、叶裴协编而刊布于世。书名"本草"代指药物，"蒙"有启蒙、蒙学、童蒙之意，"筌"指捕鱼的竹器，"蒙筌"即指启蒙的工具。陈氏凡例所言："书名《蒙筌》，为童蒙作也。筌者，取鱼具也。渔人得鱼，由于筌。是书虽述旧章，悉创新句，韵叶易诵，词达即明，俾童蒙习熟，济人却病，立方随机应变，亦必由此得尔，故谓蒙之筌云"。

第二节　《本草蒙筌》内容提要

《本草蒙筌》属于本草类专著，共十二卷。

卷首为总论，分"出产择地土""收采按时月""藏留防耗坏""贸易辨假真""咀片分根梢""制造资水火""治疗用气味""药剂别君臣""四气""五味""七情""七方""十剂""五用""修合条例""服饵先后""各经主治引使""用药法象"等十八个主题。卷一至卷三为草部,计药物 199 种,附名 80 种;卷四为木部,计药物 71 种,附名 42 种;卷五为谷部,计药物 18 种,附名 14 种;卷六为菜部,计药物 16 种,附名 16 种;卷七为果部,计药物 26 种,附名 8 种;卷八为石部,计药物 40 种,附名 44 种;卷九为兽部,计药物 21 种,附名 7 种;卷十为禽部,计药物 9 种,附名 7 种;卷十一为虫鱼部,计药物 36 种,附名 35 种;卷十二为人部,计药物 12 种,附名 22 种;共计药物 448 种。是书依王纶《本草集要》药物次序进行论述,主要涉及药物气味、药性、升降、阴阳、归经、毒性、产地、优劣、形态、采收、炮制、藏留、主治、功用、用药配伍宜忌等,文辞精简,语句用骈体书写,便于诵读。李时珍在《本草纲目》第一卷开头列出自己曾经参考过的"历代诸家本草"书目,陈嘉谟的《本草蒙筌》赫然在目。并且评价《本草蒙筌》"每品具气味、产采、治疗、方法,创成对语,以便记诵",赞赏该书"间附己意于后,颇有发明,便于初学,名曰《蒙筌》,诚称其实"。陈嘉谟也因此书被称为古代新安著名的药物学家。

是书现存版本主要有明嘉靖四十四年乙丑(1565)醉耕堂刻本、明嘉靖四十四年乙丑(1565)明德书堂刻本、明崇祯元年戊辰(1628)金陵万卷楼刻本等。此外,现通行点校本中多附墨图,但原书本无插图,在崇祯元年戊辰(1628)金陵万卷楼重新刊刻时,经叶荚、胡一贯、刘孔敦增补而附插图 585 幅,插图多转绘或改绘自《政和本草》(1116 年)、《饮膳正要》(1330 年)和金陵本《本草纲目》(1593 年),并选取熊宗立《医学源流》(1476 年)"历代名医图"中重要人物附于卷首,名曰《重刻增补图像本草蒙筌》。

第三节　学术源流

自《神农本草经》伊始,历代本草著作迭出,南北朝有陶弘景《本草经集注》,宋有苏颂《本草图经》、寇宗奭《本草衍义》、唐慎微《证类本草》,皆是本草学里程碑式的著作。《本草蒙筌》一书虽为课徒所作,但陈氏能博采众长,充分吸收明代以前的本草医药典籍的精华,继承前贤之论的同时,能融会贯通,推陈出新,故能别出机杼,颇有发明阐微之处。

据初步统计,《本草蒙筌》一书标明出处或可明显看出援引的引用书目共计六十余种,上迄《黄帝内经》《神农本草经》《伤寒论》等经典著作,中有孙思邈、孟诜、陈自明、王履、张元素、王海藏、朱丹溪、李东垣等唐宋金元诸家学说,下至同朝汪机、余午亭、虞抟等诸家学说,另有《尚书》《周易》《礼记》《周礼》《茶经》等非医学著作。其引用书目见表4-1。

表4-1 《本草蒙筌》引用书目

类别	著作名称	合计
医学类	《神农本草经》《黄帝内经》《伤寒论》《本草图经》《本草衍义》《本草集要》《大观本草》《本草汇编》《本草别说》《医学正传》《抱朴子》《范汪方》《经验方》《日华子本草》《雷公炮炙论》《诸证析疑》《药性论》《读素问钞》《证类本草》《脉经》《名医续注》《普济本事方》《卫生宝鉴》《本草拾遗》《医经溯回集》《丹溪心法》《脾胃论》《局方发挥》《用药法象》《脏腑标本寒热虚实用药式》《医学启源》《汤液本草》《新修本草》《千金方》《内外伤辨惑论》《太平圣惠方》《本草衍义拾遗》《妇人大全良方》《食疗本草》《圣济经》	40
非医学类	《周易》《周礼》《礼记》《诗经》《尔雅》《广雅》《春秋》《论语》《尚书》《说苑》《禽经》《搜神记》《交州记》《博物志》《仙经》《茶谱》《高丽国名志》《西域记》《安南志》《温峤志》	20

陈氏论述药物多先承《神农本草经》之旨论其气味阴阳,续录诸家之要说,再以"谟按"画龙点睛阐发新意或艰深晦涩之处。在诸家著作中,陈氏较多地接受了《本草衍义》倡导的"辨药性气味、阴阳厚薄、升降浮沉、补泻六气、十二经随证用药"学说,并结合《神农本草经》之论阐述药物的气味、升降、补泻、归经。如言黄芪"气薄味厚,可升可降,阴中阳也……入手少阳,入足太阴";再如言天冬"气薄味厚,沉也,阴也,阳中之阴……经入手肺、足肾";另如言知母"气味俱厚,沉而降,阴也,阴中微阳"。同时深受金元时期"物从其类、同形相趋、同气相求"的法象药理学说的影响,阐述药物的功效主治乃至气味升降。如言灵芝草,"青芝如翠羽,应木,味酸……专补肝气""赤芝如珊瑚,应火,苦味……善养心神";再如言药物运用部位,"上焦病者用根,中焦病者用身,下焦病者用梢,盖根升梢降,中守不移故也"。此外,还充分吸收了李东垣、张元素、王好古、葛可久、朱丹溪等医家的用药心法。如言及防己,则采东垣之论,"防己性苦寒,纯阴,能泻血中湿热,通血中滞塞,补阴泻阳,助秋冬、泻春夏之药也"。如言人参配伍,采用张元素之说,"补上焦元气,而泻脾、肺、胃中火邪,升麻为引;补下焦元气,而泻肾中火邪,茯苓为使"。再如言益母草功用,采丹溪之说,"茺蔚子活血行气,有补阴之功,故名益母"。

古代医药学家很早就注意到药品质量与临床疗效间的密切关系，早在《神农本草经·序》中就写道："药有……采造时月、生熟、土地所出，真伪陈新，并各有法。"陈氏也充分吸纳前代本草对药材产地、采收时月以及品种鉴定的重视。如道地药材方面，《备急千金要方》谓："用药必依土地，所以治十得九。"《本草衍义》谓："凡用药必须择州土所宜，则药力具，用之有据。"古代医家之论述，皆在说明只有采用道地药材，才能取得良好的医疗效果。如人参一药，陈氏写道："紫团参紫大稍扁，出潞州紫团山（属山西。）；白条参（俗呼羊角参。）白坚且圆，出边外百济国（今臣属高丽。）；黄参生辽东（边戍地名。）上党（古郡名，在冀州西南。），黄润有须梢纤长；高丽参（俗呼鞑参。）近紫体虚；新罗（国名）参亚黄味薄。并堪主治，须别粗良。独黄参功效易臻，人衔走气息自若。"对不同品类的道地人参有着精简切要的论述。在采收方面，李东垣在《用药心法》中有"凡药之昆虫草木，产之有地，根叶花实，采之有时。失其地则性味少异，失其时则性味不全矣"。陈氏对于采收强调选择合适的季节，对多数药物都记载了其适宜的采收时节。如人参一药，"轻匏取春间，因汁升萌芽抽梗：（春参无力，虽一两，不如秋参一钱。）重实采秋后，得汁降结晕成胶"。在药材鉴定上，早在《本草经集注》中就有对于部分药物的鉴别。陈氏对药材真伪的鉴别和易混淆药物的鉴别论述较为翔实，如对草薢与菝葜的鉴别，陈氏就吸收了《博物志》中的经验，其写道："（草）又与菝葜小异，凡收切勿混真。盖菝葜根作块赤黄，草薢根细长浅白。《博物志》亦曰：菝葜与草薢相乱。时人每呼白菝葜者，即草薢也。"

《本草蒙筌》在继承众多前代本草专著的炮制方法基础上，创新性地提出了自己的独特炮制理论及方法，如肉豆蔻、诃黎勒煨制；巴豆去油制霜；半夏、天南星、附子等需复制。同一种药物可根据使用功效采取不同的炮制方法，如夜明砂烧灰酒服下胎死腹中，炒过酒调治瘰疬；五灵脂止血须炒，淘以酒专治女科等。另外，对一些药物的炮制器具也提出了一定的要求，如知母、肉苁蓉、何首乌、茜草、玄参、香附子、蓖麻子等忌犯铜铁，桑根白皮恶铅忌铁等。

第四节　炮制学术特色

《本草蒙筌》首次概括"水制、火制、水火共制"三类炮制分类方法，并提出"凡药制造，贵在适中"的炮制原则，首次系统概括了辅料炮制的理论，倡导

"紧火"的运用,提出炮制需"因药不同,因病而异",精研特殊药物的炮制方法,并对特殊药物的炮制加工方法极为讲究。

一、归纳炮制方法

《说文解字》:"炮,毛炙肉也。"原指食物用火加工的一种方法,后逐渐引申到药学领域,即用火加工处理药物,从而形成了中药炮制的雏形。中药加工炮制的记载最早可追溯至先秦两汉时期,《五十二病方》中就记载有"削、析、治、炙、烧、煮、煎、蒸、渍"等多种炮制方法和酒、署芀汁、醋等炮制辅料;《灵枢·邪客》中主治失眠的"半夏秫米汤"所用半夏即为"治半夏",是指减毒的加工处理,可见当时已经开始对有毒药物进行减毒加工;《神农本草经》序例中有"采造时月,生熟,土地所出"的记载;《伤寒杂病论》则记载并运用二十余种炮制方法,且炮制术语已趋向于现今用语。可见早在中医学理论发展初期就提出并实践了对药物进行简单的加工炮制。而后南北朝时期第一部炮制专书《雷公炮炙论》总结了前人的炮制经验,记载了药物的各种炮制方法;第二部炮制专书明代缪希雍《炮炙大法》中记载"雷公炮炙十七法"始见于南宋《事林广记》"十七方",明寇平《全幼心鉴》转载而成"炮制十七法",经罗周彦、徐春甫等新安医家续载,又经缪氏托名"雷公"而流传甚广,较为详细地论述了十七种具体的炮制方法;第三部炮制专书清代张仲岩《修事指南》则直接论述了232种药物的炮制方法。可见,炮制学历史上的三部专书虽记载了众多的炮制方法,但均未对多种炮制方法进行归纳总结,唯陈嘉谟《本草蒙筌》"制造资水火"中首次将炮制方法和理论进行归纳概括。陈氏将其归纳为"水制""火制""水火共制"三法。"火制四:有煅、有炮、有炙、有炒之不同。水制三:或渍、或泡、或洗之弗等。水火共制者,若蒸、若煮而有二焉。余外制虽多端,总不离此二者。"

火制是药物直接或间接用火加热,加或不加辅料进行炮制的方法,陈氏的火制四法中,除"煅法"外,其余三法与今之内涵有所不同。"煅法"是指直接对矿物、贝壳、化石等金石类药物进行煅烧,使其疏松、变脆、变碎,易于煎煮或研碎,如书中煅石膏,称其"猛火煅软方灵,绝细研成"。陈氏所言"炮法"类似于今之"煨法",如"面包火炮"炮制京三棱、蓬莪术。《本草蒙筌》中使用"炙法"的药物有卫矛、鹿茸、蛤蚧、桑螵蛸、蚯蚓、鳖甲等。其中有用酥油拌炒者如卫矛,有将药物置于火上炙烤至金黄者如鳖甲,与今之加液体辅料炒干有所不同。《本草蒙筌》中的"炒法"又可大致分为三大类,一是不加辅料炒制,如蒲黄止血炒用,为葛氏《十药神书》炒用止血经验的继承发扬;二是加液体辅料炒干,类似之"炙法",如"(知母)引经上颈,酒炒才升;益肾滋阴,盐炒便入";三是加固体辅料拌炒,如"(斑蝥)去翅足同粳米炒熟"等。可见,陈氏"炒法"范围更广,包含今之"炒法"与"炙法"。

水制法主要是指借助液体辅料处理药物的方法。《本草蒙筌》一书中的"渍法"与"泡法"大致相同,主要是利用清水或液体辅料对药物浸润泡渍,达到去除杂质、软化药材、调整性味的作用,如"体肥痰盛,姜汁渍宜"等。"洗法"也是指利用清水或液体辅料对药物泡洗,但主要是利用清水对药物除杂、软化,也有利用液体辅料调整性味功效,如"大黄酒洗至胃脘中"等。

水火共制法是指同时借助水、火加热炮制的方法,陈氏主要指"蒸法"和"煮法"。"蒸法"主要是将药物放入容器中蒸制的炮制方法。通过蒸法,主要实现对药物的软化,如木瓜、天麻、三七;降低毒副作用,如蒸首乌;改变药性,如熟地黄等。煮法,系指加或不加辅料与清水共煮的炮制方法,一是降低药物毒副作用,如水煮川乌;二是缓和药性,增强疗效,如"(女贞子)捣碎渍酒,同生地黄投罐煮良,黑发黑须,强筋强力"。

陈氏三分类之法是中药炮制方法的第一次归类总结,是对中药炮制方法归纳的一次尝试性的总结,其创造性地以炮制药物的基本载体"水"(各类液体)和"火"(火力热力)进行分类。一方面,直接点明了炮制所需最主要的物质基础;另一方面,将复杂的、多样化的炮制方法统属于三者之下,揭示了炮制方法的一般规律,起到化繁为简、执简驭繁的作用。此外,还颇具中国古典哲学"三分法"和中医学阴阳水火属性之韵味,实为后世归纳炮制法之嚆矢。诚然,陈氏三分类的方法具有中药炮制的特色,是中药学炮制史上里程碑式的创见,但也难甚其历史局限性。其分类方法仅从大框架上进行了概括,对于磨、研、切、捣、筛、碾等物理加工方式,阴干、暴晒、风干等自然加工方式,以及水飞、霜制等特殊加工方式则显得左右支绌。故后世增加了修制和其他制法而成五类分类法,如1963年版《中华人民共和国药典》,但其分类仍存在混杂的弊端,故1977年版《中华人民共和国药典》采用"净制、切制、炮炙"的新三类分类法,与陈氏水火三制之法遥相呼应,沿袭至今,始有绳墨可守。

二、提出炮制原则

古代医家在长期的临床用药中认识到对药物采用合理的炮制方法能够增强临床疗效,但这种认识多停留在单一药物的层面,唯陈氏首次提出中药炮制的原则:"凡药制造,贵在适中,不及则功效难求,太过则气味反失"。以"适中"二字作了精辟简练的概括,炮制不及则疗效难增,炮制太过则药性乖违。

如川草乌等,用于风湿痹痛,炮制不及则毒性较大,功效难求,反害病情;如知母、黄柏等盐制,炮制太多则气味大异,坚阴泻火之力不足。只有秉持中和、适中、合理、有效的药物炮制原则,才能达到最好的效果,充分发挥药物特点和优势,颇具中国古典哲学思辨之风范。

三、概括辅料作用

《本草蒙筌》第一次系统概括了辅料炮制的原则,明确论述了对加入辅料炮制药物所起的作用,对后代中药炮制的发展产生了较大影响,如:"酒制升提,姜制发散。入盐走肾脏,仍使软坚;用醋注肝经,且资住痛。童便制,除劣性降下;米泔制,去燥性和中。乳制滋润回枯,助生阴血;蜜制甘缓难化,增益元阳。陈壁土制,窃真气骤补中焦;麦麸皮制,抑酷性勿伤上膈。乌豆汤、甘草汤渍曝,并解毒致令平和;羊酥油、猪脂油涂烧,咸渗骨容易脆断。有剜去瓤免胀,有抽去心除烦。"

四、倡导炮制火候

火候原为道教外丹术语,后逐渐引申到中药炮制领域,"火"指火力的强弱,"候"指药物在受热过程中的外在征象。李时珍在《本草纲目》"芦火竹火"条写道:"水火不良,火候失度,则药亦无功。"可见火候在中药炮制中发挥了重要作用。在长期药物炮制实践中,中药炮制火候也自成体系。据考证,在两汉魏晋南北朝时期,中药炮制火候的基本术语已经构建,如《神农本草经》在"葶苈子"药物下有"迟火"字眼;《伤寒杂病论》100条、207条、208条有"微火"的记载;晋《肘后备急方》出现"文火""武火";南北朝时期《雷公炮炙论》出现"文武火";北魏贾思勰《齐民要术》在论述煮醴酪时有"尤宜缓火"的论述。在此之后的唐宋金元医家承续其内涵。至于"紧火"之说,据考证,当首见于宋代刘昉《幼幼新书》(1150年)卷十二癫痫篇,"次入水银、铁粉、金银箔同搅,用紧火烧";元代王珪《泰定养生主论》(1338年)记载"于紧火上急手揭下一面,再上纸复烘",王氏用"紧火"来制作麒麟膏以疗外肾肿;而后元代朱丹溪《丹溪心法》(1347年)记载"入黄丹一两半,紧火熬黑提起",朱氏亦用"紧火"制作膏药以疗臁疮;明代汪机《外科理例》(1531年)亦载"紧火"以熬膏。自明代陈氏极力将"紧火"运用于中药炮制。

徽菜是发源于徽州地区的特色菜系,是中国八大菜系之一,具有"重油、重色、重火功"的特点,且尤重菜品制作的火候,有旺火快炒、烈火煎炸等三十余种功法。紧火者,即持续猛烈之明火,陈氏结合徽菜烹饪技法"重火功"的特点,创造性地将"紧火"运用于淡竹叶等药物的炮制中,颇具徽菜旺火爆炒之妙。后世医著如明代《本草纲目》《医宗粹言》和海外回归善本古籍《秘传音制本草大成》,清代《植物名实图考》《医宗说约》《养生三要》《医宗损益》《百毒解》等皆采其说。至此,中药炮制火候体系渐趋完善。

五、创新炮制品类

《本草蒙筌》记载了多种药物的详细炮制过程,如玄明粉、轻粉、铅丹等,首次详细记载了水银的制作过程以及首次记载百药煎的制作方法。如其详细记载水银的制作过程,"用磁罐二个,掘地成坎,深阔量可容二罐,先埋一罐于坎,四围用土筑稳实,内盛水满,仍一罐,入朱砂半满,上加敲碎瓦粒,剪铁线髻如月圆样一块,闭塞罐口,倒覆下罐之上,务令两口相对,弦缝盐泥封固,以熟炭火先文、后武,煅炼一炷香久,其砂尽出,水银流于下灌水内。"用丹砂炼水银虽为《神农本草经》首提,但如此详细地记述提炼程序的还是陈氏的《本草蒙筌》。又如在"五倍子"条下,首次载有"百药煎"的制作方法。百药煎就是化学上的没食子酸。书中介绍:"新鲜五倍子十斤,春捣烂细,磁缸盛,稻草盖合七昼夜,取出复捣,加桔梗、甘草末各二两,又合一七,仍捣仍合,务过七次,捏成饼锭,晒干任用。如无新鲜,用干五倍子水渍为之。"此炮制方法较瑞典药学家舍勒氏制备没食子酸早了二百余年。由此可见,《本草蒙筌》一书在药物化学、中药炮制等方面处于同时代的领先地位。

第五节 其他学术思想

药品质量是中医药临床疗效的基石,历代医家皆深晓药品质量的重要性,陈氏亦是深谙于此,故《本草蒙筌》一书从多个方面透露出陈氏对药品质量的重视。在用药法象方面,陈氏对其进行了总结,对药物主张从形、色、性、味、体五方面来区分用药。

一、重视药品质量

1. 重视道地药材 《本草蒙筌》开篇总论第一节《出产择地土》直接点明,"凡诸草本、昆虫,各有相宜地产。气味功力,自异寻常。谚云:一方风土养万民,是亦一方地土出方药也。"该书推崇的道地药材有蕲州艾、齐州半夏、华阴细辛、宁夏柴胡、甘肃枸杞、山东葶苈子、茅山延胡索、茅山苍术、怀庆山药、怀庆地黄、歙县白术、绵黄芪、上党参、交趾桂等。此外,对于药物因产地不同功效相异也有较为精辟的论述,如芎䓖"生川蜀名雀脑芎者(圆实而重,状如雀脑,此上品也。),用治凡病证俱优。产历阳名马衔芎者(根节大茎细,状如马衔。),含止齿根血独妙;京芎关中所种(关中,古西京,多种蓍,因而得名。),功专疗偏头疼;台芎出台州,只散风去湿;抚芎出抚郡,惟开郁宽胸。"

2. 重视药物的采收　陈氏在总论《收采按时月》中指出:"草木根梢,收采惟宜秋末、春初。春初则津润始萌,未充枝叶;秋末则气汁下降,悉归本根。今即事验之。春宁宜早,秋宁宜迟,尤尽善也。茎叶花实,四季随宜。采未老枝茎,汁正充溢;摘将开花蕊,气尚包藏。实收已熟味纯,叶采新生力倍。入药诚妙,治病方灵。其诸玉、石、禽、兽、虫鱼,或取无时,或收按节,亦有深义。匪为虚文,并各遵依,毋恣孟浪。"

3. 重视药物的产地加工　陈氏对于药物的产地加工极为讲究,有剜去瓤、有抽去心,认为"去瓤者免胀,去心者除烦"。剜去瓤的药物有枳壳,枳壳破气消积,而瓤有生胀满之虞;抽去心的药物有莲子、丹皮、五加皮等,因一些药物心与肉功效不同,用莲子心可清心除烦,用莲肉则补脾胃阴精等。

4. 重视易混淆药物间的鉴别　如白前与白薇的鉴别,陈氏指出"白前似牛膝,粗长坚脆易断;白薇似牛膝,短小柔软能弯"。李时珍在《本草纲目》中引载了陈氏的观点,其言"嘉谟曰:似牛膝,粗长坚直易断者,白前也;似牛膝,短小柔软能弯者,白薇也"。还有像草薢与菝葜、姜黄与郁金、荠苨与人参、龙脑香与番硝、天南星与蒟蒻、覆盆子与蓬虆、细辛与徐长卿等易混淆的药物品类。

5. 重视药物的真伪鉴别　彼时药材鱼龙混杂、以次充好,甚有造假牟利者不在少数,如总论所言:"当归酒洒取润,枸杞蜜拌为甜,螵蛸胶于桑枝,蜈蚣砾其足赤,此将歹作好,仍以假乱真。荠苨指人参,木通混防己。"轻者用药无效,重者伤人性命,有感于此,陈氏在书中还较多地介绍了药物真伪鉴别的方法,但限于当时的条件,主要是利用眼看、手摸、鼻闻、口尝、入水、火烧等简便易行的方法。如黄芪"市多采苜蓿根假充,谓之土黄芪谋利,殊不知此坚脆味苦,能令人瘦,芪柔软味甘,易致人肥",是利用手摸、口尝的方法进行鉴别;如青黛"市家多取干靛充卖,殊不知靛枯黑重实,花娇嫩轻浮,不可不细择尔",则是利用眼看、入水的方法进行鉴别。

6. 重视药物的贮存　药材不合理的储藏会导致药材虫蛀、生霉、变性,导致药物失效或产生毒害。陈氏在总论《藏留防耗坏》中指出:"凡药藏贮,宜常提防。倘阴干、曝干、烘干未尽去湿，则蛀蚀、霉垢、朽烂不免为殃。当春夏多雨水浸淫，临夜晚或鼠虫吃耗。心力弗惮，岁月堪延。见雨久着火频烘，遇晴明向日旋曝。"并对许多药材提出了具体的储藏保管方法："粗糙悬架上，细腻贮坛中。人参须和细辛，冰片必同灯草。麝香宜蛇皮裹，硼砂共绿豆收。生姜择老沙藏。山药候乾灰窖，沉香、真檀香甚烈，包纸须重；茧水、腊雪水至灵，埋阱宜久。……辛烈者免走泄，甘美者无蛀伤。"通过对药材的合理保存才可以实现"用斯主治，何虑不灵"。

二、总结用药法象

在用药法象方面，陈氏对其进行了总结，对药物主张从形、色、性、味、体五方面来区分用药。形可分"金、木、水、火、土"与"真假"，色可分为"青、赤、黄、白、黑"与"深浅"，性可分为"寒、热、温、凉、平"与"急缓"，味可分为"辛、酸、咸、苦、甘"与"厚薄"，体可分为"虚、实、轻、重、平"与"枯润"，并指出脏腑分部用药的一般规律，其言"轻、枯、虚、薄、缓、浅、假，宜治上；重、润、实、厚、急、深、真，宜治下；其中平者宜治中；余随脏腑所宜处"。此外，陈氏还总结了药物气味法天地四时之象，在总论《治疗用气味》中指出："气者，天也。气有四：温热者天之阳，寒凉者天之阴。阳则升，阴则降。味者，地也。味有六：辛、甘、淡者，地之阳，酸、苦、咸者，地之阴。阳则浮，阴则沉……辛散也，其行之也横。甘缓也，其行之也上。苦泻也，其行之也下。酸收也，其性缩。咸软也，其性舒。"陈氏的这些药性理论对于后世仍具有启发和参考价值。

三、骈体书写著作

陈氏自幼常耽儒家经典，长于辞赋，是书又为陈氏晚年授徒启蒙之作，故行文博而约取，撰集章句，排偶声律，易于诵读，颇有汉晋骈文风范。限于医学题材，虽然与一般意义上骈文"四六句"的格式有所不同，相对来说字数更为自由，但整体行文多用对仗、排比、对偶，词简意达，韵律和谐，典雅平和，是同时代不可多得的极富文学色彩的医学著作。试以举之，如"黄芪"条下陈氏按语："参芪甘温，俱能补益。证属虚损，堪并建功。……是故治病在药，用药由人。切勿索骥按图，务须活泼泼地。"采用四字六字的四六句对仗的骈文方式阐明医理。又如黄精一味"除风湿、壮元阳、健脾胃、润心肺"，采用三字的排比短句简明扼要地概括了药物的功效。再如知母一味"补肾水，泻去无根火邪；消浮肿，为利小便佐使"，虽字数不受限制，但仍然采用对仗的方式，不废音律之美。诸如此类，全书不胜枚举，充分体现了陈嘉谟的儒学修养，反映了东南邹鲁、儒风独茂的新安气象。

总之,陈嘉谟和其医著《本草蒙筌》在明代本草著作乃至本草发展史上都有着突出地位,在中药性味、鉴别、采收,尤其是中药炮制方面颇有建树。其上难及《证类本草》之宏大,下不及《本草纲目》之完整,但由于其删繁就简,简明精炼,加之融汇诸家,并附己意,且言语优美,词韵俱佳,深入浅出地构建了较为完整的本草学理论框架,可以说是继《大观本草》之后《本草纲目》之前具有承上启下作用的本草专著,对后世缪希雍、李中梓、李时珍、张仲岩、蒋士吉、张志聪、吴仪洛、张璐、黄宫绣等诸医家均产生一定的影响。

第五章　陈嘉谟辅料炮制内涵及特点

第一节　辅料炮制源流

辅料系指在中药炮制过程中,除主药以外的一切附加物料的总称。最早记载辅料炮制的文献当推《五十二病方》,有醋制商陆的记载。第一部炮制专书《雷公炮炙论》中就记载了蜜炙、苦酒浸、糯米炒等辅料炮制方法。唐代孟诜《食疗本草》首载童便炮制法,《外台秘要》首载麸炒法,蔺道人《仙授理伤续断秘方》中则记载了姜制南星、黑豆蒸制何首乌等炮制新品类,宋代《太平圣惠方》中始载乳制法,金元时期李东垣《用药法象》中记载了酒制黄芩、黄连、黄柏、知母等药物。通过辅料炮制能使得药物在性味、功效、作用趋向、归经等方面发生作用,扩大药物用途,弥补药物性味不足,同时能降低药物的毒性或偏性,并最终实现提高临床疗效的作用。诚如徐大椿《医学源流论》中所言:"凡物气厚力大者,无有不偏,偏则有利必有害,欲取其利,而去其害,则用法以制之,则药性之偏者醇矣。"

第二节　陈嘉谟辅料炮制内涵

据初步统计,《本草蒙筌》一书中炮制药物共计254种,其中辅料炮制的药物有125种,辅料品种达38种之多。陈氏对于辅料炮制有着鲜明而独到的学术特色。

一、单辅料炮制

前文已述,辅料炮制的历史可追溯至秦汉时期,而后历代医家不断完善补充,但较为零星,尤其是关于辅料作用的一般归纳更是少之又少。至陈氏《本草蒙筌》开始较为系统地论述炮制辅料的一般作用和规律,第一次将零

散的经验上升为相对共性的认识,共总结了十四种常用辅料的功效,其写道:
"酒制升提,姜制发散。入盐走肾脏,仍使软坚;用醋注肝经,且资住痛。童
便制,除劣性降下;米泔制,去燥性和中。乳制滋润回枯,助生阴血;蜜制甘
缓难化,增益元阳。陈壁土制,窃真气骤补中焦;麦麸皮制,抑酷性勿伤上
膈。乌豆汤、甘草汤渍曝,并解毒致令平和;羊酥油、猪脂油涂烧,咸渗骨容易
脆断。"

1. 酒制升提　酒制药物在中医学发展初期早已广泛应用,金元时期开始
出现对药物酒制理论的总结。张元素《医学启源》记载:"用上焦药,须酒洗曝
干。"王好古《汤液本草》言"病在头面及手稍、皮肤者,须用酒炒之,借酒力以
上腾也,咽之下、脐之上须酒洗之,在下生用"。李东垣《内外伤辨惑论》中酒
炙的药物就有当归、黄连、黄柏、地黄等。酒辛甘大热,药性上浮发散,陈氏在
金元诸家论述的基础上以"酒制升提"四字简明扼要地概括其特点。《本草蒙
筌》中体现"酒制升提"的有"宿芩,入手太阴,上膈酒炒为宜""(大黄)欲使
上行,须资酒制"等。酒制中药,一则取其补肝肾、行药势之力;二则取其通达
周身,引药上行之功。

2. 姜制发散　生姜辛温发散,可解表散寒,温中止呕。利用生姜煮
汁来炮制药物可以减少药物的苦寒之性,增加药物发散之功,代表性药物
有姜制厚朴等。姜汁可分为生姜汁和干姜汁,生、干姜汁的理化性质存
在差异,不可互为替代。姜制杜仲能增强辛温之性,而干姜温中散寒之
效强于生姜,故应用其补肝肾、益精髓时可用干姜汁炮制,则温下焦之功
更著。

3. 入盐走肾脏,仍使软坚　食盐咸寒,功擅清热凉血、软坚散结,通过盐
制可引药入肾,起到引经药的作用。盐制,是以盐及盐水为辅料,按规定程序
加工处理药物的炮制方法,分为盐炒、盐炙、盐水浸、盐水蒸、盐水煮、盐水洗、
盐水淬等操作方法。常见的盐制药物有补骨脂、知母、黄柏、菟丝子、益智仁、
牛膝、巴戟天等。徐彦纯《本草发挥》云"用附子、乌头者当以童便浸之,以杀
其毒,且可助下行之力,入盐尤捷也,心虚,则炒盐补之""以盐炒补心"等均
说明盐制有引药下行,增强补肝肾、固精、清热利尿、滋阴降火等作用,并缓和
药物辛燥之性。

4. 醋注肝经,且资住痛　对于醋制之法,陈氏言:"入药沾米醋佳,
(余者不入药。)取效得年久妙。……驱胃脘气疼并坚积癥块气疼。……惟
入肝经,宜为引使。"故药物经米醋炮制可引入肝经,理气止痛。盐制、醋
制之法实为《灵枢》《素问》五味理论、《太平惠民和剂局方》"药引"及
张元素"引经报使"之说在炮制理论中的转接运用,后世如李梴《医学入

门》更直言"入肝用醋",即是对陈氏学说之继承,代表性的药物有青皮、乌药等。

5. 童便制,除劣性降下　童便咸凉,有滋阴降火之功,童便制后纠正药物劣性(偏性、刺激性、毒性),使得药物不致过于温燥,同时《本草纲目》称其"下通水道而入膀胱……能治肺病,引火下行……味咸而走血,治诸血病",故能导药下行,并引药入肝肾血分。《本草蒙筌·人部》称"人溺",书曰:"疗产后败血攻心,温饮则能压下。……暴发赤眼,亦可洗明。"药物的劣性为药物中有毒或有刺激性的一些物质,用童便炮制能够降低这种物质的含量,且能引药力下行。

6. 米泔制,去燥性和中　米泔水也称"米泔""米渖""淅二泔",是大米或糯米淘洗时第二次滤出的白色浑浊液体。《本草分经》云:"米泔,清热凉血,利小便,用第二次者。"米泔为淀粉和水的混合物,富含维生素,对油脂有吸附作用,米泔水制后多可减少药物挥发油的含量,减少温燥之性,减少对胃肠道的刺激,代表性药物有苍术、仙茅等。

7. 乳制滋润回枯,助生阴血　人乳甘咸,其性属阴,功善润燥补血,《名医别录》称其"补五脏",《本草通玄》言其"补真阴",《随息居饮食谱》更是言其"补血、充液,填精,化气"。用乳汁制可增强药物补益的功效,缓和药物的燥烈之性。

8. 蜜制甘缓难化,增益元阳　蜂蜜甘平,可补中益气、缓和药性,《神农本草经》就曾言其"安五脏诸不足,益气补中"。"蜜炙甘缓难化,增益元阳"即是指蜂蜜可缓和药性,同时通过甘味增益中焦脾胃元气,如蜜炙麻黄可缓和其峻烈发汗走泄之功、蜜炙黄芪可增强其健脾益气之效等。

9. 陈壁土制,窃真气骤补中焦　陈壁土,一说为灶心土,或赤石脂一类,另一说指向阳墙壁上的土。"陈壁土制,窃真气骤补中焦"即言药物经过土制后,可窃(借)土气,以土补土(脾胃),补益中焦。

10. 麦麸皮制,抑酷性勿伤上膈　麦麸为小麦种皮,富含淀粉、蛋白质与维生素,甘淡平和,有和中益胃之功。通过麸炒,一是对药性猛烈的药物进行缓和,二是对气味浓厚腥臭的药材进行矫味,三是增强药物健脾益气的功效,如麸炒苍术缓和燥性、麸炒僵蚕矫味除臭、麸炒白术增益脾胃。

11. 乌豆汤、甘草汤渍曝,并解毒致令平和　黑豆、甘草皆是中药解毒要药,能缓急、和中、解百毒,《食疗本草》即言黑豆"去一切热毒气",代表性药物有黑豆汁制斑蝥、巴豆、附子,甘草汁制远志、生甘草水煮鬼督邮等。远志主要用途为益心气、安心神,甘草汤缓其下行之性,使远志入上焦直达病所。

12. 羊酥油、猪脂油涂烧,咸渗骨容易脆断　羊酥油为羊奶上方的一层油,药物涂羊酥油之后灼烧可使药物变脆易断,代表性药物有虎骨、蛤蚧、鬼箭羽等。

但考陈氏全书诸药,上述论述也仅仅只是一般性的概括,同一辅料对于不同的药物可以起到更多更广的作用。如酒制除升提外,是书尚记载去毒、去砂等作用;姜制还有祛痰、解毒之功;醋制另有除虚热之效等。另如《证治准绳》中小茴香、川楝子盐制,非为走肾,实为增强下气散结止痛之功;麸炒非皆抑制醋性,如《外台秘要》之杏仁、《医部总录》之桑螵蛸,皆作介质帮助药材均匀受热。

单辅料炮制代表药物及作用见表 5-1。

表 5-1　单辅料炮制代表药物及作用

辅料	代表药物	常用方法	作用
蜜	黄芪、甘草、紫菀、葳蕤、徐长卿、黄柏	蜜水浸泡,或炒、或烘、或蒸	甘缓药性,补益元气,温中补虚
米泔水	苍术、何首乌、桔梗、仙茅、射干	浸泡一宿,再用文火烘干或曝干	解毒,除偏性
酒	熟地黄、牛膝、菟丝子、石斛、肉苁蓉、续断、狗脊、萆薢	酒渍、浸、润、洗,再或蒸、或曝、或烘、或炒	协同补肝肾,强腰膝,助元阳,除寒气,或起提升作用
甘草汤	远志、漏芦、款冬花、白前、鬼督邮、雷丸	甘草汤渍一宿或相对而蒸,烘干或曝干	杀毒,甘缓,制燥性
酥油	锁阳、鬼箭羽、虎骨、鹿茸、蛤蚧、石韦	取酥油涂炙	脆断,易入丸散,或成分易于溶出
姜	天南星、半夏、厚朴、杜仲、枇杷叶	姜汁浸,多炒用	杀毒,协同化痰和胃,温中散寒
醋	芫花、石灰、乌药、青橘皮、吴茱萸、禹余粮、赤石脂	醋浸,曝干或漉干,火煅醋淬	解毒,软坚散结,引药入肝,易于脆断,方便入药
麦麸	胡芦巴、枳实、枳壳、杏仁核	与麦麸同炒	缓和药性
面	肉豆蔻	面裹煨熟	缓和药性

辅料	代表药物	常用方法	作用
盐	蓖麻子	盐汤煮	杀毒,引药入肾
乌牛乳	槐实	乌牛乳浸宿	缓和药性
浆水	楝实、没食子	浆水煮或浸泡,漉干或烘干	杀毒,协同止泻利水作用
羊血	白马茎	拌羊血蒸三时,晒燥以粗布净揩	协同滋补肝肾
蛤粉	阿胶、鳞鲤甲	蛤粉炒	脆断,矫味矫臭
卤水	海螵蛸	卤水煮三伏时	增加药效

二、多种辅料共制

陈氏除了利用单味辅料进行炮制外,还善于运用多种辅料共同对药物进行炮制。辅料共制之法可以充分利用多种辅料的性能优势,组合使用,调整药物性味,增加药物使用的灵活性与广泛性,增利除弊,还能矫臭矫味,减毒除偏,利于贮存。陈氏辅料共制的形式主要为多种液体辅料共制、多种固体辅料共制和固液辅料共制等。

在多种液体辅料共制中,陈氏尤喜用酒来搭配,酒通常针对药物整体而言,起到助行药力的作用;针对具体药物本身,则依功效、需求使用醋、乌豆汤、甘草汤、蜜、羊脂、黄精汁等不同的液体辅料,达到祛除偏性、增强药效的作用。如柏实(柏子仁)一味,"先以醇酒浸曝干,次取黄精汁和煮",二药协同达到增强补益之功;女萎与大腹皮的酒-乌豆汤组合,既增强理气之功,又防止其性过强而损伤脾胃元气。陈嘉谟运用固-液组合亦见得心应手,如白术一味,用人乳汁与陈壁土共制,白术辛温性燥,善补脾气;人乳汁甘寒,可制白术燥性,增强补益之功;陈壁土属土,更助白术健脾之功。药汁制在多辅料炮制中也颇为重要,药汁制是以中医治法理论为依据,结合病因证候,以一种或多种药物为辅料,对另一药物进行的加工炮制方法,是对药随病变、随方炮制在中医辨证施治上的灵活运用的具体体现。如药物与黄精鲜汁同制的炮制方法属于药汁制,黄精在历代本草古籍食药用方中多为养生食用,可疗万病,延年补养,发白再黑,齿落更生,气力倍增,面如童子,延年不老,故具有补精髓、壮筋骨、和血气、延年益寿等补养之效。

此外,陈氏还较为完整地记载了附子等药物的多种辅料炮制减毒之法。"先将姜汁、盐水各半瓯,入砂锅紧煮七沸;次用甘草、黄连各半两,加童便缓煮一时。捞贮罐中,埋伏地内,昼夜周毕,囫囵曝干。藏须密封,用旋薄铿。仍文火复炒,庶劣性尽除。"其制附子之法实为陶华《伤寒六书》卷三"刹车槌法"中的制药法,为后世提供了祛除附子毒性的又一种方法。另如矿石类药物炮制工艺复杂,如云母、钟乳石等,多遵《雷公炮炙论》所载之法。

多辅料炮制代表药物及作用见表 5-2。

表 5-2　多辅料炮制代表药物及作用

辅料	代表药物	方法	作用
人乳汁、陈壁土	白术	人乳汁润过,陈壁土和炒	润其燥性,补益脾气
酥油、酒	肉苁蓉	酥炙酒蒸	使其松软,酒力渗透,协同补益
盐、酒、乌油麻	补骨脂	盐酒浸泡,乌油麻同炒	盐引入肾经,酒助药力,乌油麻使其均匀受热
盐、酒	大茴香	炒	协同补益
乌豆汤、酒	女萎	豆淋酒蒸	缓和药性,增强药效
乌豆汤、酒	大腹皮	先浸醇酒,后洗豆汤	缓和药性,增强药效
面、醋	京三棱	面加或炮,复炒过灵	杀毒,助理气
面、醋	蓬莪术	面加或炮,复炒过灵	杀毒,助理气
酒、浆水	王不留行	酒蒸一伏,复浸浆水	增强散结消肿作用
酒、羊脂	淫羊藿	酒浸曝干,羊脂炒	协同补肾壮阳
酒、黄精汁	柏实	酒浸曝干,黄精汁煮	增强药效,协同补益
酒、黄精汁	伏翼	醇酒浸宿,黄精汁烘	增强药效,协同补益
甘草汤、黄精汁	防葵	甘草汤浸,黄精汁炒	缓和毒性,协同补益
酒、蜜	密蒙花	酒浸,蜜拌蒸	清热上行治目
蜜、酥油	皂荚	蜜炙酥炙	缓和毒性,方便脆断
蜜、醋	莺粟米	蜜醋拌炒	增强固涩之力

续表

辅料	代表药物	方法	作用
蜜、醋、酒	贝子	醋蜜等分,和蒸清酒	上行治目
猪脂、醇酒	龟甲	旋涂旋炙,直待脆黄	方便脆断
皂荚汤、酥油	天灵盖	皂荚汤洗,酥炙脆黄	方便脆断
姜汁、盐水、甘草、黄连、童便	附子	姜、盐水煮沸七次;甘草、黄连汁、童便煮,曝干封藏,用时复炒	除劣性
小地胆草、紫贝、天葵、生甘草、地黄汁、沉香	云母	辅料煮,再淘尽渣,曝干	取得有效成分
乳、甘草、紫背天葵	石钟乳	辅料煮,烘焙	取得有效成分

三、辅料因证炮制

陈氏推崇并实践以药制药、因证炮制的方法和原则。而此原则方法最为典型的代表就是对于黄连的炮制。"治诸火邪,依各制炒。火在上炒以醇酒,火在下炒以童便。实火朴硝,虚火醋醋。痰火姜汁,伏火(火伏下焦者。)盐汤。气滞火同吴茱萸,血瘀火拌干漆末。食积泻亦可服,陈壁土(向东者妙。)研炒之。(硝、茱、漆、土俱研细,调水和炒。)肝胆火盛欲驱,必求猪胆汁炒。又治赤眼,人乳浸蒸。"陈氏共记载了对黄连的十一种炮制方法,较《汤液本草》酒制黄连以引上焦有了长足的发展和进步,其根据病情证候的特点不同,选择不同的炮制方法。如火邪偏于上焦,用酒制引药上行;火邪偏于下焦,童便咸寒,滋阴降火,黄连得之可走下焦,清下焦火热,主治热淋;朴硝苦咸寒,清热解毒、泻火导滞,增黄连泻火解毒、攻下同滞之效;干漆辛温,破血消瘀、攻积杀虫,拌黄连则助黄连逐瘀之功,主治瘀血内结发热;猪胆汁性寒凉,炒制黄连则增清热泻火之功;人乳甘咸,养血润燥,人乳浸蒸,以缓黄连苦燥之性,以疗赤眼。陈氏通过"以药制药"的方式,补黄连药味、药性、功效之偏,拓展应用范围,增强药物疗效,实现辨证炮制的目的和作用,一脱前人简单炮制之窠臼,深得中医辨治之理。其中,胆黄连、姜黄连、酒黄连、茱黄连等黄连制品还沿用至今。

另如当归一药,治头面上肢诸疾,需用酒渍,借酒力以上行;若治体肥痰盛之人,则需用姜制,使其补益而不助痰湿。龙胆草,用甘草浸则缓药性,用酒制则功善清肝胆火热、消目赤肿痛。鳖甲,治骨蒸劳热需用童便,增强滋阴降火之功;破瘀消癥,软坚散结,则需用醋制。另如半夏、香附子等药,加入黄芩、黄连、生姜、附子、醋、竹沥、白芥子等炮制,均可丰富其临床使用范围。陈氏通过加入不同的辅料,来调整或改变药物的性味、升降、归经或强化药物某方面的功效,使之与临床病证相适应,达到辨证用药、增强疗效的作用,实为后世临床用药开一大法门。

陈氏所总结的规律皆是承前贤而启后世之论,后世清代张叡《修事指南》在陈嘉谟论述的基础上又增加"吴茱汁制抑苦寒而扶胃气,猪胆汁制泻胆火而达木郁,牛胆汁制去燥烈而清润,秋石制抑阳而养阴,枸杞汤制抑阴而养阳……黄精自然汁制补土而益母……皂角水制利窍而疏通,干漆水制去血块而泻伏火,蒲草蒸制归水脏而易坎宫,芭蕉水制益阴而缩膀胱"等内容,使之更加全面完善。陈氏对于炮制辅料作用的总结,简明扼要,易于诵读,又加之《本草纲目》诸书多有收载而流传甚广。但诚如前文所述,其所概括仅适用于部分药物,尚需结合具体药物辨证学习,而后方有所得。"匪故巧弄,各有意存""大概具陈,初学熟玩"或是陈氏对其总结概括炮制辅料作用最为妥帖的自注。

第三节　陈嘉谟辅料炮制特点

陈氏《本草蒙筌》一书首次系统总结了辅料炮制的作用和规律,为扩展辅料炮制的临床运用打下了理论基础,且总结归纳中又不乏创见,多有发明,善于运用多种辅料对药物进行炮制,并根据临床所需功效进行辨证炮制,为提升药物疗效和临床辨证治疗做出了极大的贡献。

一、偏重补益,固护脾胃

陈嘉谟在选择药物和辅料时,看重补益功效,从单辅料运用的结果来看,他喜用蜜炙甘缓,酒助肝肾,甘草、姜、醋杀毒、缓和药性。在临床应用经此炮制的药物时,能减少对人体的损害,作用温和。这与新安一带固本培元派的思想相合,固本培元派在明清时滥用苦寒滋腻之品的时代背景下,以创始人汪机的学术思想和治疗思路为核心,以汪机弟子门生为传承主体,以徽州相对封闭而独立的地域环境为依托,借助白术等道地药材的优势,通过融合李东垣、朱丹溪之说及道学、理学、佛学等哲学思想而形成。固本培元派在上述多重因素影响下重视人体阳气,重视培养元气,治法多从温补,反映在用药上也多温和补益、固护脾胃。陈嘉谟作为新安医家,在其辅料炮制与运用上也体现了这一特点。在运用芍药时陈嘉谟强调:"凡妇人产后诸病,切忌煎尝,因其酸寒,恐伐生发之性故。倘不得已要用,桂酒(肉桂煎酒)渍炒少加。"可见他也十分谨慎寒性药物的使用。

二、方法多样,运用灵活

陈嘉谟运用辅料的多样性,一方面体现在使用的辅料种类,另一方面体现在他对同种药物运用不同辅料发挥不同作用上。如饮酒之人用生地黄须拌姜汁炒,如此方可消痰除满。酒助中焦湿热,须得姜汁和胃降逆,才不致滞留胸膈;而上达补头脑虚,外行润皮肤燥,必须用酒浸制以使清补滋阴之效随之外透。当归治上渍酒,治体肥痰盛之人也需用姜制;知母上行用酒,入肾滋阴用盐炒;黄连制诸火邪,依各制炒,能上行外达,出表入里;香附子用童便浸制,引药入阴血,是治疗血证的要药,用醋炒可加强理气的作用;草龙胆甘草汤浸一宿,缓其寒性,若用酒浸可上行治眼目赤疼;鳖甲治劳热浸渍童便,可增强滋阴的功效;摩坚积浸渍酽醋,可加强破瘀散结的作用。可见陈嘉谟在这一方面多是发挥辅料引导的功效,引药上行、引药入肝、引药入肾、引药入血等,扩展了药物的使用范围,有助于简化庞杂的方剂组合,节省药材,增强疗效,体现其制药之灵活。

三、善用液体,三法共制

陈氏提出了炮制药物的"水制、火制、水火共制",而具体运用时,常使用水制与火制共用,或三法同时使用。前者药物先用辅料浸泡,再以文火烘干、焙干或炙烤干,如淫羊藿"先酒浸过曝干,锉碎对拌羊脂,火炒脂尽为度";后者药物浸泡辅料后除烘、炒、炙等步骤外,还会加上水火共制的蒸、煮法,如王不留行"先洒酒蒸一伏,复浸浆水一宵,微火焙干,收留待用"。辅料无论是液体或固体,炮制目的虽然是一致的,但在性能和作用上各有不同,尤其在辅料和药物的结合上有所差别。液体辅料本身要渗入被炮制的药物中去;而固体辅料是使药性进入被炮制的药物中,且需祛除,不能与药物一同入煎。陈嘉谟在炮制药物的过程中使用液体辅料明显多于固体辅料,液体辅料渗透到药物之中,改变其中的化学成分;对应中医理论,即药物的四气五味发生了变化。陈氏在使用液体辅料时,多用于增强药效,发散药力,引药入经,缓和药性。在多辅料炮制中运用液体组合,有蜜-醋、蜜-酒、黄精汁-酒、乌豆汤-酒等,组合多样,用途广泛。陈氏用固体辅料往往起到祛除偏性,使药物受热均匀的作用,常用于果仁类且味厚燥性强的药物,如麦麸,其主要结构是较为疏松的淀粉、纤维,体轻质松,传热速度慢,与药物共制可避免药物局部过热,而麸炒过程中多为中火,药物的受热温度约120~150℃,在此温度下麦麸和药物中含有的热敏基团发生化学反应,从而导致有效成分的增加或减轻燥性。如用麦麸炒枳壳,挥发油含量较生品下降了12%左右,降低了对肠胃的刺激。

自陈氏《本草蒙筌》付梓,又加之《本草纲目》收载拓展,竟使得后世医家竞相争创炮制新品种、新方法。如香附一药,陈氏记载三种炮制方法,《本草纲目》将其引申为四制香附,至清代赵学敏《本草纲目拾遗》则又引申为八制香附。

第六章 五用论

【原文】

汤：煎成清液也。补须要熟，利不嫌生。并生较定水数、煎蚀多寡之不同耳。去暴病用之，取其易升、易散、易行经络。故曰：汤者，荡也。

治至高之分，加酒煎。去湿，加生姜煎。补元气，加大枣煎。发散风寒，加葱白煎。去膈病，加蜜煎。止痛，加醋煎。凡诸补汤，渣滓两剂并合，加原水数复煎，待熟饮之，亦敌一剂新药。其发表、攻里二者，惟煎头药取效，不必煎渣也，从缓从急之不同故尔。

膏：熬成稠膏也。药分两须多，水煎熬宜久。渣滓复煎数次，绞聚浓汁，以熬成尔。去久病用之，取其如饴，力大滋补胶固。故曰：膏者，胶也。

可服之膏，或水、或酒随熬，滓犹酒煮饮之。可摩之膏，或油、或醋随熬，滓宜捣敷患处。此盖兼尽药力也。

散：研成细末也。宜旋制合，不堪久留，恐走泄气味，服之无效尔。去急病用之，不循经络，只去胃中及脏腑之积。故曰：散者，散也。

气味厚者，白汤调服。气味薄者，煎熟和滓服。

丸：作成圆粒也。治下焦疾者，如梧桐子大。治中焦疾者，如绿豆大。治上焦疾者，如米粒大。因病不能速去，取其舒缓，逐旋成功。故曰：丸者，缓也。

用水丸者，或蒸饼作稀糊丸者，取至易化，而治上焦也。用稠面糊丸者，或饭糊丸者，取略迟化，能达中焦也。或酒、或醋丸者，取其收散之意。犯半夏、南星，欲去湿痰者，以生姜自然汁作稀糊为丸，亦取其易化也。神曲糊丸者，取其消食。山药糊丸者，取其止涩。炼蜜丸者，取其迟化，而气循经络。蜡丸者，取其难化，能固护药之气味，势力全备，直过膈而作效也。

渍酒：渍煮酒药也。药须细锉，绢袋盛之，入酒罐密封。如常法煮熟，地埋日久，气烈味浓。早晚频吞，经络速达。或攻或补，并着奇功。滓漉出曝干，微捣末别渍。力虽稍缓，服亦益人。为散亦佳，切勿倾弃。补虚损证，宜少饮旋取效；攻风湿证，宜多饮速取效。

（《本草蒙筌·总论·五用》）

第一节　剂　　型

中药学术界运用"剂型"这一术语始于 20 世纪 50 年代初期。所谓剂型，就是为了发挥方剂的最好疗效，减少毒副作用，便于临床应用及贮藏、运输，根据中药的性质、用药目的及给药途径，将方剂中所含的原料药、饮片通过一定的制备工艺制成适宜的一种物态形式。剂型是药物施用于机体前的最后形式。一个中药的有效方剂或药物，在用于临床治疗之前，一般要制成一定的剂型，即予以一定的物质形式。它是联结中医与中药，使其很好地应用于临床的桥梁，是方剂学中不可忽视的主体部分。

古代医家在长期的临床实践中，根据药物特性和治疗需求，创造了丰富多彩的剂型。早在《黄帝内经》中，就已出现了汤、丸、散、膏、酒、丹等剂型。目前常用的中药剂型有汤剂、煎膏剂、散剂、丸剂、片剂、胶囊剂、注射剂、气雾剂等 40 多种。方剂中药物药效在人体内实现，需剂型这个载体。组方相同，剂型不同，药效亦有所差别，如方剂增效或减效，起效快捷或缓慢，副作用降低或增强等。

一、药物性质对剂型的决定作用

《神农本草经》载："药有宜丸者，宜散者，宜水煮者，宜酒渍者，宜膏煎者。亦有一物兼宜者，亦有不可入汤酒者。并随药性，不得违越。"可见方中剂型与药物的药性有关。此处所指药物的性质包括传统的药性理论、药物所含化学成分的性质，以及成分间的相互作用等方面。四气五味、归经是传统药性理论的核心内容。四气（寒、热、温、凉）是药物作用于人体所发生的反应。五味（辛、甘、酸、苦、咸）与含化合物类型有关，辛味药大都含有挥发油或其他挥发性成分，苦味药大多含有生物碱类或某些皂苷类成分。归经与药物在体内的分布有一定联系。药物所含的化学成分在各种剂型制备过程中所发生的变化不同。有些中药只有在特定的剂型中才能较好地发挥疗效，如巴豆、朱砂、麝香只能入丸剂、散剂，而不能入煎剂，故含有以上药物的方剂多制成丸剂、散剂。此外大多数药物都有一定的毒副作用，若能恰当利用丸药崩解缓慢、渐释药物的特性，既可保证原方之效，又可缓解药物的毒副作用。

此外，复方制剂的应用，既不是药物作用的简单叠加，也不是毒副反应的机械抵消，而是通过药物的配伍产生整体综合效用。实践中素有"方成无药"之说，其含义为：一个方剂药性表现，只有方剂的综合效用，而不表现单味药的药性,方剂组成中任何一味药也不能代表方剂的综合药性。所以,应根据方剂中药物的性质不同而将药物制成不同的剂型。

二、疾病病情对剂型的客观需求

病有轻重缓急之分,症有内外虚实之异,故需将药物制成各种剂型。其实我国古代医药学者早已注意根据疾病特点选用适宜的剂型,并已构成剂型选择的基本原则。如《本草经集注》中就载有"疾有宜服丸者,宜服散者,宜服汤者,宜服酒者,宜服膏煎者,亦兼参用,察病之源,以为其制耳"。《苏沈内翰良方》亦指出"欲速用汤,稍缓用散,甚缓者用丸"。《珍珠囊补遗药性赋》记载:"大抵汤者荡也,去久病者用之;散者散也,去急病用之;丸者缓也,不能速去其病,用药徐缓而治之也。"《圣济经》云:"治内者,自内以达外,汤醴丸散丹之类……治外者,由外以通内,膏熨蒸浴粉之类。"临床工作中剂型的选择应根据病情变化的需要,"因病而设,因证而别"。急性病证需药效最捷的剂型,慢性病证则需便于久用的剂型。局部病变采用药物局部治疗,可避免药物在吸收中有效成分的损失和药物对全身正常组织的毒副反应,有"直达病所"之优。由此可见,将方剂加工成合适的剂型,有助于药物更好地发挥功效,取得更好的治疗效果。

有的药物制成不同剂型时,能获得不同的疗效,即使是同方同药,因剂型不同,往往主治症状也不同。如《伤寒论》中抵当汤与抵当丸的用法,抵当汤用于伤寒蓄血重证,脉微而沉,少腹硬满急结,小便不利,身黄,发狂或如狂;抵当丸虽也用于治疗伤寒蓄血证,但症较轻,无发狂或如狂现象。虽为同方同药,但由于剂型的改变,所治则分轻重。又如,张洁古将《金匮要略》枳术汤改为枳术丸,则由消水散痞变为健脾消食之用。可见古人已非常明白不同的疾病需要药物的不同剂型来治疗,他们在治疗各种疾病剂型的研制以及使用方面,做出了许多重要贡献,积累了宝贵的经验。

剂型因素对药效的发挥也有积极作用,有时甚至起到决定性的作用。临床疗效的高低,不仅与辨证、立法、组方、选药有着密切的关系,药物剂型也起着不可忽视的作用。同一药物经过加工制成不同的剂型,即使其药物含量相同,用药方法不变,但疗效和不良反应可因剂型的不同而有差异。疾病性质影响剂型的选择,疾病与药物剂型是相互联系、相互依存、互为整体、相辅相成的。疾病决定着剂型的选择,而适应的剂型又确保了临床疗效。这就是剂型与疾病之间的辩证关系。

在方剂学的传统认识中,不同剂型不仅是药物形态的区别,其外在物理状态和加工过程的差异,往往对药物的作用和发挥作用的过程产生影响,引起药效上的差异。这既是取类比象的象思维在药物加工及使用方面的反映,也是长期实践过程中总结的经验。在这些认识的指导下,古代医家不仅创造了多种剂型,在实际使用上也根据病情特点而灵活多变、随证选择,实现了剂型选择上的辨证论治,成为中医个性化治疗的重要组成部分。

第二节 五 用 源 流

《五用》对中药常见的汤、膏、散、丸、酒五种剂型做了介绍,包括每种剂型的基本释义、功效及临床运用中的具体方法。

一、汤剂之用

"汤:煎成清液也。补须要熟,利不嫌生。并生较定水数、煎蚀多寡之不同耳。"汤剂,古称汤液,俗称汤药,是将中药饮片加水浸泡后煎煮一定时间,去渣取汁而得到的液体剂型,是最古老、最常用的剂型。汤剂在煎煮过程中,药物各成分间相互反应,这对药物成分的溶出、分解以及新物质的生成都有重大影响。如三黄汤中黄连的小檗碱(黄连素)与黄芩苷,大黄的鞣质可产生不溶于水的生物碱复盐,出现混悬,但随汤剂进入胃中,经胃液作用仍可分解起效。现代中医临床以汤剂的应用数量为最多,这是因为汤剂具有很多优点,如能适应中医辨证施治的需要,随证加减处方;可充分发挥方药多种成分的综合疗效和特点;吸收快,奏效迅速;溶剂价廉易得;制备方法简单易行等。但汤剂也存在一定的缺点,如需临用新制;久置易发霉变质;直接服用容积大,特别是儿童难以服用;脂溶性和难溶性成分以水煎煮,不易提取完全等。

汤剂相传为商代伊尹所创。在《黄帝内经》中已有使用汤剂治病的论述,《灵枢》记载有"半夏汤",是首次见到"汤"作为剂型出现于方剂名中。汤剂是《伤寒论》中出现最多的剂型,可见汤剂在汉代应用已极为广泛。历代医家对汤剂的功效多有论述,如张仲景《金匮玉函经》提到汤剂"荡涤五脏六腑"的作用,这一论述为孙思邈、张元素等医家援引,堪称"汤者,荡也"之滥觞;宋代赵佶于《圣济经》中提出汤剂适用于"涤除邪气",同样体现了其祛邪迅速的作用特点;《汤液本草》选辑李东垣《药类法象》部分内容,提出"汤者,荡也,去大病用之",高度概括汤剂的作用特点和适用情况,在后世广为流传。

汤剂主要用作内服,也可外用(如洗浴、含漱和熏蒸等)。内服剂型根据制备方法上的差异,又可再细分为煮剂、煎剂、饮剂、煮散。历代经方中,虽少有"煮散"二字,但以煮散剂型应用的方剂不乏其例。"煮散"一词在《肘后备急方》中第一次出现。而"煮散"作为剂型名第一次出现在《备急千金要方》。进入唐代,以后汤剂的发展可谓日趋鼎盛,不仅数量多,制剂工艺也较规范,煎煮方法完善丰富,溶剂种类更是繁多。此时,不仅煮散的使用相当广泛,饮剂也非常盛行。

1. 煮剂 系指将饮片加水煎煮到一定时间后,去渣取液得到的液体制剂。煮剂浓度适中,具有吸收快、奏效迅速、作用强的特点,这是汤剂中应用最广的一种。一般攻下、发汗的煮剂煎煮时间短,用水少,而得到的汤液相对较多,多煎煮一次;滋补类的煎煮时间较长,用水多而得到的汤液少,可以煎煮两次。

2. 煎剂 系指将药材的水煎液再经过适当的浓缩所得的液体制剂。与煮剂相比,加热时间延长,药物浓度增高,体积减小,药效相对持久而和缓,还能减弱药物的毒性。

3. 饮剂 系指药物经沸水浸泡后去渣而得到的液体制剂。用时频频饮之,故称饮剂。由于沸水浸泡加热时间短,温度比较低,主要取药物的气,药液微薄气清,故擅长清泄上焦之邪。

4. 煮散 系指将药物粉碎成适当粗颗粒,用时与水共煮,去渣取汁而得到的液体制剂。煮散与煮剂相比,具有节省药材、便于煎服等优点。煮散的力量相对于汤剂要小,多适用于久病痼疾。

"去暴病用之,取其易升、易散、易行经络。故曰:汤者,荡也。"陈嘉谟继承了李东垣"汤者,荡也"的观点,认为汤剂适用于急症,有升散、通行经络的作用。

"治至高之分,加酒煎。去湿,加生姜煎。补元气,加大枣煎。发散风寒,加葱白煎。去膈病,加蜜煎。止痛,加醋煎。凡诸补汤,渣滓两剂并合,加原水数复煎,待熟饮之,亦敌一剂新药。其发表、攻里二者,惟煎头药取效,不必煎渣也,从缓从急之不同故尔。"陈嘉谟吸取了李东垣依据病情配伍酒、生姜、大枣、葱白、蜜等药物的经验,并进一步论述了汤剂在临床上的运用要点,从煎煮程度、煎煮次数的角度进行了较为细致的描述。他提出,根据药物功效补、利的差异,煎煮汤剂时应注意煎煮程度和次数的区别:补益类的汤剂,适于多煎、久煎,如用其渣滓两剂加水复煎,仍可发挥药效;而通利之药则有"利不嫌生"的火候要求,宜快速煎出;攻里、发表之品亦只取头煎使用,不加水复煎渣滓。这些煎煮操作上的差异皆是为了配合病情治疗的缓急需求不同,反映了陈氏对不同煎煮程度、煎煮次数的汤剂适用情况的细致认知。

二、膏剂之用

"膏:熬成稠膏也。药分两须多,水煎熬宜久。渣滓复煎数次,绞聚浓汁,以熬成尔。去久病用之,取其如饴,力大滋补胶固。故曰:膏者,胶也。"明代缪希雍《炮炙大法》云：“膏者，熬成稠膏也。”龚廷贤《寿世保元》说：“膏者，胶也。”膏剂的剂型显然不同于固态的丸、散、丹剂，也不同于液态的汤液、酒露，而是具有一定黏稠度的半固态膏状药剂。膏剂种类很多，按现代膏剂的分类，可分为外用的“膏药”和内服的“药膏”。

内服的药膏，包括膏糊、煎膏、流浸膏等不同。膏糊系指药物细粉与适宜基质制成的糊状制剂，既可内服，也可外敷。煎膏又称膏滋、膏方，是一种将中药饮片反复煎煮，去渣取汁，经蒸发浓缩后，加糖或蜂蜜制成的半流体状剂型。汉代便已有了内服的药膏，工艺先是较粗略，后来逐渐改进，并使用水、酒、醋等不同的溶媒。流浸膏、浸膏系指药材用适宜的溶剂浸出有效成分，蒸去部分或全部溶剂，并调整浓度至规定标准而制成的两种剂型，蒸去部分溶剂呈液态状者为流浸膏，蒸去全部溶剂呈粉状或膏状者为浸膏。膏糊制作工艺较为简单，所以出现年代较早。与此相反，流浸膏工艺较为复杂，所以出现时期也较晚。外用的膏药，根据其制作工艺及形态的不同，可分为软膏、硬膏、贴剂以及膏摩剂。先有软膏和膏摩剂，早期以动物脂肪作为基质，随着制作工艺的精良、制药化学水平的提高，外用膏药的种类才越来越多。膏剂虽有滋补之功，但因收膏需长时间加热浓缩，故受热易分解或含挥发性有效成分的药物不宜直接熬膏，可研末或提取挥发油，收膏后再加入，以保证原方的药效。

《五十二病方》出现多例软膏剂、膏糊剂、膏摩剂等。武威汉简中“千金膏药方”，明确指出该方除了“涂之”“摩之”之外，还可“吞之”，开启了后世一膏多用的先河，《金匮要略》所载的大乌头煎、猪膏发煎，其制剂过程已与现代煎膏剂的制作方法十分相像，完全可以看作是较早的煎膏剂。此时，膏剂的各种形式基本已经出现，且社会临证使用亦已非常普遍，相关膏剂的理论层出不穷。在南北朝时期，陶弘景《本草经集注》中详尽说明了膏剂的制作过程，指出首先需用苦酒浸渍以促进药物析出，并提出节约药材的临床使用细节：“若是可服之膏，膏滓亦堪酒煮稍饮之；可摩之膏，膏滓即宜以敷病上。此盖贫野人欲兼尽其力。”外科专著《刘涓子鬼遗方》中外用膏剂已占到全部方剂的一半以上。至唐代，除了硬膏的制膏技术有待提高外，其他膏剂的制剂工艺已较成熟。《备急千金要方》与《外台秘要》中所使用的膏剂的赋形剂达数十种之多，均为后世膏剂的进一步成熟奠定了基础。

1. 煎膏　又称膏滋、膏方，系指将药材用水煎煮，去渣浓缩后，加糖或炼蜜制成的半流体状剂型。煎膏的雏形是《金匮要略》中的乌头煎。因为乌头性大热有毒，先用水煎，再加入蜂蜜，煎令水气尽，和今天普通膏滋（即煎膏剂）的制法大同小异，但是此处煎膏的用意是蜂蜜解乌头的毒。《小品方》中的单地黄煎是最早的滋补膏方。煎膏发展到唐代时，就基本上和现代制法一致了,如《备急千金要方》中的地黄煎。

2. 软膏 又称药膏,系指将药物细末与适当基质制成具有适当稠度的半固体外用制剂。软膏出现较早,《五十二病方》中就记载了大量的软膏。软膏一般可再细分为两种:一种是糊膏,含有大量粉末的软膏剂,利用中药材制成的糊膏不但具有保护作用,还有一定的疗效;一种是油膏(或油剂),系用油脂浸出中药中之有效成分,制得含药的油。

3. 硬膏 又称膏药,古称薄贴,系指以食用植物油等将药物煎熬至一定程度后,去渣,加入黄丹、铅粉等制成的铅硬膏。《肘后备急方·治百病备急丸散膏诸要方第七十二》载:"清麻油十三两(菜油亦得),黄丹七两,二物铁铛文火煎,粗湿柳批箆搅不停。至色黑,加武火,仍以扇扇之,搅不停。烟断绝尽,看渐稠,膏成。煎须净处,勿令鸡犬见。齿疮贴,痔疮服之。"铅膏药虽然在4世纪晋代葛洪《肘后备急方》中就出现了,但是由于古代铅丹的加工工艺不成熟,得到的铅丹质量不高,这一常用的民间化学成药,直到清代才广泛制用。

膏剂形态较为稠厚,制作时需用较多药物,经过长时间反复煎熬浓缩而成。鉴于膏剂稠厚的质地及胶固之力,往往用其滋补久虚之体,故而陈氏将其治疗特点概括为"膏者,胶也"。在制作工艺上,陈嘉谟指出,内服之膏常以水、酒熬制,外用之膏则常以油、醋熬制。同时,陈氏也沿袭了传统的珍惜药材的观念,叙述了再次利用膏滓口服或外用的方法,以达到"兼尽药力"的目的,对今天实现中药药材的最大程度使用有一定参考价值。

三、散剂之用

"散:研成细末也。宜旋制合,不堪久留,恐走泄气味,服之无效尔。去急病用之,不循经络,只去胃中及脏腑之积。故曰:散者,散也。"散剂是一种或多种药材混合制成的粉末状制剂。依其用法,可分内服散和外用散两种。散剂的优点是制作简便、剂量容易增减,不掺黏合剂,能较易被吸收而发挥药效,贮存、运输或携带也较方便。散剂可顺水服用,便于与矫味品并用,故儿童容易吞服。散剂不论是内服或外用,一般均须研末、混合均匀。供眼科、喉科的散剂,须研极细末内服;煮散研为粗末即可。一般制法分为粉碎、过筛、混合等步骤。供烧伤、烫伤及外科止血使用的散剂,应进行灭菌处理。从历史上看,古人运用散剂较为广泛,它既用于慢性疾病,亦适合于急病抢救,既可直达肠胃去脏腑之结毒,亦能旁走经络四肢散发其壅滞,更可使用于局部以保护疮面,吸毒生肌。

"气味厚者,白汤调服。气味薄者,煎熟和滓服。"散是将药物粉碎、混匀而制成的粉末状制剂,分内服、外用两类。散剂起源很早,在《五十二病方》中大量出现,且涵盖内服、外用,可见在春秋战国时期,散剂已成为广泛使用的一种剂型。汉唐之际,以张仲景、华佗、孙思邈为代表的医家认为散剂功在发散四肢之邪。汉代张仲景最先提出了"散"剂的名称,并且指示出散剂的适应证以及制作方法,给后人提供了制备和使用散剂的典范,华佗亦提出散剂有开肠和胃之力。唐代的散剂不断创新,各种散剂运用的新途径如雨后春笋般出现,并服务于临床。至金元李东垣提出散剂"不循经络,止去膈上病及脏腑之病",并将其作用特点概括为"散者,散也,去急病用之"。陶弘景《名医别录》则对散剂的制法及其规格,提出了具体的要求。

陈嘉谟认为,散剂适于在使用之前快速制作,而不宜长时间留存。这样做的目的在于尽可能保留药物本身的气味,即保留药效,避免药效减退影响疗效。这一观点对于富含挥发油的药物制成的散剂的制备与使用有一定的指导意义。在前人的认识基础之上,陈氏提出散剂发挥作用在于"去胃中及脏腑之积",对后世认识散剂的作用特点影响较大,《古今医统大全》《药品化义》《寿世保元》《先醒斋医学广笔记》等著作中皆援引这一认识。

在散剂的服用方面,陈氏遵《珍珠囊补遗药性赋》《汤液本草》之说,以气味厚薄区分,气味厚者以白汤调服,气味薄者煎煮后同滓一起服下。通过不同的服用方法,帮助气味厚薄不同的药物达到相应的治疗目的,体现了对《素问·阴阳应象大论》中药物气味理论的继承与运用。

四、丸剂之用

丸剂,系指将药物研成细粉后,加入适宜的赋形剂使其黏合成圆形的固体剂型。根据赋形剂的不同,又可分为水丸、蜜丸、糊丸、蜡丸等多种类型,丸剂内服后在胃肠道中溶解缓慢,发挥药效迟缓,但作用持久,故多用于慢性病的治疗。丸剂是固形物,便于患者服用,且能遮掩药物的不良味道。此外,中药中有些毒性、刺激性药物,可通过选用适当的赋形剂,如制成糊丸、蜡丸,以延缓其吸收,减弱毒性和不良反应。同时丸剂还可以利用各种包衣,使其在消化道内不同部位或规定的时间内崩解。另外,丸剂还有方便携带、易于储藏等优点。

《五十二病方》记载了丸这种剂型的存在,但"垸(丸)"尚不能称为剂型名。《养生方》中记述了现存文献中第一例蜜丸。《黄帝内经》所载"四乌鲗骨一藘茹丸",丸才作为剂型名出现。而最早的丸剂理论则见于《神农本草经》。东汉《伤寒杂病论》记载用动物胶汁(如鳖甲煎丸)、炼蜜、淀粉糊(如乌梅丸)为丸剂的赋形剂,并且出现了第一例糊丸。自张仲景《金匮玉函经》提出丸剂可用于"逐沉冷,破积聚,消诸坚癥",后世医家皆认同丸剂可用于治疗久病。

《肘后备急方》中记载了蜜蜡丸,为较早出现的有关蜜蜡丸的记载,为后世一些剧毒药的使用提供了经验。同时,该书还出现了有关浓缩丸的记载。唐代出现了三种新的丸剂,分别为蜡丸、包衣丸、蜡壳丸。丸剂发展至此时,种类丰富,基本构架了后世丸剂的几种类型。

传统丸剂种类丰富,按制作方法可以分为塑制丸、泛制丸和滴丸;按照赋形剂的种类,可以分为蜜丸、水丸、糊丸、浓缩丸(煎丸)和蜡丸。本文按照赋形剂的种类分类。

1. 蜜丸 系指将药材细粉以蜂蜜为黏合剂制成的丸剂。蜜丸是丸剂中使用最多的一种,在中成药中有重要的地位。《养生方》中蜜和枣糕为丸是最早的蜜丸的记载。蜂蜜具有滋补、解毒、润燥的作用,味甜能矫味,能固护药物的气味,保存时间长。蜂蜜黏合力强,崩解缓慢,作用持久,是一种良好的黏合剂和缓释剂。蜜丸常用于治疗慢性疾病和虚损类疾病。蜜丸按照成丸大小,又可以分为大蜜丸和小蜜丸。

2. 水丸 俗称水泛丸,系指将药物细粉以水或处方规定的水性液体(如酒、醋、蜜水、药汁等)为赋形剂,用泛法制备的丸剂。水丸是在汤剂的基础上发展而成,始由处方中一部分药物的煎汁与另一部分药物的细粉以滴水成丸的方法制作成煎服丸剂,而后逐渐演变,以各种水溶性液体为赋形,用泛制法将方中全部或部分药物细粉制成粒度大小一致的吞服小丸。水丸在丸剂中崩解最快。《五十二病方》中就有使用醋、酒等制作而成的丸剂。《金匮要略》中的干姜人参半夏丸便是用生姜汁黏合而成。

3. 糊丸 系指将药材细粉用米糊或面糊等为黏合剂制成的丸剂。糊丸历史悠久,始见于张仲景《伤寒论》方中,在宋代已经广泛应用。糊丸干燥后质地坚硬,在胃中崩解迟缓,可使药物缓缓释放,延长药物作用时间。常用的糊丸黏合剂有糯米糊、面糊、米糊,此外还有黍米糊、神曲糊、淀粉糊、红枣糊、药汁糊等。

4. 浓缩丸(煎丸) 系指将药材或部分药材提取的清膏或浸膏,与适宜的辅料或药物细粉,以水、蜂蜜或蜂蜜与水的黏合剂制成的丸剂。一般认为浓缩丸是中药的一种改进剂型。古代的煎丸属于现在的浓缩丸,如《博济方》的牛膝煎丸、牛膝海桐皮煎丸、青蒿煎丸,《太平惠民和剂局方》的三棱煎丸、丁沉煎丸,《金匮要略》中的鳖甲煎丸。晋代葛洪《肘后备急方》卷4中的"又方,慈弥草三十斤,水三石,煮取一石,去滓,更汤上煎令可丸,服如皂荚子三丸至五六丸,水随小便去,节饮,糜粥养之"是早期的浓缩丸。

5. 蜡丸 系指将药材细粉以蜂蜡为黏合剂制成的丸剂。蜡丸由《肘后备急方》中的蜜蜡丸发展而来,《备急千金要方》中的四续圆为最早的用纯蜡作黏合剂的蜡丸,《太平惠民和剂局方》中的卢氏异方感应丸是制作最为精良的蜡丸。

李东垣提出"丸者,缓也,不能速去其病,用药徐缓而治之"的概括,并指出治疗上、中、下焦疾病应采取大小不同的丸剂和不同赋形剂的适用情况。陈嘉谟在李东垣的论述基础上,进一步做了阐释和发挥。首先,分别以梧桐子、绿豆、米粒做比,明确了适用于上、中、下焦疾病丸剂的具体规格。"丸:作成圆粒也。治下焦疾者,如梧桐子大。治中焦疾者,如绿豆大。治上焦疾者,如米粒大。因病不能速去,取其舒缓,逐旋成功。故曰:丸者,缓也。"其次,提出治疗不同部位的疾病,所用丸剂应采用不同的赋形剂。"用水丸者,或蒸饼作稀糊丸者,取至易化,而治上焦也。用稠面糊丸者,或饭糊丸者,取略迟化,能达中焦也。或酒、或醋丸者,取其收散之意。犯半夏、南星,欲去湿痰者,以生姜自然汁作稀糊为丸,亦取其易化也。神曲糊丸者,取其消食。山药糊丸者,取其止涩。炼蜜丸者,取其迟化,而气循经络。蜡丸者,取其难化,能固护药之气味,势力全备,直过膈而作效也。"治上焦疾病,为达到丸药易化的目的,当以水或稀糊为丸,加快吸收,速至上焦病所;治疗中焦疾病,为减缓药物崩解速度,则可采用稠面或饭糊丸。可以看出,赋形剂可以影响丸药崩解速度,从中医象思维的角度来看,这也是决定药物发挥作用部位的重要因素。最后,陈氏补充了神曲、山药作为赋形剂时因其各自药物功效特点所发挥的作用,扩大了赋形剂的选择范围和作用范围,对临床运用多有启发。

五、酒剂之用

"渍酒:渍煮酒药也。"酒剂,亦称药酒,古称酒醴。酒剂是将药物在酒中浸泡一段时间后,去渣取液获得的剂型。中医用酒入药有着悠久的历史,为传统剂型之一,酒剂按照制备方法又可分为浸酒剂和酿酒剂。酿酒剂出现更早。而有"醪醴"之名。《五十二病方》中记载有最早的酿造酒方 4 个,《素问》中已记载了酒剂方剂鸡矢醴,《灵枢·寿夭刚柔》中记载的药熨的制作方法类似浸酒剂的制作,《史记》中记载了淳于意用药酒治好了风厥证一例。《金匮要略》中的红蓝花酒是最早的浸酒方。由于酒具有通行经络、行药势的功效,多用于治疗风寒引起的血脉不通的痹症,酒剂也有补益的功效。《圣济经》中提出了酒剂的主治特点:"醪醴主治,本乎血脉。凡导引痹郁者,于酒为宜。风痹之治,多专于渍酒者如此。"说明药物有借助酒通行血脉的作用,从而发挥祛风通痹的治疗效果。《太平圣惠方》中收录的不少酒剂至今仍在沿用,如白术酒方、五加皮浸酒方、枸杞酒方等方剂。《中药大辞典》中有"酒,通血脉,御寒气,行药势。治风寒痹痛,筋脉挛急,胸痹,心腹冷痛。内服:温饮或和药同煎,或浸药。外用:淋洗、漱口或摩擦"。相对而言,酿酒剂比较缓和,多偏于滋补;浸酒剂药效猛烈,多用于驱散风湿痹痛。一般治疗痹痛的药酒每次服用量较大,次数少;补益药酒每次服用量少,可长期服用。

陈嘉谟对酒剂论述详尽。"药须细锉,绢袋盛之,入酒罐密封。如常法煮熟,地埋日久,气烈味浓。早晚频吞,经络速达。或攻或补,并着奇功。滓漉出曝干,微捣末别渍。力虽稍缓,服亦益人。为散亦佳,切勿倾弃。补虚损证,宜少饮旋取效;攻风湿证,宜多饮速取效。"在炮制方面,指出浸泡的药物应使用锉为细末,以便成分充分浸出;并用绢袋盛装,以便二次利用,节约药材。对渍酒后药物的二次利用,陈氏也做出了说明:药渣晒干,既可以再次渍酒,也可以作为散剂服用,同样具有一定的疗效。在药酒服用方面,陈氏强调需根据病证虚实采取不同服法:虚证需补者,应少量多次饮用,缓慢取效;风湿证需攻逐祛邪者,则应多饮,快速取效。

陈嘉谟在《本草蒙筌·五用》中对汤、丸、散、膏、酒渍五种剂型做了阐释。其论述多以《珍珠囊补遗药性赋》《汤液本草·东垣先生〈用药心法〉》为基础,继承了前代诸家对剂型的认识,并做出一定的补充与发挥。陈氏的论述,对后世医家亦有较大影响,受到徐春甫《古今医统大全》、贾所学《药品化义》、龚廷贤《寿世保元》、缪希雍《先醒斋医学广笔记》等多部本草学著作的引用。其关于不同剂型作用特点的阐发,以及药剂制作、药材利用方法的介绍,有助于后学充分理解中药方剂,对临床用药提升疗效、减少资源浪费亦有指导意义。汤、丸、散、膏等传统剂型在我国医药史上发挥着重要的作用,是中医药的主要剂型形式,且一直使用至现代。受多种因素影响,任何一种剂型都有其独特的发生、发展历程,每一种剂型均由制造粗糙、单一的用药模式发展到加工精良、众多用药途径的庞大的剂型体系。汤、丸、散、膏等传统剂型的历史沿革,给现代中医药新剂型的创制以及剂型改革指明了道路。

第七章　各经主治引使论

【原文】

治寒：肝（气，吴茱萸。血，当归。）心（气，桂心。血同。）脾（气，吴茱萸。血同。）肺（气，麻黄。血，干姜。）肾（气，细辛。血，附子。）胆（气，生姜。血，川芎。）大肠（气，白芷。血，秦艽。）小肠（气，茴香。血，玄胡。）三焦（气，黑附子。血，川芎。）膀胱（气，麻黄。血，桂枝。）包络（气，附子。血，川芎。）

治热：肝（气，柴胡。血，黄芩。）心（气，麦门冬。血，黄连。）脾（气，白芍药。血，生地黄。）肺（气，石膏。血，栀子。）肾（气，玄参。血，黄柏。）胆（气，连翘。血，柴胡。）胃（气，葛根。血，大黄。）三焦（气，连翘。血，地骨皮。）膀胱（气，滑石。血，黄柏。）大肠（气，连翘。血，大黄。）小肠（气，赤茯苓。血，木通。）包络（气，麦门冬。血，牡丹皮）。

治劳：肝（当归、柴胡。）心（生地黄、黄连。）脾（白芍药、木瓜。）瘵热：肺（桑白皮、石膏。）肾（生地黄、知母。）胆（柴胡、栝蒌。）胃（石膏、硝。）三焦（石膏、竹叶。）膀胱（滑石、泽泻。）大肠（大黄、硝。）小肠（赤茯苓、木通。）

治风：肝（川芎。）心（细辛。）脾（升麻。）肺（防风。）肾（独活。）胃（升麻。）三焦（黄芪。）膀胱（羌活。）大肠（白芷。）小肠（藁本。）包络（川芎。）

治湿：肝（白术。）心（黄连。）脾（白术。）肺（桑白皮。）肾（泽泻。）胃（白术。）三焦（陈皮。）膀胱（茵陈。）大肠（秦艽。）小肠（车前。）包络（茗。）

治燥：肝（当归。）心（麦门冬。）脾（麻仁。）肺（杏仁。）肾（柏子仁。）三焦（山药。）膀胱（茴香。）大肠（硝石。）小肠（茴香。）包络（桃仁。）

（《本草蒙筌·总论·各经主治引使》）

归经是药物对人体某部分的选择性作用，是阐明药物作用机理、指导临床药物使用的基本药性理论之一。各种药物对于各脏腑、经络有着特殊而不同的亲和作用，对相应部位的病变可以发挥主要或特殊的治疗作用，这也就是药物疗效之所在。

中药归经理论的形成是历代医家在长期的医疗实践中,在中医基本理论指导下,以脏腑经络学说为基础,以药物具体主治病证为依据,归纳总结出来的。归经理论的形成可追溯至秦汉时期。《素问·宣明五气》及《素问·至真要大论》提出的"五入"。即《素问·宣明五气》:"五味所入:酸入肝,辛入肺,苦入心,咸入肾,肝入脾。"《素问·至真要大论》:"五味入胃,各归所喜,故酸先入肝,苦先入心,甘先入脾,辛先入肺,咸先入肾。"与《灵枢·五味》提出的"五走",即《灵枢·五味》:"五味各走其所喜,谷味酸,先走肝;谷味苦,先走心;谷味甘,先走脾;谷味辛,先走肺;谷味咸,先走肾。"都描述了五味与五脏的对应关系,五味作为药(食)物的属性,是药(食)物趋向于不同部位发挥作用的依据。这些认识被认为是归经理论之先导,为该理论的形成提供了理论基础。

中药归经理论基本形成于金元时期。易水学派的代表人物张元素在《医学启源》中列《各经引用》一节,列举"十二经之的药",如"太阳经,羌活;在下者黄柏,小肠、膀胱也"等;在《去脏腑之火》一节中,张氏对于泻火药的列举亦结合火邪所在之脏腑,如"黄连泻心火,黄芩泻肺火,白芍药泻肝火"等,并强调"各泻各经之火",体现了对药物发挥作用具有"靶向性"的认识;而在《药类法象》一节,分述各具体药物的特性、功效时,则明确记载了部分药物的归经属性,如"防风⋯⋯太阳经本药也""川芎⋯⋯少阳引经⋯⋯少阳经本药""泽泻⋯⋯入肾经""连翘⋯⋯除心经客热""知母⋯⋯泻肾经火""苦参⋯⋯足少阴肾经之君药"等。其后,王好古《汤液本草》中《东垣先生〈用药心法〉》篇,列"东垣报使"载各经药物,既有与张元素《医学启源·各经引用》中相同的版本,也有歌诀形式的补充后版本;在此节之后列有《诸经向导》一节,以表格形式归纳了十二经的药物归属,在之前的基础上对各经药物做了极大的补充。至此,药物归经理论基本确立。

此后的本草著作中,对药物归经的论述更加广泛,也各有发挥。《古今医统大全》中收录《本草集要》列《各经引使主治药》一节,不仅收录了与《汤液本草》中比较相似的各经药物歌诀,还分出八种类别:小肠膀胱太阳经、胃与大肠阳明经、三焦与少阳胆经、肺手太阴经、脾足太阴经、心手少阴经、肾足少阴经、肝与心包厥阴经。列举各经归属药物和对应之脏的归属药物,而对归属各脏的药物的列举,则又按气、血、寒、热之别分类论述。明代李中梓《本草集要》,有《脏腑用药》一卷,列"心经及小肠经""肺经及大肠经""脾经与胃经""肝胆二经""肾与膀胱经""心包与三焦经"六大类别,每一类中又根据功效再次分类,列举相关药物并细述其药物性质、功能主治。这一时期,越来越多的本草学著作也逐渐开始将归经作为药物特性之一,与四气、五味一起进行叙述。

陈嘉谟也深受前代医家的影响,较为重视归经理论,在《本草蒙筌·各经主治引使》一节,列举药物归经情况。不同于其他著作之处在于,陈氏先以药物主治病证的不同分为"治寒""治热""治劳""瘵热""治风""治湿""治燥"六大类,每一类之下再根据归经的不同列举相应的药物,而有些归经之下又根据"气""血"不同做第三层分类。而在不同类别中,有一些重复的药物,如当归,既属于"治寒-肝-血",又属于"治劳-肝""治燥-肝",体现了同一药物的不同功效;而石膏的归类则更加复杂,见于"治热-脾-血""治热-肺-气""瘵热-肺""瘵热-胃""瘵热-三焦",立足于石膏清热的功效,展现了其对不同部位、不同性质热证的作用;又如麻黄归于"治寒-肺-气"和"治寒-膀胱-气",实则是麻黄以其阳热发散之性助气化的集中体现,通过对肺、膀胱气化功能的调节,发挥宣肺平喘、通调水道、利水消肿的具体治疗作用。因此,陈氏在本节中列举的药物,反映了中药基于功效、一药入多经的复杂归经属性,这既是对药物属性的客观记载,也符合中医传统理论中对生理病理过程和药物起效机制的认识。而从单一归经到一药入多经,也是中药归经理论发展演变的趋势,许多药物的多种归经属性保留至今,展现了其治疗作用上的丰富性和多样化。

治寒

"治寒:肝(气,吴茱萸。血,当归。)心(气,桂心。血同。)脾(气,吴茱萸。血同。)肺(气,麻黄。血,干姜。)肾(气,细辛。血,附子。)胆(气,生姜。血,川芎。)大肠(气,白芷。血,秦艽。)小肠(气,茴香。血,玄胡。)三焦(气,黑附子。血,川芎。)膀胱(气,麻黄。血,桂枝。)包络(气,附子。血,川芎。)"

寒证,感受寒邪,或阳虚阴盛所表现的证候。寒证有外寒和内寒之分。外寒为由外界寒邪侵袭所引起的证候,可侵袭肌表,也可直中脏腑。临床表现为恶寒,发热,头痛,身痛,无汗,鼻塞,咳嗽,喘息,舌淡红,苔薄白,脉浮紧;或脘腹胀痛,肢冷神靡,呕吐,泄泻。治宜解表散寒或温中散寒。内寒为机体阳虚阴盛所引起的证候。根据病变脏腑不同,其证候类型及临床表现多种多样,但其共有的表现是:恶寒喜暖,面色苍白,肢冷蜷卧,口淡不渴,脘腹等部位冷痛,痰、涎、涕清稀,小便清长,大便稀溏,舌淡苔白而润滑,脉迟或紧,或沉细。治宜温里散寒等。

"肝(气,吴茱萸。血,当归。)"吴茱萸辛热燥烈,首归于肝,兼入脾、胃,疏肝行气,温中散寒;当归,药性甘温,可养血活血,兼能散内寒,因其药性温润,顺应肝体阴用阳之性,其更重在养阴血并可阴中求阳,积蓄肝阳生发之气。

"心(气,桂心。血同。)"关于桂心,历代医家也有很多观点,有学者认为,桂心即肉桂去外粗皮及内薄皮,取中心味最辛者。桂心苦、辛、甘,性温热,无毒。关于桂心的归经,《本草纲目》载:"好古曰,桂心入少阴经血分。"

"脾(气,吴茱萸。血同。)"《神农本草经》说:"吴茱萸,味辛温。主温中,下气,止痛,咳逆,寒热,除湿血痹,逐风邪,开腠理根杀三虫。"吴茱萸大热燥烈,归脾、肾等经,功能温脾补肾、助阳止泻,为治脾肾阳虚,五更泄泻之常用药。

"肺(气,麻黄。血,干姜。)"麻黄为解表第一要药,具有发汗散寒、宣肺平喘、利水消肿的功效;蜜麻黄为麻黄经蜜炒制而成,辛、微苦、温,归肺、膀胱经,其辛散发汗作用较麻黄减弱,但润肺止咳平喘之力增强。干姜辛散开肺,较生姜更为辛热,而无生姜发表之力,可开散里结,除寒通气。

"肾(气,细辛。血,附子。)"《本草求真》言细辛"味辛而厚,气温而烈,为足少阴肾温经主药"。附子补益五脏之阳,又以肾阳为重。

"胆(气,生姜。血,川芎。)"生姜具有祛痰下气之功,辛温发散为阳,正益少阳春升温和之气;生姜配以半夏、橘皮,辛温宣通,善温通疏达少阳枢机。少阳主升阳气之先,输转一身之阳气,气行则痰自祛。川芎,《汤液本草》言其入手足厥阴经、少阳经。

"大肠(气,白芷。血,秦艽。)"白芷药性辛、温,归于胃、大肠、肺经,属于发散风寒解表药,具有解表散寒、祛风止痛、燥湿止带、消肿排脓的功效。秦艽,味苦、辛,气平、微温,可升可降,阴中阳也,无毒,入大肠之经;可养血荣筋,通利四肢,能止诸痛,通便利水,散黄疸。

"小肠(气,茴香。血,玄胡。)"《本草求真》:"小茴(专入肝、胃,又入肾、膀胱、小肠。)……辛香,气温。"《本草新编》:"(延胡索)调月水气滞血凝,止产后血晕,跌扑损伤,下血崩淋,心腹卒痛,小肠胀疼,皆能主治。及气血中佐使之品,可偶用见长者也。"

"三焦(气,黑附子。血,川芎。)"黑附子,入手少阳三焦、命门之剂,浮、中、沉无所不至。附子味辛大热,为阳中之阳,故行而不止。川芎,上行头目,中开郁结,下调经水,其力上升、下降、外达、内透无所不至。

"膀胱(气,麻黄。血,桂枝。)"麻黄归肺、膀胱经,辛温散寒、宣降肺气、通调水道,既可升发清阳,又可促进三焦气化,疏理三焦。《本经疏证》中云:"(桂枝)盖其用之之道有六:曰和营,曰通阳,曰利水,曰下气,曰行瘀,曰补中。"

"包络(气,附子。血,川芎。)"黄宫绣云附子为强心之要药。川芎,味辛行滞、发散,性温驱寒、温通,性善走窜,归心包经,通心包络,活血行气止痛。

"治热:肝(气,柴胡。血,黄芩。)心(气,麦门冬。血,黄连。)脾(气,白芍药。血,生地黄。)肺(气,石膏。血,栀子。)肾(气,玄参。血,黄柏。)胆(气,连翘。血,柴胡。)胃(气,葛根。血,大黄。)三焦(气,连翘。血,地骨皮。)膀胱(气,滑石。血,黄柏。)大肠(气,连翘。血,大黄。)小肠(气,赤茯苓。血,木通。)包络(气,麦门冬。血,牡丹皮)。"

热证,系指感受热邪,或阳盛阴虚,人体的功能活动亢进所表现的证候。《素问·阴阳应象大论》:"阳胜则热。"即由于热邪侵袭,或阳气亢盛,导致出现以身热烦躁,面目红赤,唇红而干,咽燥口渴,喜冷饮,大便秘结,小便短赤,舌红苔黄,脉数等为常见症的热性证候。

"肝(气,柴胡。血,黄芩。)"柴胡,味苦,气平,微寒,入手足少阳、厥阴之四经。泻肝胆之邪,去心下痞闷,解痰结,除烦热,尤治疮疡,散诸经血凝气聚,止偏头风,胸胁刺痛,通达表里邪气,善解潮热。黄芩善清中、上焦湿热,具有清热燥湿、凉血之效。

"心(气,麦门冬。血,黄连。)"麦门冬,味甘,气微寒,降也,阳中微阴,无毒,入手太阴、少阴。泻肺中之伏火,清胃中之热邪,补心气之劳伤。成无己曰:"苦入心,寒胜热,黄连、大黄之苦寒,以导心下之虚热。"

"脾(气,白芍药。血,生地黄。)"《滇南本草》:"(白芍)泻脾热,止腹痛,止水泄,收肝气逆痛,调养心、肝、脾经血,舒肝降气,止肝气疼痛。"《本草新编》言生地:"生地,味苦甘,气寒,沉也,阴也。入手少阴及手太阴。凉头面之火,清肺肝之热,亦君药也。其功专于凉血止血,又善疗金疮,安胎气,通经,止漏崩,俱有神功。"

"肺(气,石膏。血,栀子。)"《雷公炮制药性解》:"味辛甘,性寒,无毒。入肺、胃二经。……石膏,辛走肺,甘走胃,所以主发散,仲景名为白虎,盖有两义,一则以入肺,一则以其性雄。"《汤液本草》:"或用栀子利小便,实非利小便,清肺也,肺气清而化,膀胱为津液之府,小便得此气化而出也。"

"肾(气,玄参。血,黄柏。)"《药品化义》:"戴人谓肾本寒,虚则热。如纵欲耗精,真阴亏损,致虚火上炎,以此(玄参)滋阴抑火。"《本草纲目》中记载:"知母之辛苦寒凉,下则润肾燥而滋阴,上则清肺金而泻火,乃二经气分药也。黄柏则是肾经血分药,故二药必相须而行。"

"胆(气,连翘。血,柴胡。)"《汤液本草》:"连翘,入手足少阳、阳明经。"柴胡,苦辛微寒,归肝、胆经,善解表退热、疏肝解郁。

"胃(气,葛根。血,大黄。)"葛根,又叫干葛、粉葛,味甘,辛,性凉,归脾、胃经,阳明经引经药。生葛根可解肌退热,透疹,生津止渴;煨葛根则强于升阳止泻。《神农本草经》曰:"大黄,味苦寒。主下瘀血,血闭,寒热,破癥瘕积聚,留饮,宿食,荡涤肠胃,推陈致新,通利水谷,调中化食,安和五脏。"

"三焦(气,连翘。血,地骨皮。)"《雷公炮制药性解》:"(连翘)入心、肝、胆、胃、三焦、大肠六经。"元代王好古所著《汤液本草》首次提出了地骨皮的归经,曰:"地骨皮,气寒,味苦,阴也。大寒。无毒。足少阴经,手少阳经。"

"膀胱(气,滑石。血,黄柏。)"滑石,此药功专滑利,凡有火积在膀胱者,非此不能除。《主治秘诀》云黄柏之用有六,泻膀胱龙火,利小便结,除下焦湿肿,痢疾先见血,脐中痛,补肾不足、壮骨髓。

"小肠(气,赤茯苓。血,木通。)"《本草纲目》:"(赤茯苓)泻心、小肠、膀胱湿热,利窍行水。"《日华子本草》:"(木通)通小肠,下水,破积聚血块。"

"包络(气,麦门冬;血,牡丹皮。)"麦门冬入肺、胃、心经,《本经疏证》言其:"味甘中带苦,又合从胃至心之妙。"《得配本草》:"(牡丹皮)辛、苦,微寒。入手足少阴、厥阴经血分。泻心包伏火,清膻中正气,除血中内热,退无汗骨蒸。"

"治劳:肝(当归、柴胡。)心(生地黄、黄连。)脾(白芍药、木瓜。)"

《博济方》:"夫劳者,牢固也,劳伤也。经曰:五劳、六极、七伤,皆因营卫不调,血气虚损,或房,或酒,或大病愈后有失调理,因变证候,其状极多,不能备举。大抵春夏剧,秋冬瘥。"

"肝(当归、柴胡。)"柴胡疏肝经之郁滞,当归滋养肝血,当归、柴胡共奏疏肝解郁、养血敛阴止痛之效。

"心(生地黄、黄连。)"生地甘寒质润,入肾滋阴,益精血;黄连苦寒性燥,入心泻火,解热毒。二药配对,不燥不腻,泻火而不伤阴,滋阴而不留邪,黄连清燥膈上之热,生地滋培下焦之阴,二药相须为用,攻补兼施,取其清上滋下之法,共奏滋阴清热之功效。

"脾(白芍药、木瓜。)"白芍性微寒,味苦、酸,归肝、脾经,具平肝止痛、养血调经、敛阴止汗之功效。《海药本草》:"木瓜,敛肺和胃,理脾伐肝,化食止渴。"

"疗热:肺(桑白皮、石膏。)肾(生地黄、知母。)胆(柴胡、栝蒌。)胃(石膏、硝。)三焦(石膏、竹叶。)膀胱(滑石、泽泻。)大肠(大黄、硝。)小肠(赤茯苓、木通。)"

劳瘵之热,大抵因真阴亏损,相火不能潜藏。

"肺(桑白皮、石膏。)"桑白皮清泻肺中之邪火,协助主药解表退热;石膏辛凉甘寒,善解气分之热。

"肾(生地黄、知母。)"生地黄味甘苦、性寒,清热凉血,养阴生津;知母味苦、甘、寒,归肺、胃、肾经,具清热泻火、滋阴润燥之功,可养肾水,泄肾火。

"胆(柴胡、栝蒌。)"柴胡,清解少阳郁热,疏肝行气止痛;瓜蒌以其能"缓中润燥",故"能治插胁之痛"。

"胃(石膏、硝。)"石膏虽大寒,但阴中有阳,其性虽凉而能散,辛能出汗解肌，最逐温暑烦热，生津止渴，甘能缓脾，善祛肺与三焦之火，而尤为阳明经之要药。至于芒硝，虽属劫剂，但本草尚称其有却热疫之长，而软坚破结非此不可。

"三焦（石膏、竹叶。）"石膏、竹叶清透气分余热，除烦止呕，主治胃热呕吐，或三焦受热。

"膀胱（滑石、泽泻。）"滑石，味甘、淡，性寒，归膀胱、肺、胃经。《神农本草经》载："（滑石）利小便，荡胃中积聚寒热，益精气。"泽泻，味甘、淡，性寒，归肾、膀胱经，主治风寒湿痹、乳难、消水。

"大肠（大黄、硝。）"大黄泻热通便，荡涤肠胃；芒硝助大黄泻热通便，并能软坚润燥。

"小肠（赤茯苓、木通。）"赤茯苓、木通，两者清心利尿，主小肠实热、面赤多汗、小便不利。

"治风：肝（川芎。）心（细辛。）脾（升麻。）肺（防风。）肾（独活。）胃（升麻。）三焦（黄芪。）膀胱（羌活。）大肠（白芷。）小肠（藁本。）包络（川芎。）"

风证，外感风邪，或脏腑阴阳气血失调而致动风的证候，是外风证与内风证的统称。

"肝（川芎。）"川芎，性辛、温，归肝、胆、心包经。川芎辛香走窜而行气，活血祛瘀以止血，上行头目祛风止痛，下入血海以治血瘀气滞诸痛，故前人誉为血中之气药。

"心（细辛。）"细辛为少阴经引经药，能激发肾气、温化痰饮，对阳虚不能温化水湿者，能使虚弱阳气获得生机。

"脾（升麻。）"《药品化义》指出："（升麻）善提清气……使清阳之气上升，而浊阴之气下降。"

"肺（防风。）"《医学启源》："（防风）疗风通用。泻肺实，散头目中滞气，除上焦风邪之仙药也。"

"肾（独活。）"独活，除湿祛风、补肝益肾。"胃（升麻。）"升麻，味辛、甘，性微寒，归肺、脾、大肠、胃经，临床常用于治疗中气下陷、脱肛、久痢等病证。

"三焦（黄芪。）"黄芪直入三焦，补气利水，通补兼施，助三焦气化之司。

"膀胱（羌活。）"羌活，入肾、膀胱经，辛开苦泄，善于温通开泄此二经的积滞，促进肾阳蒸腾，恢复膀胱的气化功能。

"大肠（白芷。）"《本草纲目》："（白芷）治鼻渊鼻衄，齿痛，眉棱骨痛，大肠风秘，小便去血，妇人血风眩晕，翻胃吐食。"

"小肠（藁本。）"《雷公炮制药性解》："藁本，味苦辛，性微温，无毒，入小肠、膀胱二经。"

"包络（川芎。）"川芎，性辛，温。入肝、胆、心包络经。

"治湿：肝（白术。）心（黄连。）脾（白术。）肺（桑白皮。）肾（泽泻。）胃（白术。）三焦（陈皮。）膀胱（茵陈。）大肠（秦艽。）小肠（车前。）包络（茗。）"

湿证，系指感受外界湿邪，或体内水液运化失常而形成湿浊，阻遏气机与清阳，以身体困重、肢体酸痛、腹胀腹泻、纳呆、苔滑脉濡等为主要表现的证候。

"肝（白术。）"王好古："（白术）理胃益脾，补肝风虚，主舌本强，食则呕，胃脘痛，身体重，心下急痛，心下水痞。冲脉为病，逆气里急，脐腹痛。"

"心（黄连。）"《本草新编》曾言："黄连，入心与包络，最泻火，亦能入肝，大约同引经之药，俱能入之，而入心尤专经也。"

"脾（白术。）"中医学认为，脾主运化，乃后天之本，气血生化之源。白术性味甘润温和，功擅健脾。

"肺（桑白皮。）"桑白皮甘寒，主入肺经，泻肺平喘而不伤气。

"肾（泽泻。）"泽泻，味甘，性淡、寒，归肾、膀胱经，具有利水渗湿、化浊降脂的功效。

"胃（白术。）"金元名医张元素认为白术具有温中健脾、除湿和胃、益气生津等作用。

"三焦（陈皮。）"三焦为决渎之官，通行水液，与湿相伴；又为藏府之外府，上及心、肺，下及肝、肾。所以陈皮的作用可宽及所有脏腑，遍及全身之湿。

"膀胱（茵陈。）"《雷公炮制药性解》："茵陈蒿，味苦，性微寒，无毒，入膀胱经。主伤寒大热、黄疸便赤，治眼目，行滞气，能发汗，去风湿。"

"大肠（秦艽。）"在秦艽当归配伍的方剂中，主证多为"治痔疾，并痔漏有脓血，大便燥硬而作疼痛不可忍""治痔漏，大便秘涩""治痔漏大便硬，努出大肠头，下血，苦痛不能忍"。

"小肠（车前。）"车前，甘，微寒，归肝、肾、肺、小肠经。《本草纲目》："导小肠热，止暑湿泻痢。"

"包络（茗。）"茗即苦茶，《汤液本草》言其"入手、足厥阴经"。

"治燥：肝（当归。）心（麦门冬。）脾（麻仁。）肺（杏仁。）肾（柏子仁。）三焦（山药。）膀胱（茴香。）大肠（硝石。）小肠（茴香。）包络（桃仁。）"

燥证，是感受燥邪或机体津液亏损所表现的证候。燥是秋天的主气，故燥病多见于秋天，可分为外燥与内燥。外燥与气候环境有关；内燥则是由于体内精血减少，或过多用温燥药物或食物，或热性病后期，或汗、吐、下后所致。

"肝（当归。）"当归，性温，味甘、辛，归心、肝、脾经。功善活血补血，调经止痛，润肠通便，为妇科调经补血、活血止痛要药。

"心（麦门冬。）"吴鞠通认为："麦冬主治心腹结气，伤中伤饱，胃络脉绝，

71

羸瘦短气,亦系能补能润能通之品。"

"脾(麻仁。)"麻仁,即火麻仁,甘平,归脾胃、大肠经,有润肠通便的作用,主要治疗肠燥便秘。

"肺(杏仁。)"《珍珠囊药性赋》:"(杏仁)除肺热,治上焦风燥,利胸膈气逆,润大肠气秘。"

"肾(柏子仁。)"《本草纲目》:"柏子仁,性平而不寒不燥,味甘而补,辛而能润,其气清香,能透心肾、益脾胃,盖仙家上品药也,宜乎滋养之剂用之。"

"三焦(山药。)"山药,又名薯蓣,性味甘平,微涩;兼走脾、肺、肾三经。其有"平补三焦气阴"之称,且有补涩兼备之特点。

"膀胱(茴香。)"小茴香入肾经,温补下焦阳气,温化下焦寒湿,调整膀胱气化,且本品具有调中行气之功,能防止补肾药过于滋腻。

"大肠(硝石。)"硝石在古代典籍中记录较为混乱,常用芒硝、朴硝混合记录,现代使用的硝石为主要化学成分硝酸钾(KNO_3)的矿物硝石加工炼制的结晶。硝石,味辛、苦,微咸,攻坚破积,利尿泻下,解毒消肿,主治中暑伤冷、腹胀吐泻等。

"小肠(茴香。)"《开宝本草》:"(茴香)主膀胱、肾间冷气及盲肠气,调中止痛。"

"包络(桃仁。)"《药鉴》:"气寒,味苦带甘,气薄味厚,降也,阴也。入手厥阴胞络及足厥阴肝经药也。"

第八章 修合条例论

【原文】

古人方剂，锱铢分两，与今不同。云一升，即今之大白盏也。云两铢者，六铢为一分，即今二钱半。二十四铢为一两也。云三两，即今之二两。云一两，即今之六钱半。

凡散药有云刀圭者，十分方寸匕之一，准如梧子大也。方寸匕者，作匕正方一寸，抄散取不落为度。钱五匕者，今五铢钱边五字者，以抄之。一撮者，四刀圭也。十撮为一勺。

凡丸药云如细麻者，即胡麻也。如黍、粟亦然，以十六黍为一大豆。如大麻子者，准三细麻也。如胡豆者，即今之青斑豆也，以二大麻子准之。如小豆者，今赤小豆。如大豆者，以二小豆准之。如梧桐子者，以二大豆准之。

凡煮汤，欲微火令小沸。其水数，依方多少。大略二十两药，用水一斗，煮取四升，以此为准。然利汤欲生，少水而多取汁；补汤欲熟，多水而少取汁。

凡汤中用芒硝、饴糖、阿胶，须候汤熟，绞净清汁，方纳于内，再上火两三沸，烊尽乃服。

凡汤中加酒、醋、童便、竹沥、姜汁，亦候汤熟，绞汁盏内，加入便服。

凡汤中用沉香、木香、乳香、没药，一切香窜药味，须研细末，待汤熟，先倾汁小盏内调服讫，然后尽饮。

凡丸散药亦先咀细片曝燥，才依方派轻重。称净分两和匀，共磨研细末。其天门冬、地黄辈，湿润难干者，冬春略增蚀数，捣膏挼入。夏秋亦同。众药曝燥磨之。

凡筛丸药末，用重密绢令细。若筛散草药，用轻疏绢。其丸药中，有各研磨者，虽已筛细，和诸药末，又必重复筛过，庶色理和同为佳。

凡丸药用蜜，每药末一斤，则用蜜十二两。文火煎炼，掠去沸沫，令色焦黄，滴水成珠为度，再加清水四两和匀。如此丸成，庶可爆干，经久不烂。

凡药末入蜜和匀，须令力士于石春内杵捣千百，自然软熟，容易丸成。不然，或散或粘，在手弗妙。一应作糊合者，亦仿此式勿违。

凡通大便丸药，或有巴豆，或加硝、黄丸成者，必用川蜡熔化为衣，取其过膈不化，能达下焦，脾胃免伤，诚为良法。倘人体气壮实，毋以此拘。

凡丸药，或用朱砂末，或用金银箔为衣饰者，必须丸成乘湿粘上。

（《本草蒙筌·总论·修合条例》）

修合一词，最早出现于北宋年间，是一个有关中药采制过程的术语。修，指对未加工药材的炮制；合，指对药材的取舍、搭配、组合。修合就是指中药的采集、加工、配制过程，它涉及药材的产地、成色、质量、加工等因素，直接影响中药的疗效。陈嘉谟对中药炮制理论做了系统完整的理论概括，为后世选择药物的炮制方法、制定炮制工艺提供了理论依据，直到现代也仍以之作为中药炮制的依据和准绳。在各药条的炮制中，从时间的控制到火候的掌握，从辅料的选择到用量的确定，系统地把药物配伍理论引申为"以药制药"的炮制方法，对后世很有启发。比如"凡煮汤，欲微火令小沸"，或者"文火煎炼，掠去沸沫，令色焦黄，滴水成珠为度，再加清水四两和匀"，"云两铢者，六铢为一分，即今二钱半"，或"凡散药有云刀圭者，十分方寸匕之一，准如梧子大也"。对"丸""散""汤"等不同剂型制作过程中的注意事项，均有明确翔实的记载。例如"凡丸散药亦先咀细片曝燥，才依方派轻重。……凡筛丸药末，用重密绢令细。筛散草药，用轻疏绢。……凡丸药用蜜，每药末一斤，则用蜜十二两。……凡药末入蜜和匀，须令力士于石春内杵捣千百，自然软熟，容易丸成。……凡通大便丸药，或有巴豆，或加硝、黄丸成者，必用川蜡熔化为衣。"

第一节　剂量单位及散剂丸药剂量

古代传统的中医既懂医术，又是中药用量的验证者，他们对应用中药的分量锱铢必较。这从他们的使用剂量单位上便可反映。

一、剂量单位

唐代以前的方剂以黍、铢、两、斤计量，至晋代在"两"之前增加"分"。而到宋代，又立两、钱、分、厘、毫之目。之后的元、明、清一直沿用。大抵换算规则为"云一升，即今之大白盏也。云两铢者，六铢为一分，即今二钱半。二十四铢为一两也。云三两，即今之二两。云一两，即今之六钱半。"

古代方剂中，以《伤寒论》中使用的剂量单位涉及范围广，最具代表性。

《伤寒论》中的剂量单位有"斤,两,铢,升,合,斗,枚,个,尺"等,其中涉及的单位有表示质量的"斤,两,铢",表示体积的"升,合,斗"及表示长度的"尺"。"铢、两"属于汉代质量单位,也称为"铢两"制。《礼记·儒行》注云:(《孙子算经》)"十黍为絫,十絫为铢。"颜师古《汉书·律历志》注亦云:"十黍为絫,十絫为一铢。"刘向《说苑·辨物》云:"十六黍为一豆,六豆为一铢,二十四铢为一两。"班固《汉书·律历志》云:"一龠容千二百黍,重十二铢,两之为两。"根据上述研究内容可以确定"铢量"制的换算关系如下:1两=24铢;1铢=10絫=100黍;1铢=6豆=96黍≈100黍。此外,班固《汉书·律历志》中记载的表示质量单位除了铢、量之外还有斤、钧、石。其中十六两为斤,三十斤为钧,四钧为石。"升、合"多用于药材称量的容量单位,因此也称为"升合"制。刘向《说苑·辨物》云:"千二百黍为一龠,十龠为一合,十合为一升。"班固《汉书·律历志》云:"一龠容千二百黍,合龠为合,十合为升。"根据上述研究内容可以确定"升合"制的换算关系如下:1龠=1 200黍;1升=10合;1合=2龠(东汉出自《广雅》),1合=10龠(西汉)。此外,班固《汉书·律历志》中记载的表示质量单位除了龠、升、合之外还有斗、斛。其中十升为斗,十斗为斛。南京博物馆馆藏东汉永平大司农铜合,永平三年(公元60年)制,实容60ml(20ml)水。上海博物馆馆藏东汉元初大司农铜斗,元初三年(公元116年)制,实容1 990ml(1 970ml)水。山东博物馆馆藏东汉铜斗,实容小米2 000ml。上海博物馆馆藏东汉光和大司农铜斛,光和二年(公元179年)制,实容小米20 390ml。则汉代"升合"制与现代剂量的换算为:1合=20ml,1升=200ml,1斗=2 000ml,1斛=20 000ml。

二、散剂剂量

"凡散药有云刀圭者,十分方寸匕之一,准如梧子大也。方寸匕者,作匕正方一寸,抄散取不落为度。钱五匕者,今五铢钱边五字者,以抄之。一撮者,四刀圭也。十撮为一勺。"方寸匕是古代医家对粉末状药物进行计量的一种量具,状如正方形小勺,一方寸匕约等于2.74ml,边长为汉制1寸约2.3cm。陶弘景曰:"方寸匕者,作匕正方一寸,抄散,取不落为度。"这种量具早在西汉以前就已经出现,在汉唐时期较为常用。到了宋代,方寸匕虽然仍有应用,但逐渐被一种容积约为一钱的药匙取代。《伤寒论》和《金匮要略》常采用方寸匕计算散剂药物的服量,所计算的药物有植物药(如甘遂)、矿物药(如赤石脂、文蛤)和动物药(如獭肝),也有植物药和矿物药的混合物(如瓜蒌牡蛎散、百合滑石散)。至于一方寸匕药末的重量,按照《中药大辞典》的说法,一方寸匕药物的体积约为2.74ml,植物药的重量约为1g,矿物药的重量约为2g。《中药辞海》认为，一方寸匕药物的重量合今约 6~9g，是《中药大辞典》所说重量的数倍。根据赵有臣对"律撮"铭文的考证及《隋书·律历志》的记载，一方寸匕的容积约为 5cm³。另有文献记载，一方寸匕的内容物，其体积与 10 枚梧桐子体积相等。我们选择中等大小的梧桐子，测得其 1 枚的体积约为 0.27cm³，10 枚梧桐子的体积为 2.7cm³。按照一方寸匕合 10 枚梧桐子大小计算，一方寸匕的体积是 2.7cm³。这一结果与《中药大辞典》的观点相符。不过唐代苏敬《新修本草》在其按语中也提出，一方寸匕的内容物其体积与 16 枚梧桐子相当。按照这个标准，则一方寸匕的容积就增大至 4.32cm³。以此为依据，一方寸匕的药末若均为植物性质，其重量为 4~5g。国家计量总局编《中国古代度量衡》图集对 14 把出土的汉尺进行了测量，其分布在 231~235mm，一般以230mm 为准。则汉代的 1 尺 =230mm=23cm，1 寸等于 2.3cm。孙思邈《备急千金要方》云："刀圭者，十分方寸匕之一……方寸匕者，作匕正方一寸……半钱匕者，则是一钱抄取一边尔，并用五铢钱也……一撮者，四刀圭也；十撮为一勺，两勺为一合。"根据《备急千金要方》其与现代剂量之间的换算如下：1 方寸匕 ≈2g（矿物药）≈1g（动植物药末）≈2.5ml（药液）；1 方寸匕 ≈1/10方寸匕；1 钱匕 ≈3/5 方寸匕。

三、丸药剂量

"凡丸药云如细麻者，即胡麻也。如黍、粟亦然，以十六黍为一大豆。如大麻子者，准三细麻也。如胡豆者，即今之青斑豆也，以二大麻子准之。如小豆者，今赤小豆。如大豆者，以二小豆准之。如梧桐子者，以二大豆准之。"因特殊计量方式的药物，其计量的方式不尽相同，故凡牵扯到容积或体积的计量用具统一称其为"计器"。笔者通过汇总统计《伤寒论》《金匮要略》中的特殊计量药物，共得计器 10 种，分别是：方寸匕、一钱匕、梧桐子、鸡子黄（大）、三指撮、小豆大、麻子大、兔屎大、如枣大、鸡子大等。《本草经集注》（《备急千金要方》）言："如大豆者，以二小豆准之。如梧桐子者，以二大豆准之。一方寸匕散，以蜜和得如梧桐子十丸为定。如弹丸及鸡子黄者，以十梧桐子准之。"可知弹丸和鸡子黄的体积相等，等于十梧子体积，等于二十大豆的体积。测大豆 125ml，得 106.9g，故大豆的测量值为 0.855 2g/ml，测 120 个大豆，得 22.6g，故平均每个大豆约 0.188g；故一鸡子黄、弹丸（20 个大豆）的体积约4ml。据查汉代出土的弹丸直径约 2cm，$V=4\pi r^3/3 \approx 4$ml，这与测量结果也相吻合。故一方寸匕散者，作丸得梧桐子十枚，故一方寸匕散之体积为 2ml；一钱匕，一钱匕等于半方寸匕，等于 1ml；梧桐子，等于十分之一方寸匕，一梧桐子的体积为 0.2ml 也；三指撮，体积为八大豆，1.6ml 也；小豆大，等于二分一大豆大,故一小豆体积为 0.1ml 也;麻子大,三分之一小豆也,故麻子大体积为 0.033ml;鸡子大,鸡子体积等于 3/10 鸡子黄体积,故鸡子大体积约为 14ml也。还有兔屎大、如枣大等药物计器未测量,实际以桂枝茯苓丸、蛇床子散为准。

第二节　汤剂煎服法

"凡煮汤,欲微火令小沸。其水数依方多少,大略二十两药用水一斗,煮取四升,以此为准。然利汤欲生,少水而多取汁;补汤欲熟,多水而少取汁。"中药汤剂的煎煮方法是实现汤剂最终功效的手段。中药汤剂的煎煮方式与临床疗效的发挥密切相关,中药汤剂也是临床应用中最多的一种剂型,因此煎服方法是否得当至关重要。明代著名医药学家李时珍提出:"凡服汤药,虽品物精专,修治如法,而煎药者卤莽造次,水火不良,火候失度,则药亦无功。"因此科学、合理的煎煮方法能最大限度地保证达到疗效,从而可更有效地改善病情。古人对煎药用水十分考究。如李时珍《本草纲目》中记载的煎煮用水有 43 种之多。现在煎煮中药对水量的要求主要有以下几点:其一,对于一般的中药,常规自来水即可,但要保证水中没有其他污渍,用量盖过药物表面 2~3cm 为佳;其二,对于质地比较松软且易挥发的药物,选择无杂质的水,但水量不超过药物表面的 2cm;其三,对于质地坚硬的药物,选择无杂质的水,水量较多,超过药物表面 3~6cm 为佳。煎药时的用水量通常可参考以下公式:加水量 = 药物总量(g)× 吸水系数(一般为 2)+ 每剂药出水量(以 200ml 为参考);第一煎的水量 = 药物总量(g)+150ml+ 服用量(150~300ml),第二煎的水量 = 服用量 +200ml。李艳等认为,初煎掺水浸没药面 2~5cm,根据药材质地、煎煮时间的不同适量增减,大致可得出第二次煎药所需加水量,约为日服用量(成年人日服用量约 300ml)+200ml,两次煎煮的加水量基本一致。

"凡汤中加酒、醋、童便、竹沥、姜汁,亦候汤熟,绞汁盏内,加入便服。"煎药中的水属于溶媒(其他溶媒还有醋、酒等),通过煎煮使药物(溶质)中的有效成分煎出。有的含水液体既是溶媒,也是药物。如尿液在中医学中应用广泛,历史悠久,取用方便,具有"简便廉验"的特点,一直被历代医家所重视,如近代名医蒲辅周记有"阴虚火动,热蒸如燎,服药无益者,用童便滋阴清热",亦作为一种炮制中药的重要辅料,使用最多为童便。

第三节　烊化和冲服

一、烊化

"凡汤中用芒硝、饴糖、阿胶，须候汤熟，绞净清汁，方纳于内，再上火两三沸，烊尽乃服。"烊化，有时又被称为溶化，主要用于某些胶类药物及黏性大而易溶的药物，系指在煎剂之外，采用水或酒等溶剂共热使其溶化，再用煎好的药液冲服的方法。主要用于阿胶、鹿角胶、龟甲胶、鳖甲胶等。烊化的方法出现很早，汉代就已出现，如《伤寒论》炙甘草汤，方由炙甘草、生姜、人参、生地黄、桂枝、阿胶、麦门冬、麻仁、大枣等9味组成，煎煮方法是"以清酒七升，水八升，先煮八味，取三升，去滓，内胶烊消尽"。其他药物煎煮，惟阿胶烊化。在《伤寒论》中含有阿胶的汤剂还有猪苓汤、黄连阿胶汤等，其中的阿胶皆需烊化。陶弘景也指出："芒硝、饴糖、阿胶皆须绞汤竟，纳汁中，更上火两三沸，烊尽乃服之。"陈嘉谟明确提出，阿胶"入剂不煎，研末调化（药煎熟时，倾净渣滓，将末投内，自然烊化）"。

二、冲服

"凡汤中用沉香、木香、乳香、没药，一切香窜药味，须研细末，待汤熟，先倾汁小盏内调服讫，然后尽饮。"冲服现今主要用于散剂，以及一些使用量小的贵重药，如麝香、牛黄、珍珠、羚羊角等。然而在古代则不是这样，无论药物贵重与否，都可以冲服，以"冲服"命名的服药方式可能出现较晚。《本草纲目》引《圣济总录》的一个汤方"大便后血：萱草根和生姜，油炒，酒冲服。"而在现今版本《圣济总录》中却查不到该方。李时珍《本草纲目》中有若干附方中有药物冲服的记载，大多是引自现今已经亡佚的古方，清代以后的方书中使用药物冲服的汤方记载才多了起来。明清以前冲服药物都记载为"末服"，如《伤寒论》大陷胸汤方的煎服法："先煮大黄，取二升，去滓；内芒硝，煮一两沸，内甘遂末，温服一升。得快利，止后服。"甘遂即是冲服。而桃花汤的煎服法则更有意思，方中有赤石脂、干姜、粳米3味，其中赤石脂用一斤，"一半全用，一半筛末"，煎法"上三味，以水七升，煮米令热，去滓。温服七合，内赤石脂末方寸匕"。方中赤石脂一半入汤剂煎用，一半研末冲服。汉以后医家皆有冲服药物的应用，如唐代孙思邈提出："凡汤中用麝香、犀角、鹿角、羚羊角、牛黄，须末如粉，临服纳汤中，搅令调和服之。"其后一些贵重药材多采取冲服的方案并沿用至今。明代徐春甫也总结说："凡汤中用犀角、羚羊角,一概末如粉,临服内汤中。然入药法,生磨汁煮亦通。""凡用沉香、木香、乳、没,一切香末药味,须研极细,待汤热先倾汁盏,调香末服讫,然后尽饮汤药。"《炮炙大法》等也有同样的记载。以后某些贵重药和香料药冲服成为共识。

第四节　丸、散制作和合

一、丸、散制作

"凡丸散药亦先咀细片曝燥,才依方派轻重。称净分两和匀,共磨研细末。其天门冬、地黄辈,湿润难干者,冬春略增蚀数,捣膏揆入。夏秋亦同。众药曝燥磨之。"药物干湿度对实测的药物重量结果影响较大。早在魏晋南北朝时期,医家已经注意到了这一点,陶弘景在《本草经集注》中举"门冬、干地黄"等为例,认为:"凡润湿药,燥皆大耗,当先增分两,须得屑乃秤为正。其汤酒中不须如此。"明确指出水分较大的药物经过干燥后,重量往往会明显减少,所以在称量时应当保留药屑,增加分量。陶氏在干地黄条目下载有"既燥则斤两大减,一斤才得十两散耳,用之宜加量也"。可见经过干燥的生地较原重大为减少,后世本草学著作也多转载了此文。

"凡丸药用蜜,每药末一斤,则用蜜十二两。文火煎炼,掠去沸沫,令色焦黄,滴水成珠为度,再加清水四两和匀。如此丸成,庶可爆干,经久不烂。凡药末入蜜和匀,须令力士于石春内杵捣千百,自然软熟,容易丸成。不然,或散或粘,在手弗妙。一应作糊合者,亦仿此式勿违。"关于丸剂的概念,"丸者缓也,不能速去其病,用药徐缓而治之也"。丸的概念,《辞海》:"①小圆球形的物体。如弹丸。亦用为丸药的计量单位。如每服三丸。②揉物使成丸形。"《辞海·医药卫生分册》:"药物细粉中加入赋形剂(如水、蜜、糊、液状葡萄糖等)使其粘合制成的圆粒形内服药剂。"由上可知,中药丸剂,根据赋形剂的不同,传统的丸剂有酒丸、醋丸、水丸、蜜丸、糊丸、蜡丸、滴丸、面丸等。据《伤寒论》和《备急千金要方》记载,用蜂蜜制作的丸药占丸剂的95%。蜂蜜是蜜丸的成分之一,既能益气补中,又能缓急止痛,既能滋润补虚,又能止咳润肠,还起解毒、缓和药性等作用。故临床上常用蜜丸作为镇咳祛痰药、补中益气药的剂型。然而蜜丸制备过程中,原料药的质量、蜂蜜的选择、蜂蜜的炼制及其用量等,都会直接影响蜜丸的品质。历代医家对丸剂的认识,多从疾病病因上分析,如张仲景、华佗、孙思邈、张元素、倪朱谟等,均认为丸剂以"逐风冷、破积聚、消诸坚"为主,因此积聚坚证,属于脏病、久病,病性虚实夹杂,用和缓的丸剂加以治疗。如《太平圣惠方》中"风气湿痹……散当平之,次当用丸",提出上工治疗风气湿痹,先用散剂,次用丸剂舒缓治疗。

二、丸药和合

"凡通大便丸药,或有巴豆,或加硝、黄丸成者,必用川蜡熔化为衣,取其过膈不化,能达下焦,脾胃免伤,诚为良法。倘人体气壮实,毋以此拘。凡丸药,或用朱砂末、或用金银箔为衣饰者,必须丸成乘湿粘上。"《五十二病方》载有酒丸的制法,如治牡痔:"麋(麖)芜本、方(防)风、乌家豕(喙)、桂皆等,渍以淳酒而垸(丸)之,大如黑叔(菽),而吞之"。这是最初的酒渍丸。《黄帝内经》正式出现丸剂名称,如"四乌鲗骨一蘆茹,二物并合之,丸以雀卵,大如小豆,以五丸为后饭"。陶弘景阐述丸剂的制作过程,如《本草经集注》:"凡筛丸药,用重密绢令细,于蜜丸易成熟。……凡筛丸散药竟,皆更合于臼中,以杵研之数百过,视其色理和同为佳。"可知,制作丸药,先将药物研细,过筛,杵研数百遍,色理合为佳。此外,如天门冬、干地黄等药,先单独切,曝干,独捣,碾碎,再和他药和合。关于丸剂的形状、大小,根据药物性质以及疾病而定,陶弘景提出丸药大小有细麻、黍粟、大麻、胡豆、小豆、大豆、梧子、弹丸及鸡子黄等9种。李东垣《珍珠囊补遗药性赋》提出治疗上、中、下三焦疾病不同,丸剂的大小不一。如"去下部之疾,其丸极大,而光且圆,治中焦者次之,治上焦者则极小"。明代陈嘉谟《本草蒙筌》进一步指出了治疗三焦病的丸药大小,如"治下焦疾者,如梧桐子大;治中焦疾者,如绿豆大;治上焦疾者,如米粒大"。关于丸剂的辅料多样,李东垣提出有面、酒、醋、姜汁、蒸饼、滴水、蜜、蜡糊丸等8种。酒丸或醋丸,"取其收散之意也"。蜡丸,用蜡作丸剂,蜜蜡有白蜡、黄蜡之分。关于蜡的作用,《本草求真》曰:"蜜蜡入胃绝痢,入肝活血。……蜡(专入肝、脾)……能主润脏腑经络,而有绝续补伤生肌之妙。"可知,蜡有活血、润脏腑经络、生肌的作用。黄宫绣又指出:"凡荡除下焦之药,以此(蜡)裹丸,亦其免伤上部之意。"用蜡做丸剂,免伤上焦脾胃,使药性直达下焦。朱砂为衣法,如《御药院方》麝香朱砂丸"治咽喉肿塞闭痛"。将大毒药物制成丸剂后,有效成分缓慢释放而持效,毒性因成分缓慢释放而锐减,达到"效缓而力专,效持而毒减"之目的,是丸剂应用的特色和优势之一。

第五节　炮制工艺质量

　　"凡筛丸药末,用重密绢令细。若筛散草药,用轻疏绢。其丸药中,有各研磨者,虽已筛细,和诸药末,又必重复筛过,庶色理和同为佳。""凡药制造,贵在适中,不及则功效难求,太过则气味反失。"要使炮制品符合中医用药的要求,除了必要的炮制设备,相应的炮制辅料外,操作工艺技术是至关重要的,如各种火候的掌握,要恰到好处,即贵在适中。如杜仲的炮制,陈氏提出"连炒去丝",符合现代研究结果,炒断丝后其降压作用比生杜仲大一倍之多。但如何掌握"连炒去丝"的操作工艺,则需要有一定功夫,如不及则未能去丝,功效难求;如太过则造成炭化,气味反失。如何用观察的方法,检验药料是否混合均匀,陈氏提出了"色理和同"的质量标准,即均匀度问题,至今仍有极大的现实意义。

第九章 诸水论

【原文】

禀天一之气,居五行之先。草木资以发生,黎民藉之养育。普天之下,惟水最多。大则为海、为江、为河,小则为潭、为溪、为涧。乡市有塘、有井,崖谷有溜、有泉。味甘、辛、咸、淡自殊,性动、静、缓、急亦异。用烹药饵,各有所宜。苟弗详知,安求效验。有曰长流水者,与千里水同,取历坷坎极多,来远流长之义,手足四肢之疾,非此莫攻。有曰顺流水者,与朝东水类,谓向东流不悖,直下无碍之名,大小二便滞留,用斯即利。逆流水,即回澜倒逆上流,堪吐上焦胸膈风痰,资易上涌。急流水,系峻滩急趋下水,可去下体腿胯湿痛,仗竟下行。井华水,汲在早晨,补阴虚,并清头目,盖缘天一真气,浮结水面而未开。山骨水,觅于长夏,退时疫,且却瘟黄,乃因夏至阴生,起从地底而极冷。半天河水,积诸竹木管中,即长桑君授扁鹊以上池之水是也,质极清洁而不浊,堪炼丹药,欲成仙者须求。菊英水,出于菊花多处,原陶靖节好植菊,而采英浸水是焉,气甚馨香而最甘,可烹茗芽,望延寿者宜啜。(蜀中有长寿源,其源多菊花,而流水四季皆菊花香,居民饮之,寿皆二三百岁。)春雨水,立春日以器迎接空中,气得春升而生发,中气不足,清气不升,及年壮未嗣人,煎服极妙。秋露水,秋分时以物拂诸草上,性禀秋降而肃清,痨虫传尸,痞虫作胀,并年深染祟者,取饮最佳。腊雪水,瓮贮,掘地埋藏,性酷寒,治春夏时行疫毒。甘烂水,器盛,以物扬跃,气柔缓,调冬月阴证伤寒。新汲水,井泉汲出不经混杂为然,(不曾倾缸瓮者。)养心神诚获奇功。无根水,一名潦水。土凹(音勘)积留,不见流动者方是,扶脾胃果有神功。仍有地浆,是人造者,挖地坎以水沃中,搅浊浑,俄顷取服,恶毒能解,烦热能驱;枫上毒菌误食,笑不止者,用之即安;山中毒菌误食,命几死者,饮之立效。

(谟)按:诸水虽分精详,医者未免忽略。投煎药饵,多失选求。殊不知,用药如用兵。兵之赴敌也,贵择地而屯营垒。苟弗得其地利,则兵练固精,不能望克敌之捷报。犹药之治病也,贵择水而煎汤液,若非合其水性,则药制虽妙,亦难收愈病之全功。此理势自然,不待辩而可明也。水之为用,宁不谨乎。

又况人之养生，固云谷食为本，考诸先哲，每亦与水对言。有曰：水去则荣散，谷消则卫亡。有曰：水入于经，其血乃成。谷入于胃，脉道乃行。何独不离其水者？盖水之于人，关系甚大。年岁之夭寿，形体之丰赢，悉由得夫水土之厚薄故尔。观今南北人物，则可验焉。仍有远行，不服水土成疾者，亦可概推矣。

$$（《本草蒙筌·石部·诸水》）$$

与"以药制药"思想类似，陈嘉谟认为，不同种类的水擅长治疗的病证不同，正如其所言"味甘、辛、咸、淡自殊，性动、静、缓、急亦异。用烹药饵，各有所宜"。如长流水者，善治手足四肢之疾；顺流水者，善通利二便；逆流水者，善治上焦胸膈风痰上涌；急流水者，可去下体腿胯湿痛；井华水者，善补阴虚，并清头目；山骨水者，可退时疫却瘟黄；半天河水者，堪炼丹药，欲成仙者须求。陈嘉谟认为，"用药如用兵，兵之赴敌也，贵择地而屯营垒"，若不能得其地利，即使士兵精练，也不能战胜敌人；而煎药亦如此，需要合适的水才能使药物发挥更好的疗效。同时，"水"对于人体本身也尤为重要。"有曰：水去则荣散，谷消则卫亡。有曰：水入于经，其血乃成。谷入于胃，脉道乃行。"人体长寿与健康与否，都与水密切相关。"药有个性之专长，方有合群之妙用"，陈氏以实践为基础，继承前人本草方药学说，汇通折中、详加辨析，阐发药理、发明方义，创新学说、创立新方，在方药运用上提出了富有创建的阐述。

第一节 古代煎药用水

"禀天一之气，居五行之先。草木资以发生，黎民藉之养育。普天之下，惟水最多。大则为海、为江、为河，小则为潭、为溪、为涧。乡市有塘、有井，崖谷有溜、有泉。味甘、辛、咸、淡自殊，性动、静、缓、急亦异。用烹药饵，各有所宜。苟弗详知，安求效验。"古代医家对于煎药极为重视，徐大椿就指出："煎药之法，最宜深讲，药之效不效，全在乎此。"煎药用水是煎药成败的关键。

在众方之祖《伤寒杂病论》中，对于煎药用水已经十分讲究。概论下来有普通水、井花水、潦水、浆水、泉水、甘澜水、东流水、酒水各半煎、酒煎、水醋煎、蜜煎等。各种不同的水应用于不同的煎剂，有不同的用途：①井花水，见风引汤，为清晨最先汲取之井泉水；②潦水，见麻黄连翘赤小豆汤，即大雨或久雨后路上的流水或低洼处所积的雨水；③浆水，见蜀漆散等方，即淘米水发酵后的水；④泉水，见百合病、滑石代赭汤诸方；⑤甘澜水，见茯苓桂枝甘草大枣汤，张仲景自注造甘澜水法，"取水二斗，置大盆内，以杓扬之，上有珠子五六千颗相逐,取用之也";⑥东流水,见泽漆汤;⑦酒水各半煎,见炙甘草汤;⑧酒煎,见栝楼薤白白酒汤、栝楼薤白半夏汤、红蓝花酒等。此外还有在煎剂中加入苦酒、蜜、猪膏、马通汁等。

现代认为,煎药中的水等属于溶媒,通过煎煮使药物(溶质)中的有效成分煎出。煎药用水,看似简单,实则复杂。在许多本草著作里,水都是同时作为药物出现的,有其自身的性味、功用、主治等。一般煎剂,使用的溶媒主要还是普通水。孙思邈指出:"凡煮汤,当取井华水。"可能由于地域使用的方便,以后的医家逐渐降低了煎药用水的要求。《圣济总录》就已经提出使用干净的新鲜水煎药的说法,"凡煎药当取新水,令极清洁"。王好古引述了李东垣类似的主张:"病人服药……必用新净甜水为上,量水大小,斟酌以慢火煎熬分数。"李时珍指出:"其水须新汲味甘者,流水、井水、沸汤等,各依方,详见水部。"可见一般煎药用水需要味甜、清洁、新鲜,无论流水、井水、沸汤等皆可。

不过,关于使用什么水,医家的看法还有区别。唐慎微认为最适合的是千里水和东流水,因为这两种水"味平,无毒。主病后虚弱,扬之万过,煮药,禁神验。二水皆堪荡涤邪秽,煎煮汤药……盖取其洁诚也。"缪希雍认为:"凡汤液,一切宜用山泉之甘洌者,次则长流河水,井水不用。"他坚持认为只有流动的水才可以煎药,而"死水"不行。石寿棠的看法与之不同,他认为:"欲其速下,取急流水;欲其缓中,用甘澜水(即千扬水,如煎大半夏汤法)……种种治法,非参以意不可。"张璐认为:"古人服药,必择水火。故凡汤液,多用新汲井华水,取天真之气浮于水面也。"《本草纲目》是中药的集大成者,其卷五为水部,"集水之关于药食者",凡43种,分为二类:曰天,曰地。天之水有13种:雨水、潦水、露水、甘露、甘露蜜、明水、冬霜、腊雪、雹、夏冰、神水、半天河、屋漏水。地之水有30种:流水、井泉水、井华水、节气水、醴泉、玉井水、乳穴水、温汤、碧海水、盐胆水、阿井水、山岩泉水、古冢中水、粮罂中水、赤龙浴水、车辙中水、地浆、热汤、生熟汤、齑水、浆水、甑气水、铜壶滴漏水、三家洗碗水、磨刀水、浸蓝水、猪槽中水、市门溺坑水、洗手足水、洗儿汤。李时珍对煎药用水十分重视并指出:"水性之不同如此。陆羽烹茶,辨天下之水性美恶,烹药者反不知辨此,岂不戾哉!""流水者,大而江河,小而溪涧,皆流水也。其外动而性静,其质柔而气刚,与湖泽陂塘之止水不同。然江河之水浊,而溪涧之水清,复有不同焉。观浊水流水之鱼,与清水止水之鱼,性色迥别;淬剑染帛,各色不同;煮粥烹茶,味亦有异。则其入药,岂可无辨乎。"

如今煎药用水基本上以自来水为主,它符合古人要求的洁净、新鲜、流动的原则,其他使用的还有矿泉水、蒸馏水、纯净水等。农村有些地区还使用井水、河水,当以洁净、新鲜、流动为好。古人提到的其他用水,现今已经很少有人使用了。

第二节　诸　水　功　用

水是生命之源,世界上最早的生命就是诞生于水中,在成人的组织中水的比重约占70%,中年人的组织中水的比重约占60%,老年的组织中水的比重约占50%,而新生儿体内的水可高达80%~90%。水作为人体最主要的七大营养素(蛋白质、碳水化合物、脂类、食物纤维、维生素、矿物质、水)之一,对人体的生长、发育起着至关重要的作用,具有消化食物、循环血液、运输营养物质、促进体内生物化学反应、调节体温、腔隙间润滑、排泄废物等功能,与人体的衰老、寿命、免疫、代谢有直接的联系。水为人类生存和发展不可缺少的物质资源,参与了整个生命的物质、能量和信息代谢,人类对水的依赖超过了几乎任何陆地上的其他自然物。

一、长流水

"有曰长流水者,与千里水同,取历坷坎极多,来远流长之义,手足四肢之疾,非此莫攻。"长流水是指水流途经之地长者,多指江水而言。江水从发源地历经千万里,一路顺势而下,流入大海,其性只下不上。"长流水",取其来远流长之义,因此善治手足四肢之疾,也名东流水。《医学正传》有云:"谓长流水者,即千里水也,但当取其流长而来远耳,不可泥于千里者,以其性远而通达,历科坎已多,故取以煎煮手足四末之病,道路远之药,及通利大小便之用也。"医者多以其通达而利水道之性,治疗湿肿浮胀之疾或积聚搏痛之患。在《备急千金要方》中,孙思邈以长流水煎煮半夏汤,用以治疗胆腑实热、精神不守所致的失眠等症亦有较好效果。

二、顺流水

"有曰顺流水者,与朝东水类,谓向东流不悖,直下无碍之名,大小二便滞留,用斯即利。"顺流水,性顺而下流,与急流水下行之性类同,其水源远流长,昼夜不息,其性通达。《医学正传》云:"顺流水,其性顺而下流,故亦取以治下焦腰膝之证,及通利二便之用也。"《金匮要略》中泽漆汤主治胸中水气上迫于肺而致咳喘、浮肿、小便不利等症,用东流水五斗煎煮,即取其顺流之性,达到逐水消饮、清肺平喘、通利小便的目的。

三、逆流水

"逆流水,即回澜倒逆上流,堪吐上焦胸膈风痰,资易上涌。"《医学正传》云:"逆流水者,漫流洄澜之水也,以其性逆而倒流。"逆流水,即指江河中礁石前部流水因受阻形成逆流的回旋倒流之水,多用治中风、卒厥、疟疾、咽喉诸疾和涌吐痰饮等药物。

四、急流水

"急流水,系峻滩急趋下水,可去下体腿胯湿痛,仗竟下行。"急流水,指湍上峻急之流水,取其急速而达下之性,用来煎煮通利二便及治疗足胫以下之风药。正如《医学正传》云:"急流水,湍上峻急之流水也,以其性速急而下达,故特取以煎熬通利二便及足胫以下之风药也。"

五、井华水

"井华水,汲在早晨,补阴虚,并清头目,盖缘天一真气,浮结水面而未开。"井华水,又称井花水,即清晨新汲之井水。在《肘后备急方》中已可见到运用井华水煎药治疗疾病的记载。后世医者对井华水煎药的使用极其广泛。尤其唐代著名医家孙思邈喜用井华水煎药,其著作《备急千金要方》中提到:"凡煮汤,当取井华水,极令净洁,升斗分量勿使多少,煮之调和,候火用心,一如炼法。"后来在使用中,人们发现该水对于治疗阴虚疾病尤为适宜,因其"缘天一真气,浮结水面而未开"。故《得配本草》中总结到:"井泉水,一名井华水,甘、咸、平。得阴气多。滋阴降火,解热闷,除烦渴,宜煎补阴之药。"石声汉注:"平旦(清早)从井里第一次汲出之水。"味清气凉,平旦东方肝木相应,井花水入肝也,仲景用其煎风引汤治热证癫痫,取其清凉散热、平肝清心之功。《医学正传》云:"清晨井中第一汲者,其天一真精之气浮结于水面,故可取以烹煎补阴之剂。"以井花水为溶媒,取其清凉洁净之性,以滋阴潜阳,通窍解热。

六、山骨水

"山骨水,觅于长夏,退时疫,且却瘟黄,乃因夏至阴生,起从地底而极冷。"山骨水觅于长夏,长夏在五行中属土,为阴中之至阴,故起从地底而极冷。因此治疗上可清热解毒,治热病,如退时疫、却瘟黄。

七、半天河水

"半天河水,积诸竹木管中,即长桑君授扁鹊,以上池之水是也。质极清洁而不浊,堪炼丹药,欲成仙者须求。"半天河水,是指空树穴或空竹管中的水,总之只要是在竹木的凹陷中,而且没有接触到地的水都可以。《扁鹊仓公列传》一文载"饮是以上池之水三十日"。考《中医大辞典》谓:"上池水,未至地之水,如雨露之留于竹木内者是,俗称半天河水。"又云:"半天河水,竹篱头及空树穴中所存之雨水也。甘微寒，无毒。治诸风疾、鬼疰、狂邪、蛊毒、时疫、恍惚妄语；疗恶疮、风瘙疥痒等。"

八、菊英水

"菊英水，出于菊花多处，原陶靖节好植菊，而采英浸水是焉，气甚馨香而最甘，可烹茗芽，望延寿者宜啜。"缪希雍《先醒斋医学广笔记》载录了十四种煎药用水，其中的菊潭水、米泔水、缫丝汤均是《本草纲目》所未收录的。菊潭水为"山涧两岸，有天生甘菊花，其下流泉是也"，缫丝汤乃"以磁瓶收，密封，埋净土地中，任经数年，久而愈妙"。

九、春雨水

"春雨水，立春日，以器迎接空中，气得春升而生发，中气不足，清气不升，及年壮未嗣人，煎服极妙。"春雨水，即"立春节之雨水"，咸平无毒，其性始是春升生发之气，故可以煮中气不足清气不升之药，宜煎发散及补中气之药。

十、秋露水

"秋露水，秋分时，以物拂诸草上，性禀秋降而肃清，痨虫传尸，疳虫作胀，并年深染祟者，取饮最佳。"医家将露水和露剂统称为"露"，露剂由蒸馏所得，或由水蒸气集聚凝结而成，其性轻清，随气上蒸流行。由于药露轻灵、芳香、凉润等特性，契合温病以热、湿为主的病因，在发病过程中多伤阴等特点，故在温病、热病中使用广泛且种类繁多。且露剂性质甘寒凉润、辛香散利、养阴效捷，其味芳香，且与湿邪之趋下之性不同，故不助长湿邪，因此，阴液大伤或湿热伤阴等证用之尤佳。露剂性芳香而质轻，其性轻清趋上，故可开宣醒脾胃，湿阻气机者亦为多用。药露性甘者，可清养脾胃，医家亦常用食物蒸露以疗虚损，皆取其性质轻清而不黏腻，更易被脾胃运化，胃气极弱不能进粥饮者用之最宜。药物中能蒸为露剂者多为鲜药，且保留了其辛香之味，而鲜品之属辛香气药者又多较干品味厚力峻，且其药鲜力专、透发力强、质淳味厚、直捣病所，故其解郁行气血之力不容小觑，适用于胃痛、胁痛、呕吐、恶露不行等病证。露剂亦可辅助理血，调和营血，又补助阴津。露剂质轻清趋上，其性芳香，故有安神及醒神之效。露水亦可用于疟疾的治疗，主要有两种用法：一是将治疟汤药煎好后露置一宿，次日服用。白露降而炎暑消退，是取露的肃杀之气以清涤暑邪。此种用法的记载最多，如露姜饮法，"人参、生姜等分，阴阳水煎，去滓，露一宿，再煎数沸"。二是以秋露煎药，取其止疟除烦之效。清代吴仪洛《成方切用》用截疟七宝饮治"实疟久不已，脉弦滑浮大者"。"取露气以清暑邪也，无暑气者不用露"。露剂在疟疾治疗中的应用体现了传统中医取象比类的认识方法与辨证论治的基本原则。秋露,即秋天的露水,繁盛时又称繁露,取秋露肃降之性以止疟除烦、荡涤暑邪、止渴润肌等功效,亦可用于渍药。

十一、腊雪水

"腊雪水,瓮贮,掘地埋藏,性酷寒,治春夏时行疫毒。"将腊月里的雪水用瓮贮藏,埋于地下,可治来年时行疫毒。腊雪水为大寒之水,性味淡寒,《本草拾遗》言其可"解一切毒",《本草纲目》认为其"宜煎伤寒火暍之药,抹痱亦良"。如:治疗伤寒发黄,热病谵狂,以大黄五两,锉炒微赤,为散用腊雪水五升煎如膏,每服半匙,冷水下。

十二、甘澜水

"甘烂水,器盛,以物扬跃,气柔缓,调冬月阴证伤寒。"《黄帝内经》中有云:"其汤方以流水千里以外者八升,扬之万遍,取其清五升,煮之,炊以苇薪,火沸,置秫米一升。"这即是关于甘澜水的最早记载。张仲景在《伤寒论》中以甘澜水煎煮茯苓桂枝甘草大枣汤方用来治疗奔豚之症。甘澜水又名劳水,李时珍云:"盖水性本咸而体重,劳之则甘而轻,取其不助肾气而益脾胃也。"又谓:"主五劳七伤,肾虚脾弱,阳盛阴虚,目不能瞑。"甘澜水因其制作工艺较为复杂,现今临床已极少使用,然古人对于煎药溶剂的内涵的深刻理解,仍值得现代医家借鉴与学习。

十三、新汲水

"新汲水,井泉汲出,不经混杂为然,(不曾倾缸瓮者。)养心神诚获奇功。"井泉水分为井华水和新汲水:"将旦首汲,为井华水""无时初出,曰新汲水"。气味甘甜无毒,宜煎补阴之药和一切痰火气血药。如治疗百合病的百合知母汤、百合鸡子汤、百合代赭汤、百合地黄汤等均以泉水作溶媒。实际上,在《本草纲目》汤剂中的水就是指的新汲水和流水,有特殊要求的除外。

十四、无根水

"无根水,一名潦水。土凹(音勘)积留,不见流动者方是,扶脾胃果有神功。"无根水,又称潦水,首见于《礼记》"送葬不避涂潦"。《寿世青编》曰:"山谷中无人处,新坎中水也,取其性止而不流,且有土气,清者可煎调脾胃补中气之剂。"《伤寒论》第262条:"伤寒瘀热在里,身必黄。"病机为湿热发黄,风寒郁表,选用潦水煎煮麻黄连翘赤小豆汤。正如尤怡《伤寒贯珠集》所云:

"用潦水者,取其味薄,不助水气也。"《圣济总录》以潦水煮韭根、乌梅、吴茱萸治疗卒中之恶心腹刺痛;《普济方》以潦水煎秦皮、鼠尾草、蔷薇根治下赤连年。

十五、浆水

"仍有地浆,是人造者。挖地坎以水沃中,搅浊浑俄顷取服。恶毒能解,烦热能驱。枫上毒菌误食,笑不止者,用之即安;山中毒菌误食,命几死者,饮之立效。""炊粟米热,投入水中浸五六日,味酢,生白花,色显浆,故名。"甘酸微温无毒,也可用作煎汤。如:治赤白痢下、用甘草一尺,炙劈破,以淡浆水蘸二三度,又以漫火灸之后用生姜去皮半两,二味以浆水一升半,煎取八合,服之立效。又如:治风热牙痛,用油松节二两,槐白皮,地骨皮各一两,浆水煎汤,漱冷吐,疲乃止。

下 篇

白 术
(《神农本草经》)

【别名】山蓟、杨枹蓟、术、山芥、天蓟、山姜、山连、冬白术等。

【来源】本品为菊科植物白术 *Atractylodes macrocephala* Koidz. 的干燥根茎。冬季下部叶枯黄、上部叶变脆时采挖,除去泥沙,烘干或晒干,再除去须根。主产于浙江、湖北、湖南。

【性味归经】苦、甘,温。归脾、胃经。

【功效】健脾益气,燥湿利水,止汗,安胎。

【主治】①脾气虚弱,食少倦怠,腹胀泄泻,痰饮眩悸,水肿,带下;②气虚自汗;③脾虚胎动不安。

【原文记载】"浙术(俗呼云头术。)种平壤,颇肥大,由粪力滋溉;歙术(俗呼狗头术。)产深谷,虽瘦小,得土气充盈。(宁国、池州、昌化产者,并与歙类,境界相邻故也。)采根秋月俱同,制度烘曝却异。浙者大块旋曝,每润滞油多;歙者薄片顿烘,竟干燥白甚。凡用惟白为胜,仍觅歙者尤优。咀后人乳汁润之,制其性也;润过陈壁土和炒,窃彼气焉。(取向东陈年壁土研细,和炒褐色,筛去土用之。此因脾土受伤,故窃真土气以补助尔。若非脾病不必拘此制。)……除湿益燥,缓脾生津。驱胃脘食积痰涎,消脐腹水肿胀满。止呕逆霍乱,补劳倦内伤。……治皮毛间风,利腰脐间血。故上而皮毛,中而心胸,下而腰脐。在气主气,在血主血。又无汗则发,有汗则止,与黄芪同功。"(《本草蒙筌·草部上·白术》)

【释义】白术的道地药材有于术、浙东术、歙术、祁术、舒州术、江西术和平江术,其中浙白术和歙白术品质最佳。《本草蒙筌》指出浙白术较大,存放时间久容易走油,而歙白术切成薄片烘一段时间就能达到干燥的炮制目的。在炮制时一般根据其产地、性状、功效要求的不同而采用不同的炮制方法。《本草蒙筌》此处主要采用土炒法,其原因为"脾胃属土""以类相从",其功效和意图是"扶脾益胃""专止注泻"。《神农本草经疏》中指出"乳属阴,其性凉而滋润,血虚有热,燥渴枯涸者宜之",因此"人乳汁润之"可能与人乳既可补血填精又可制白术燥性有关。

【炮制方法】

1. 白术　取原药材,除去杂质,洗净,润透,切厚片,干燥,筛去碎屑。

2. 土炒白术　先将土粉置锅内,用中火加热,炒至土呈灵活状态时,投入白术片,炒至白术表面均匀挂土粉时,取出,筛去土粉,放凉。

每 100kg 白术片,用灶心土 25kg。

3. 麸炒白术　先将锅用中火烧热,撒入麦麸(或蜜炙麦麸),待冒烟时,投入白术片,不断翻炒,至白术呈焦黄色,逸出焦香气,取出,筛去麦麸,放凉。

每 100kg 白术片,用麦麸 10kg。

【炮制作用】

1. 白术　健脾燥湿,利水消肿。

2. 土炒白术　借土气助脾,补脾止泻力强。

3. 麸炒白术　能缓和燥性,借麸入中,增强健脾、消胀作用。

【临方应用】

1. 白术

方名:五苓散(《伤寒论》)。

组成:猪苓(去皮)、泽泻、白术、茯苓、桂枝(去皮)。

功用:利水渗湿,温阳化气。

主治:蓄水证、痰饮、水湿内停证。

2. 土炒白术

方名:附子理中丸(《太平惠民和剂局方》)。

组成:附子(炮)、人参(去芦)、干姜(炮)、甘草(炙)、白术(土炒)。

功用:温阳祛寒,补气健脾。

主治:脾胃虚寒较甚,或脾肾阳虚证。

3. 麸炒白术

方名:枳术丸(《脾胃论》)。

组成:枳实(麸炒黄色、去瓤)、白术(麸炒)。

功用:健脾消痞。

主治:脾虚气滞,饮食停积。

【新安医案】

一人年三十,形色颇实。初因舟行过劳受热,咳嗽不已,续又病疟,素有热淋。求医服药,或作或辍。回家,予为诊之。脉皆濡弱近缓,左尺略驶。曰:此热伤气也。肺为气主。气伤,肺亦伤矣,故发咳嗽。其疟亦因热而作。令用人参钱半,白术、麦门冬、茯苓各一钱,归身、知母各七分,青皮、黄柏、甘草各五分,煎服而安。九月复舟行过劳感热,其疟复作。或一日一发,或二日一发,或

三日一发,或连发二日。回家,医作疟治不效。仍用前方煎服,遂安。(《石山医案》)

【现代研究】

现代研究表明,白术主要含挥发性成分、多糖类、内酯类、黄酮类、苷类等化学成分,具有抗肿瘤、修复胃黏膜、抗炎镇痛、调整水液代谢、保肝、改善记忆力、调节脂代谢、降血糖、抗血小板、抑菌、免疫调节等多种药理作用。徐春良等发现不同炮制方法对白术药材中白术内酯Ⅰ、白术内酯Ⅱ、白术内酯Ⅲ、苍术酮及浸出物含量均有一定的影响。米泔水漂白术的白术内酯Ⅰ、白术内酯Ⅱ、白术内酯Ⅲ含量明显增高;焦炒白术和麸炒白术中白术内酯Ⅲ含量显著增高,且焦炒白术中浸出物含量明显升高,这可能是焦炒白术健脾止泻功效显著增强的原因。几种不同白术炮制品中苍术酮含量变化不明显。浸出物含量变化趋势:焦白术＞白术药材＞麸炒白术＞土炒白术＞米泔水漂白术。

生 干 地 黄

(《神农本草经》)

【别名】地髓、生地黄、原生地、干生地等。

【来源】本品为玄参科植物地黄 *Rehmannia glutinosa* Libosch. 的新鲜或干燥块根。秋季采挖,除去芦头、须根及泥沙,鲜用;或将地黄缓缓烘焙至约八成干。前者习称"鲜地黄",后者习称"生地黄"。主产于河南、山西、河北。

【性味归经】甘,寒。归心、肝、肾经。

【功效】清热凉血,养阴生津。

【主治】①热入营血,温毒发斑;②血热出血;③热病伤阴,舌绛烦渴,内热消渴;④阴虚发热,骨蒸劳热;⑤津伤便秘。

【原文记载】"秋深汁降,根实采收。日干者平,火干者温,蒸干者温补,生干者平宣。地产南北相殊,药力大小悬隔。江浙种者,(多种肥壤。)受南方阳气,质虽光润力微;怀庆(郡名,属河南。)生者,(多生深谷。)禀北方纯阴,皮有疙瘩力大。用试寸水,分别三名。浮者天黄,沉者地黄,半浮沉者人黄。惟地黄独优取服,余二者并劣检除。……咀犯铁器肾消,(竹刀切碎。)食同萝卜发皓。得麦门冬善为引导,拌姜汁炒不泥膈痰。如上达补头脑虚,或外行润皮肤燥。必资酒浸,方促效臻。……凉心火血热,俾去眼疮。泻脾土湿热,使长肌肉。骨蒸劳热可退,五心烦热堪驱。止血溢吐衄单方,疗伤折金疮要药。又治妇人月经闭绝,产后血上攻心。妊娠下血漏胎,崩中下血不止。"(《本草蒙筌·草部上·生干地黄》)

【释义】"秋深汁降,根实采收",生干地黄的成熟期在深秋,于此时采摘的生品为鲜地黄。由于季节、地域及储存的限制,鲜地黄不易保存,故需要一定的炮制。《证类本草》指出:"干地黄,《本经》不言生干及蒸干,方家所用二物别,蒸干即温补,生干则平宣,当依此以用之。"生干及蒸干的地黄均被称为干地黄,二者在功效上有些许差别。关于地黄的选取,陈嘉谟首推禀北方纯阴之气而力强质重的怀地黄。在炮制中"咀犯铁器肾消(竹刀切碎)"的方法与《本草害利》中"掘取鲜根洗净,竹刀切片,或捣汁用"、《雷公炮制论》中"勿令犯铜、铁器,令人肾消,并白髭发,男损荣、女损卫也"相同,防止地黄与金属物质接触,发生氧化。在辅料的选择上,陈嘉谟依证选择麦冬或生姜。麦冬归心、肺、胃经,具有养阴生津、润肺清心的功效,陈氏言地黄"得麦门冬善为引导",两者同归心经,共奏滋阴除烦之功;生姜化痰,陈氏采用姜汁拌炒生地,有清热凉血化痰之功。《神农本草经疏》指出酒"主行药势,杀百邪恶毒气",王好古曰酒"能行诸经不止",陈嘉谟以酒为溶剂,既可引经,又能增强补虚润燥之力。

【炮制方法】

1. 鲜地黄　取鲜药材,除去杂质,洗净,用时切厚片或绞汁。

2. 生地黄　取干药材,除去杂质,洗净,闷润,切厚片,干燥。

3. 熟地黄

(1)取净生地黄,加黄酒拌匀,置蒸制容器内,密闭隔水炖至酒吸尽,药物显乌黑色光泽,味转甜,取出,晒至外皮黏液稍干时,切厚片或块,干燥。

每100kg生地黄,用黄酒30~50kg。

(2)取净生地黄,置蒸制容器内,隔水蒸至黑润,取出,晒至八成干,切厚片或块,干燥。

4. 生地炭　取生地黄片,置炒制容器内,用武火炒至焦黑色,发泡,鼓起时,取出,放凉。或用闷煅法煅炭。

5. 熟地炭　取熟地黄片,置炒制容器内,用武火炒至焦褐色,取出,放凉。或用闷煅法煅炭。

【炮制作用】

1. 鲜地黄　具清热生津、凉血、止血的功效。

2. 生地黄　为清热凉血之品,具清热凉血、养阴生津的功效。

3. 熟地黄　具补血滋阴、益精填髓的功效。

4. 生地炭　入血分,凉血止血。

5. 熟地炭　以补血止血为主。

【临方应用】

1. 鲜地黄

方名:五汁一枝煎(《重订通俗伤寒论》)。

组成:鲜生地汁、鲜茅根汁、鲜生藕汁、鲜淡竹沥、鲜生姜汁、紫苏旁枝。

功用:清热凉血,生津润燥

主治:心包邪热郁蒸。

2. 生地黄

方名:生干地黄散方(《太平圣惠方》)。

组成:生干地黄、甘草(炙微赤,锉)、麦门冬(去心)、赤茯苓、半夏(去苗)。

功用:滋阴凉血,生津健脾。

主治:主治肺痿咳嗽,吐脓血,胸胁胀满,短气羸瘦,不思饮食。

3. 熟地黄

方名:保阴煎(《景岳全书》)。

组成:生地、熟地、芍药、山药、川续断、黄芩、黄柏、生甘草。

功用:滋阴清热。

主治:带浊遗淋,色赤带血,脉滑多热,便血不止,及血崩、血淋,或经期太早,凡一切阴虚内热动血等证。

4. 生地炭

方名:阿胶丸(《丁甘仁先生家传珍方》)。

组成:党参、附子、阿胶、白术、甘草、生地炭、地榆炭、茯苓。照方一料,用灶心土四两,煎汤化胶。

功用:升阳举陷止血。

主治:治便血,先便后血。

5. 熟地黄炭

方名:石莲子汤(《新医学》)。

组成:石莲子、茯苓、车前子、泽泻、萆薢、熟地炭、阿胶珠、蒲黄炭、当归、甘草。

功用:清热祛湿,分清去浊。

主治:乳糜尿。

【新安医案】

巴予封兄令政,七孕而七小产,每次至七十余日必堕。继而有孕,望子甚切,嘱予以药安之。诊脉数而弦急,予曰:“三月为心主脉养胎,君火常动,故胎往往易堕。今经期方阻,而脉遽如是,白带时下,血虚火盛,胎何以安。"遂以黄芩、黄柏、生地、白芍、侧柏叶清热凉血,杜仲固肾托胎,樗根皮止涩断下,蜜丸服之,果足月而生男。(《赤崖医案》)

【现代研究】

现代研究表明,生干地黄中主要含有主要含梓醇等环烯醚萜苷类、毛蕊花糖苷等苯乙醇苷类、β-谷甾醇、多种氨基酸和糖类等化学成分,具有止血、强心、利尿、降血糖、抗炎、保肝等作用。李更生等研究发现地黄从鲜品加工成生地黄至熟地黄过程中,颜色从淡黄色变成黑色,梓醇的量降至原来的1/7,地黄苷A和地黄苷D在生地黄中的量比熟地黄中高。高观祯等发现鲜地黄、生地黄以及熟地黄中总氨基酸量随着炮制过程的进行而降低。鲜地黄经干制后,总氨基酸质量分数从4.798%降至3.608%;而生地黄经炮制后,总氨基酸质量分数从3.608%降到3.037%。鲜地黄精氨酸质量分数为0.960%,生地黄中降至0.497%,而在熟地黄中质量分数最终降至0.161%。

当　归
(《神农本草经》)

【别名】干归、马尾当归、秦归、马尾归、云归、西当归、岷当归等。

【来源】本品为伞形科植物当归 *Angelica sinensis*(Oliv.)Diels 的干燥根。秋末采挖,除去须根和泥沙,待水分稍蒸发后,捆成小把,上棚,用烟火慢慢熏干。主产于甘肃省东南部的岷县。

【性味归经】甘、辛,温。归肝、心、脾经。

【功效】补血活血,调经止痛,润肠通便。

【主治】①血虚萎黄,眩晕心悸;②血虚、血瘀之月经不调,经闭痛经;③虚寒腹痛,风湿痹痛,跌扑损伤,痈疽疮疡;④血虚肠燥便秘。

【原文记载】"生秦蜀两邦,(秦属陕西,蜀属四川。)有大小二种。大叶者名马尾当归,黄白气香肥润(此为上品,市多以低假酒晒润充卖,不可不察);小叶者名蚕头当归,质黑气薄坚枯(此为下品,不堪入药)。一说:川归力刚可攻,秦归力柔堪补。……芦苗去净,醇酒制精。行表洗片时,行上渍一宿。体肥痰盛,姜汁渍宜。曝干咬咀,治血必用。东垣云:头止血上行,身养血中

守,尾破血下流,全活血不走。"(《本草蒙筌·草部上·当归》)

【释义】当归的药材选择有一定的讲究,品种、部位、产地均需辨别。正如《本草纲目》指出:"秦归头圆尾多色紫气香肥润者,名马尾归,最胜他处;头大尾粗色白坚枯者,为馋头归,止宜入发散药尔。"陈嘉谟亦推崇马尾当归。而产地地形复杂程度可能是导致不同品种当归力刚、力柔的原因。《神农本草经》指出"当归味温,主呃逆上气",有补血、和血、调经止血、润肠滑肠之功效,在临床配伍中主要用于血虚证。陈氏"芦苗去净,醇酒制精",用黄酒炒制当归以增强其活血散瘀的功效。陈氏指出"体肥痰盛,姜汁渍宜";《神农本草经疏》载"生姜所禀与干姜性气无殊。第消痰止呕,出汗散风,祛寒止泄,疏肝导滞,则功优于干者。"此处使用姜汁浸渍,概取其化痰之功以助当归疗体肥痰盛。"曝干呹咀",与炒炭相似,可增强和血止血之功。

【炮制方法】

1. 当归　取原药材,除去杂质,洗净,润透,切薄片,晒干或低温干燥。

2. 酒当归　取净当归片,加入定量黄酒拌匀,稍闷润,待酒被吸尽后,置炒制容器内,文火加热,炒至深黄色,取出晾凉。

每 100kg 当归片,用黄酒 10kg。

3. 土炒当归　将灶心土粉置预热适度的炒置容器内,中火加热炒至土呈灵活状态,倒入净当归片,炒至当归片上粘满细土时取出。筛去土,摊凉。

每 100kg 当归片,用灶心土粉 30kg。

4. 当归炭　取当归片,置预热适度的炒制容器内,中火加热,炒至微黑色,取出晾凉。

【炮制作用】

1. 当归　生品质润,具有补血调经、润肠通便的功能。

2. 酒当归　活血通经、祛瘀止痛的作用增强。

3. 土炒当归　既能增强入脾补血作用,又能缓和油润而不至滑肠。

4. 当归炭　以止血和血为主。

【临方应用】

1. 当归

方名:小续命汤(《备急千金要方》)。

组成:麻黄、人参、桂心、芍药、甘草、防己、黄芩、当归。

功用:补气血,祛风邪。

主治:风历年岁,或歌或哭、大笑、言语无所不及。

2. 酒当归

方名:换肌消毒散(《校注妇人良方》)。

组成：土茯苓、当归（酒洗）、白芷、皂角刺、薏苡仁、白鲜皮、木瓜（不犯铁器）、金银花、木通、炙甘草。

功用：清热解毒，祛风除湿，消肿排脓。

主治：杨梅疮，不拘初起溃烂，或发舌间、喉间。

3. 土炒当归

方名：清胎万全饮（《妇科玉尺》）。

组成：阿胶蛤粉炒熟地、酒白芍、酒黄芩、酒川断、土炒当归、川芎、炒茯苓、炒荆芥、炙甘草。

功用：安胎。

主治：治觉腹大重。

4. 当归炭

方名：理中生化汤（《医方简义》）。

组成：炮姜、东洋参（炒）、苍术、川芎、桃仁泥、当归炭、炙甘草、淡附片、姜半夏、川连（姜汁炒）。

功用：温中逐寒。

主治：治霍乱吐泻并作。

【新安医案】

宫谕彭公（讳凌霄，淅川人）夫人，两月经不行，嗣后间行数点。诸医悉以安胎药治后，至五月，腹虽渐大，予诊脉非孕者。公不肯用通经药。予曰：此证往往误人，不治将深。丹参有安生胎、下死胎、去瘀血、生新血之能，用二钱为君；蕲艾、香附行血不动胎，各用一钱为臣；当归（全用）、生地黄各一钱，甘草三分以和之。煎服数剂，经行而愈。（《程原仲医案》）

【现代研究】

现代研究表明，当归中主要含有挥发油、多糖类、有机酸、氨基酸和黄酮类等化学成分，有抗炎、促进造血功能，抗肿瘤、保肝护肾、增强免疫功能，调节心脑血管、子宫平滑肌和平喘等药理作用。喻录容等通过气相色谱 - 质谱联用仪分析，发现炮制前后当归各成分的变化较大，酒炙后当归的挥发性成分含量降低，提取率下降，但大部分化学成分增加，组成上发生较大变化。郭延生等的实验研究结果表明，不同浓度当归炮制品醇提液对羟自由基和氧自由基都有一定的清除作用，随浓度的增大，清除率显著增高，呈现良好的剂量依赖关系；并且不同炮制品清除羟自由基和氧自由基的能力各不相同，其中当归炭清除自由基的效果最好，酒当归次之，与前人之言"油当归偏于养血润肠，酒当归偏于活血，当归炭偏于止血"相一致。

远 志

(《神农本草经》)

【别名】葽绕、蕀蒬、棘菀、细草、小鸡腿、小鸡眼、小草根等。

【来源】本品为远志科植物远志 *Polygala tenuifolia* Willd. 或卵叶远志 *Polygala sibirica* L. 的干燥根。春、秋二季采挖,除去须根和泥沙,晒干或抽取木心晒干。主产于山西、陕西、河北、河南。

【性味归经】苦、辛,温。归心、肾、肺经。

【功效】安神益智,交通心肾,祛痰,消肿。

【主治】①心肾不交引起的失眠多梦、健忘惊悸、神志恍惚;②癫痫惊狂;③咳痰不爽;④疮疡肿毒,乳房肿痛。

【原文记载】"根名远志,四月采收。用宜去骨取皮,甘草汤渍一宿。(因苦下行,以甘缓之,使上发也。)漉向日曝,干入剂煎。……益精壮阳,强志倍力。辟邪气,去邪梦,定心气,安心神。……治小儿惊痫客忤,疗妇人血禁失音。……除胸痹心痛气逆,禁虚损梦魇精遗。"(《本草蒙筌·草部上·远志》)

【释义】历代远志的炮制方法有去心、甘草制、姜制、炒制、酒制、米泔水制、灯心草煮、复制法等。无论哪种炮制方法,远志均需去心。但现代有研究表明,带心的远志不仅毒性和溶血作用较去心之远志皮低约50%,而且镇静作用略强,祛痰作用并不减弱,故有学者认为远志并无必要去心。远志生品"戟人咽喉",陈嘉谟此处以"去骨取皮,甘草汤渍一宿"的方法进行炮制。远志味苦性温,《本草从新》载"甘者能补能和能缓",故以甘草制,缓其苦性或刺激性,又"使上发也"。

【炮制方法】

1. 远志　取原药材,拣去杂质,略洗,润透,切段,干燥。

2. 制远志　取甘草,加适量水煎煮两次,合并煎液浓缩至甘草量的10倍,再加入净远志,用文火煮至汤被吸尽,取出,干燥。

　　每100kg远志段,用甘草6kg。

3. 蜜远志　取熟蜜,加入少许开水稀释后,淋于制远志段中,稍闷,用文火炒至蜜被吸尽,药色深黄,略带焦斑,疏散不粘手为度,取出,放凉。

每 100kg 远志段,用熟蜜 20kg。

4. 朱砂制远志　取制远志加水湿润后,撒入朱砂细粉,拌匀,晾干。

【炮制作用】

1. 远志　生品"戟人咽喉",多外用涂敷。

2. 制远志　既能缓和燥性,又能消除麻味,防止刺喉,以安神益智为主。

3. 蜜远志　蜜制后增强化痰止咳的作用。

4. 朱远志　朱砂制后增强宁心安神的作用。

【临方应用】

1. 远志

方名:远志丸(《太平惠民和剂局方》)。

组成:远志(去心,姜汁炒)、牡蛎(煅,取粉)、白茯苓(去皮)、人参、干姜(炮)、辰砂(别研)、肉苁蓉(净洗,切片,焙干)。

功用:补肾养心,定志安神。

主治:治心肾两虚,精神恍惚,健忘多惊,睡卧不宁,遗精淋浊,虚汗盗汗,耳聋耳鸣。

2. 制远志

方名:内补黄芪汤(《景岳全书》)。

组成:黄芪、人参、官桂、熟地黄、麦门冬、当归、川芎、白芍、茯苓、远志、生姜、大枣、炙甘草。

功用:温补气血,生肌敛疮。

主治:痈疽溃后,气血两虚证。

3. 蜜远志

方名:安神熟地黄散(《医略六书》)。

组成:熟地、人参、黄芪(蜜炙)、龙齿(煅)、远志、桂心、茯神(去木)、炙甘草、当归。

主治:悸病脉弦涩者。

4. 朱远志

方名:远志丸(《张氏医通》)。

组成:远志、酸枣仁、石菖蒲、茯神、人参、龙齿。

功用:养心益智,镇惊安神。

主治:主治神不守舍,梦寐不宁者。

【新安医案】

潘某,男,17 岁。发病已 3 年,始初难以安寐,继而时或神识欠楚,胡言乱语,甚至暴躁打人,自觉头昏胸闷,口干而苦,脉弦略有滑象。痰火上实,蒙蔽清窍,姑以潜镇熄风、清热除痰为治。珍珠母、川玉金、合欢花、煅龙齿、石菖蒲、夜交藤、朱茯神、天竺黄、清半夏、炙远志肉、陈胆星、二青竹茹、煅石膏,五剂。二诊,药后夜寐略安,暴躁略平,惟仍乱语,脉弦,守原加减。减清半夏、二青竹茹,加柏子仁、酸枣仁,五剂。(《王任之医案》)

【现代研究】

　　现代研究表明,远志中主要含皂苷类、酮类和寡糖酯类等化学成分,具有改善认知障碍、提高学习记忆能力、抗衰老、保护神经、抗抑郁、抗惊厥等中枢神经系统的药理作用。高慧等研究发现远志炮制前后成分种类与成分含量均发生了明显变化,炮制过程中皂苷类、寡糖酯类等同类成分间的转化以及辅料甘草成分的引入是产生该差异的主要原因,经测定生远志与制远志差异成分 25 个,远志炮制后缓和燥性、消除麻味,安神益智作用增强可能与此相关。王光志等发现蜜炙、酒制与甘草制均可提高远志浸出物与远志酸的含量,蜜远志较生远志、制远志止咳化痰作用增强,可能与蜜远志中炮制辅料蜂蜜味甘滋润的性能有关;蜜远志、制远志均可适当缩短小鼠入睡潜伏时间;制远志组小鼠脑内五羟色胺、去甲肾上腺素和多巴胺含量较生远志、蜜远志组小鼠高。

菟　丝　子
(《神农本草经》)

　　【别名】菟丝实、吐丝子、无娘藤米米、黄藤子、龙须子、萝丝子、黄网子、黄萝子、豆须子、缠龙子、黄丝子等。

　　【来源】本品为旋花科植物南方菟丝子 *Cuscuta australis* R.Br. 或菟丝子 *Cuscuta chinensis* Lam. 的干燥成熟种子。秋季果实成熟时采收植株,晒干,打下种子,除去杂质。

　　【性味归经】辛、甘,平。归肝、肾、脾经。

　　【功效】补益肝肾,固精缩尿,安胎,明目,止泻;外用消风祛斑。

　　【主治】①肝肾不足,腰膝酸软,阳痿遗精,遗尿尿频;②肾虚胎漏,胎动不安;③肝肾不足,目昏耳鸣;④脾肾虚泻;⑤白癜风。

【原文记载】"味辛、甘,气平。无毒。朝鲜(国名)多产,宛句(属山东兖州府。)独佳。蔓延草木之间,无根假气而出。实如蚕子,秋采荫干。色黄细者名赤纲,色浅大者名菟蘽。种类虽二,功效并同。先用水洗去砂,次以酒渍杵烂。捏成薄饼,向日曝干。研末为丸,不堪煎液。益气强力,补髓添精。虚寒膝冷腰疼,正宜多服;鬼交梦遗精泄,勿厌频吞。肥健肌肤,坚强筋骨。服之久久,明目延年。茎叶煎汤,小儿可浴。解热毒痱疹,散痒塌痘疮。"(《本草蒙筌·草部上·菟丝子》)

【释义】《神农本草经》将菟丝子列为上品,"味辛、平,主续绝伤,补不足,益气力,肥健人……久服明目,轻身延年"。《肘后备急方》中首次记载了采用"酒渍服"方式炮制菟丝子,《扁鹊心书》记载"淘净酒煮,捣成饼,焙干",均与陈嘉谟记载的"先用水洗去砂,次以酒渍杵烂"炮制方法相似。生品菟丝子以养肝明目力胜,而酒制可缓和药性,使其味转厚,增强温补肝肾的作用,故酒制品偏于温补脾肾。现行《中华人民共和国药典》中菟丝子采用的是盐制法,取盐制引药下行,入肾经之功。

【炮制方法】

1. 菟丝子 取原药材,除去杂质,淘净,干燥。

2. 盐菟丝子 取净菟丝子,加盐水拌匀,闷润,待盐水被吸尽后,置炒制容器内,用文火加热,炒至略鼓起,微有爆裂声,并有香气逸出时,取出晾凉。

每 100kg 菟丝子,用食盐 2kg。

3. 酒菟丝子饼 取净菟丝子,加适量水煮至开裂,不断搅拌,待水液被吸尽,全部显黏丝、稠粥状时,加入黄酒和白面拌匀,取出,压成饼,切成小方块,干燥。

每 100kg 菟丝子,用黄酒 15kg,白面 15kg。

4. 炒菟丝子 取菟丝子,置炒制容器内、用文火加热,炒至微黄色、有爆裂声,取出晾凉。

【炮制作用】

1. 菟丝子 具有益肾固精、安胎、养肝明目、止泻的功能。多用于煎剂和酊剂中。菟丝子偏温,补阳胜于补阴。

2. 盐菟丝子 不温不寒,平补阴阳,并能引药归肾,增强补肾固精安胎作用。

3. 酒菟丝子饼 可增加温肾壮阳固精的作用,并可提高煎出效果,便于粉碎,为较常用的炮制方法。

4. 炒菟丝子 其功用与生品相似,但炒后可提高煎出效果、便于粉碎、利于制剂,多入丸散剂。

【临方应用】

1. 菟丝子

方名:菟丝子煎(《鸡峰普济方》)。

组成:菟丝子、五味子、生干地黄。

功用:清热凉血,补益肝肾,养阴生津。

主治:阴虚发热,四肢发热,逢风如炙如火。

2. 盐菟丝子

方名:茯菟丸(《太平惠民和剂局方》)。

组成:菟丝子(盐炒)、白茯苓、石莲子(去壳)。

功用:固肾健脾,宁心缩尿。

主治:心气不足,思虑太过,肾经虚损,真阳不固,溺有余沥,小便白浊。

3. 酒菟丝子

方名:内补鹿茸丸(《卫生宝鉴》)。

组成:鹿茸(酥炙)、菟丝(酒浸)、蒺藜(炒)、紫菀、白蒺藜、肉苁蓉、官桂、附子(炮)、阳起石、蛇床(酒浸)、桑螵蛸。

功用:温肾培元,固损涩精。

主治:肾精亏损。

4. 炒菟丝子

方名:寿胎丸(《医学衷中参西录》)。

组成:菟丝子(炒熟)、桑寄生、川续断、真阿胶。

功用:固肾安胎。

主治:滑胎。

【新安医案】

壬午冬,萃翁患外证甚重,因往候之。……乃告之曰:"此疽也,其病在阴,治须温补内托,由阴转阳,掀肿作痛,毒化成脓,庶几无虑。"嘱邀潘日章兄同议。方订十全大补汤加白芷、穿山甲。薄暮使来促云:刻病甚剧,祈速往。入室,见翁靠坐于地,众皆仓皇,予惊问故。乃弟子桥先生言:"家兄因起身更衣,站立不住,忽然跌仆,遂作昏晕,故此不能动移。"按脉迟细欲伏,面青肢冷,呕恶频频。予曰:"此中寒也,病上加病,切防脱。变计惟参附汤以济其急,呕多胃逆,更以干姜佐之,古有霹雳散之名,形其迅速也。"适日兄亦至,意见相符,于是用高丽参五钱,附子、干姜各二钱五分,令先扶掖上床,药熟倾服。予与日兄同坐室中,俟其消息。时届三鼓,渐见呕定肢温,神苏脉出。予喜曰:"可无忧矣。"令煎二渣与服。次早复召……商以大剂养荣汤加附子。再诊更增枸杞、菟丝、巴戟天,及河车、鹿茸血肉之属,日渐知痛,肿起脓稠,腐化新生,治疗

月余,疮口始敛。(《杏轩医案》)

【现代研究】

现代研究表明,菟丝子中主要含有黄酮类、酚酸类、生物碱类、木脂素类、甾类、多糖类、挥发性成分等化学成分,生物活性广泛,具有保肝、抗骨质疏松、调节免疫、抗氧化、肿瘤、增强内分泌系统功能、抑制黑色素合成等药理作用。燕宇真等发现相较于水洗晒干法,其他方法炮制得到的菟丝子水提物中总黄酮和多糖含量均增加,从而具有更强抗氧化能力;破碎处理会促进菟丝子活性物质的释放,从而促进其抗氧化能力。醇提物中总黄酮和多糖含量总体高于水提物。而多酚和多糖是菟丝子活性能功能的主要贡献物质,其中黄酮参与了菟丝子的补肾、安胎、调节免疫力等作用,多糖参与了菟丝子免疫作用。

补 骨 脂

(《药性论》)

【别名】胡韭子、婆固脂、破故纸、补骨鸱、黑故子、胡故子、吉固子、黑固脂等。

【来源】本品为豆科植物补骨脂 *Psoralea corylifolia* L. 的干燥成熟果实。秋季果实成熟时采收果序,晒干,搓出果实,除去杂质。主产于陕西、河南、安徽、四川等地。

【性味归经】辛、苦,温。归肾、脾经。

【功效】温肾助阳,纳气平喘,温脾止泻;外用消风祛斑。

【主治】①肾阳不足,阳痿不孕,腰膝冷痛;②肾虚遗精滑精,遗尿尿频;③肾虚作喘;④脾肾阳虚,五更泄泻;⑤白癜风,斑秃。

【原文记载】"生广西诸州,子圆扁而绿。盐酒浸宿,(浮酒面者,轻虚去之。)蒸过曝干。……治男子劳伤,疗妇人血气。腰膝酸疼神效,骨髓伤败殊功。除囊湿而缩小便,固精滑以兴阳道。却诸风痹,去四肢冷疼。"(《本草蒙筌·草部上·补骨脂》)

【释义】《神农本草经疏》曰:"补骨脂禀火土之气,而兼得乎天令之阳。……能暖水脏,阴中生阳,壮火益土之要药也。"补骨脂炮制始于《雷公炮炙论》,临床用其生品或炮制品,炮制方法主要有清炒、酒浸炒、盐炙(制)、雷公法、蒸法等。补骨脂的炮制工艺以《中华人民共和国药典》规定的盐炙法为主,其认为盐制补骨脂能缓和其辛窜温燥之性,并可引药入肾,增强补肾纳气的作用;但也有部分地区如广州地区,常使用盐蒸法进行炮制。雷公云:"凡使,性本大燥,毒,用酒浸一宿后,漉出,却用东流水浸三日夜,却,蒸,从巳至申,出,日干用。"陈嘉谟在《本草蒙筌》中记载:"盐酒浸宿,(浮酒面者,轻虚去之。)蒸过曝干。"这两者所记载的盐蒸法相似,可作参考。有学者验证得出盐蒸法优于盐炙法的结论,或可为补骨脂的炮制工艺优化提供依据。

【炮制方法】

1. 补骨脂　取原材料,除去杂质。

2. 盐补骨脂　取净补骨脂,用盐水拌匀,闷润,待盐水被吸尽后,置炒制容器内,用文火加热,炒至微鼓起、迸裂并有香气逸出时,取出晾凉。

每 100kg 补骨脂,用盐 2kg。

【炮制作用】

1. 补骨脂　生品有温肾壮阳、除湿止痒的功能。

2. 盐补骨脂　盐制后可引药入肾,增强温肾助阳、纳气、止泻的作用。

【临方应用】

1. 补骨脂

方名:补骨脂酊(《赵炳南临床经验集》)。

组成:补骨脂、75% 酒精。

功用:调和气血,活血通络,润肤止痒,生发,祛白斑。

主治:主白癜风,扁平疣,斑秃,神经性皮炎,瘙痒症。

2. 盐补骨脂

方名:四神丸(《证治准绳》)。

组成:肉豆蔻(煨)、五味子(醋制)、补骨脂(盐炒)、吴茱萸(制)、大枣(去核)、生姜。

功用:温肾散寒,涩肠止泻。

主治:肾阳不足所致的泄泻,症见肠鸣腹胀、五更溏泻、食少不化、久泻不止、面黄肢冷。

【新安医案】

余先生,八月二十六日。诊脉虚细无力,症属三阴大亏,肾真亦衰,食减便泻,勉拟建中汤兼以固涩下元。病非草木见功,难以挽回,附方以俟。炒白芍、白术、扁豆、炙甘草、云苓、芡实、诃子、苡仁、广皮、灶心土、罂粟壳、饴糖、四神丸。(《洪桂医案》)

【现代研究】

现代研究表明,补骨脂中主要含有香豆素类、补骨脂素、异补骨脂素、黄酮类、补骨脂乙素、补骨脂多糖等多种化学成分,具有抗骨质疏松、神经保护、抗肿瘤、雌激素样、抗炎等多重药理作用。蔡涛涛等研究发现补骨脂不同炮制方式对小鼠急性毒性强度关系为:生补骨脂水提组分 > 盐补骨脂水提组分 > 盐补骨脂全组分 > 生补骨脂全组分。补骨脂中补骨脂素与异补骨脂素含量越高,对正常小鼠急性毒性强度越大,提示补骨脂的毒性大小与补骨脂素和异补骨脂素含量高低呈正相关。吴育等认为盐补骨脂可降低其毒副作用,增强补益肝肾的功能,与古云"盐制入肾"结论一致,经炮制后补骨脂的燥性降低,疗效增强。

黄 芩
(《神农本草经》)

【别名】腐肠、黄文、妒妇、虹胜、经芩、印头、内虚、子芩、宿芩、独尾芩、条芩、元芩、上金茶根、山茶根等。

【来源】本品为唇形科植物黄芩 *Scutellaria baicalensis* Georgi 的干燥根。春、秋二季采挖,除去须根和泥沙,晒后撞去粗皮,晒干。

【性味归经】苦,寒。归肺、胆、脾、大肠、小肠经。

【功效】清热燥湿,泻火解毒,止血,安胎。

【主治】①湿温、暑湿,胸闷呕恶,湿热痞满,泻痢,黄疸;②肺热咳嗽,高热烦渴;③痈肿疮毒;④血热出血;⑤胎热胎动不安。

【原文记载】"所产尚彭城,(属山东。)凡用择深色。剔去内朽,刮净外衣。薄片咀成,生炒如式。……枯飘者名宿芩,入手太阴,上膈酒炒为宜;坚实者名子芩,入手阳明,下焦生用最妙。宿芩泻肺火,消痰利气,更除湿热,不留积于肌表间;子芩泻大肠火,养阴退阳,又滋化源,常充溢于膀胱内。赤痢频并可止,赤眼胀痛能消。……单味而清头脑。总除诸热,收尽全功。子研细煎汤,治肠澼脓血。"(《本草蒙筌·草部中·黄芩》)

【释义】黄芩在炮制时需要"剔去内朽,刮净外衣",切片后进行炒制,炒制可以降低黄芩的寒性,同时可以起到灭活酶作用,防止苷类成分氧化分解。关于宿芩与子芩的鉴别,《本草纲目》指出,"宿芩乃旧根,多中空,外黄内黑,即今所谓片芩""子芩乃新根,多内实,即所谓条芩"。宿芩与子芩的形态特点与其归经密切相关。正如《雷公炮制药性解》言:"芩,枯飘者有上升之象,故入肺;坚实者有下行之理,故入大肠诸经。性甚寒,苟无实火,不宜用之。"陈氏亦认为"枯飘者名宿芩,入手太阴,上膈酒炒为宜;坚实者名子芩,入手阳明,下焦生用最妙。"黄芩性凉,酒性偏热,两者药性截然相反,酒制黄芩属于中药炮制中"相反为制"的范畴。妊娠时常以黄芩酒炒入药,因酒大热而缓和黄芩的苦寒之性;同时酒制入血后,可借黄酒之力,用治上焦肺热及四肢肌表的湿热。李时珍云:"(黄芩)得酒,上行"。

【炮制方法】

1. 黄芩　取原药材,除去杂质,洗净。大小分档,置沸水中煮10分钟,取出,闷8~12小时,至内外湿度一致时,切薄片,干燥;或置蒸制容器内,隔水蒸至"圆汽"后半小时,待质地软化,取出,趁热切薄片,干燥(注意避免暴晒)。

2. 酒黄芩　取黄芩片,加黄酒拌匀,稍闷,待酒被吸尽后,置炒制容器内,用文火炒至药物表面微干,深棕黄色,嗅到药物与辅料的固有香气,取出,晾凉。

每100kg黄芩片,用黄酒10kg。

3. 黄芩炭　取黄芩片,置预热的炒制容器内,用武火炒至药物表面黑褐色,内部深黄色,取出,摊开晾凉。

【炮制作用】

1. 黄芩　清热泻火解毒力强。

2. 酒黄芩　借黄酒升腾之力,入血分。

3. 黄芩炭　以清热止血为主。

【临方应用】

1. 黄芩

方名:黄芩饮(《圣济总录》)。

组成:黄芩(去黑心)、甘草(炙令黄赤,锉)、桑上寄生(炙)、防风(去叉)、麦门冬(去心,焙)、赤芍药(锉,炒)、黄芪(锉,炒)、木通(锉)。

功用:消痈。

主治:乳痈,初觉赤肿,有异于常。

2. 酒黄芩

方名:清气化痰丸(《中华人民共和国药典》)。

组成:酒黄芩、瓜蒌仁霜、半夏(制)、胆南星、陈皮、苦杏仁、枳实、茯苓。

功用:清肺化痰。

主治:用于肺热咳嗽,痰多黄稠,胸脘满闷。

3. 黄芩炭

方名：荷叶丸（《北京市中药成方选集》）。

组成：荷叶（酒蒸一半，炒炭一半）、藕节、知母、黄芩炭、白芍、栀子（炒焦）、棕榈炭、大小蓟（炒炭）、生地（煅炭）、玄参（去芦）、白茅根（炒炭）、香墨、当归（炒炭）。

功用：清热凉血，化瘀止血。

主治：咳嗽吐血，痰中带血，咯血、衄血、溺血。

【新安医案】

杨郁万翁，世业幼科，著名邑中。其令嗣秀兄，年甫舞勺，病肠澼噤口甚剧，翁自与药服，病势未减。乃亲叩予寓求诊，告予曰：吾儿痢已五日，今有死症者五，身热、呕哕、勺水不入、唇若妆朱、纯血稠黏。某止此一子，知先生多救危症，望起白骨而肉之。切其脉，数大而弦。予谓：热毒窒塞，势成噤口，宜苦寒清解，虽危可以无死。以黄芩、川连、白头翁、炒山楂、滑石、枳实、金银花，一剂而效，即进粥半盂，调理旬余即愈。愈后因食火肉粳米饭过多，复胀痛，红白相杂，此食复也。令用保和丸五钱，以红曲、六安茶送下，病旋已。（《赤崖医案》）

【现代研究】

现代研究表明，黄芩中主要含有黄芩粗多糖等多糖类成分、酮及黄酮苷类成分、挥发油成分、氨基酸、微量元素及淀粉等化学成分，具有黄芩的抗炎、抗菌、保护心脑血管及增强免疫功能等药理作用。高可新等发现生黄芩经酒炙后，黄芩苷和汉黄芩苷含量降低，黄芩素和汉黄芩素含量升高，抗氧化作用增加，有效减慢或抑制过量自由基对机体的损伤，降低重大疾病发病率。王巍等研究发现与黄芩炭、酒黄芩相比，黄芩片治疗抗溃疡性结肠炎效果更佳，但黄芩片中黄芩苷、汉黄芩苷、黄芩素、汉黄芩素四种成分含量及醇溶性浸出物含量均不及酒黄芩，说明黄芩治疗抗溃疡性结肠炎可能不是某几个成分的简单作用效果。

黄　连
（《神农本草经》）

【别名】王连、支连、味连、川连、鸡爪连、云连、雅连等。

【来源】本品为毛茛科植物黄连 *Coptis chinensis* Franch.、三角叶黄连 *Coptis*

deltoidea C.Y.Cheng et Hsiao 或云连 *Coptis teeta* Wall. 的干燥根茎。以上三种分别习称"味连""雅连""云连"。秋季采挖,除去须根和泥沙,干燥,撞去残留须根。

【性味归经】苦,寒。归心、脾、胃、肝、胆、大肠经。

【功效】清热燥湿,泻火解毒。

【主治】①湿热痞满,呕吐,泻痢;②高热神昏,心火亢盛,心烦不寐,心悸不宁;③血热吐衄;④胃热呕吐吞酸,消渴,胃火牙痛;⑤痈肿疔疮,目赤肿痛,口舌生疮;⑥湿疹,湿疮,耳道流脓。

【原文记载】"宣连出宣城,(属南直隶。)肥粗苗少;(去苗收者。)川连生川省,瘦小苗多(带苗收者。)。并取类鹰爪连珠,不必分地土优劣。日曝待其干燥,布裹挼(音落)净须苗。治诸火邪,依各制炒。火在上炒以醇酒,火在下炒以童便。实火朴硝,虚火酽醋。痰火姜汁,伏火(火伏下焦者。)盐汤。气滞火同吴茱萸,血瘀火拌干漆末。食积泻亦可服,陈壁土(向东者妙。)研炒之。(硝、茱、漆、土俱研细,调水和炒。)肝胆火盛欲驱,必求猪胆汁炒。又治赤眼,人乳浸蒸。或点或吞,立能劫痛。……镇肝凉血,调胃厚肠。益胆止惊痫,泻心除痞病。去妇人阴户作肿,愈小儿食土成痞。消恶疮恶痈,却湿热郁热。又种生羌胡国土,因以胡黄连为名。干如杨柳枯枝,折断一线烟出。气平寒味尤苦甚,心内黑皮略淡黄。……疗痨热骨蒸,治伤寒咳嗽。温疟多热即解,久痢成痞竟除。补肝胆劫目痛尤灵,理腰肾敛阴汗最捷。小儿盗汗潮热,妇人胎蒸虚惊。"(《本草蒙筌·草部中·黄连》)

【释义】关于黄连的取材,陈氏指出需取带苗且形态如鹰爪连珠者,但毋须区分地土优劣。陈氏指出炮制时黄连需"布裹挼净须苗",正如《雷公炮炙论》云:"凡使,以布拭去髭毛,然后用浆水浸二伏时,漉出,于柳木火中焙干用。"不同的炮制方法导致药性及功能主治发生不同的改变,如陈嘉谟此处酒制升提,用童便炒以下引,实火用朴硝炒,虚火用醋炒,痰火则选用姜汁炒,气滞则用吴茱萸炒,血瘀则用干漆炒,食积泻则用土炒,肝胆火盛则用猪胆汁炒,又治赤眼用人乳浸蒸,等等。均根据相应的临床病症对炮制方法进行调整。

【炮制方法】

1. 黄连　取原药材,除去杂质,抢水洗净,润透,切薄片,晾干,或用时捣碎。

2. 酒黄连　取黄连片,加黄酒拌匀,稍闷润,待酒被吸尽后,置炒制容器内,用文火加热,炒干,色泽加深,取出晾凉。

每 100kg 黄连片,用黄酒 12.5kg。

3. 姜黄连　取黄连片,用姜汁拌匀,稍闷润,待姜汁被吸尽后,置炒制容器内,用文火加热炒干,取出晾凉。

每 100kg 黄连片,用生姜 12.5kg。

4. 萸黄连　取吴茱萸加适量水煎煮,取汁去渣,煎液与黄连片拌匀,稍闷润,待药液被吸尽后,置炒制容器内,用文火加热,炒干,取出晾凉。

每 100kg 黄连片,用吴茱萸 10kg。

【炮制作用】

1. 黄连　长于泻火解毒、清热燥湿。

2. 酒黄连　能引药上行,缓其寒性,善清头目之火。

3. 姜黄连　其苦寒之性缓和,止呕作用增强。

4. 萸黄连　抑制其苦寒之性,使黄连寒而不滞,以清气分湿热、散肝胆郁火为主。

【临方应用】

1. 黄连

方名:黄连汤(《伤寒论》)。

组成:黄连、半夏、炙甘草、干姜、桂枝、人参、擘大枣。

功用:平调寒热,和胃降逆。

主治:上热下寒,症见胸脘痞闷,烦热,气逆欲呕,腹中痛,或肠鸣泄泻,舌苔白滑,脉弦者。

2. 酒黄连

方名:黄连酒方(《圣济总录》)。

组成:黄连(去须)、常山(细)。

功用:清热除虐。

主治:治久疟。

3. 姜黄连

方名:进退黄连汤(《医门法律》)。

组成:黄连(姜汁炒)、干姜(炮)、人参(人乳拌蒸)、桂枝、半夏(姜制)、大枣。

功用:温补脾肾,化湿降浊。

主治:关格。

4. 萸黄连

方名:大香连丸(《太平惠民和剂局方》)。

组成:黄连(去芦、须;用吴茱萸 300g 同炒令赤,去茱萸不用)、木香(不见火)。

功用:清肠燥湿,行气止痢。

主治:肠胃冷热不调,泄泻烦渴,米谷不化,腹胀肠鸣,胸膈痞闷,胁肋胀满;或下痢脓血,里急后重,不思饮食;或小便不利,肢体怠惰,渐即消瘦。

【新安医案】

陈,二十四。洒寒发热,热则胸嘈,舌苔燥腻。治宜苦泄宣通。川朴一钱、炒枳壳一钱、广皮一钱、法半夏一钱、酒炒川连一钱、酒炒芩一钱、瓜蒌皮三钱、川郁金一钱、车前子二钱。(《舟山医案》)

【现代研究】

现代研究表明,黄连中主要含主要包括生物碱类、木脂素类、黄酮类、酸性成分等化学成分,具有保护心脑血管、抗肿瘤、降血糖、抗病原微生物、抗炎以及改善消化系统等药理作用。钟凌云等人发现生姜汁制黄连抑制金黄色葡萄球菌、止呕、抑制胃黏膜损伤的作用较强;而干姜汁制黄连抑制白念珠菌和改善胃肠动力的作用较强,且其降低寒性的作用优于生姜汁制黄连。黄连苦寒之性的物质基础主要为生物碱,颜冬梅等人发现吴茱萸汁炮制后黄连中的4种生物碱含量均显著降低,即吴茱萸汁可能通过降低生物碱含量来抑制黄连的苦寒之性。

瓜　蒌
(《神农本草经》)

【别名】栝楼、果蠃、王菩、地楼、泽巨、泽冶、王白、天瓜、瓜蒌、泽姑、黄瓜、天圆子、柿瓜、狗使瓜等。

【来源】本品为葫芦科植物栝楼 *Trichosanthes kirilowii* Maxim. 或双边栝楼 *Trichosanthes rosthornii* Harms 的干燥成熟果实。秋季果实成熟时,连果梗剪下,置通风处阴干。

【性味归经】甘、微苦,寒。归肺、胃、大肠经。

【功效】清热涤痰,宽胸散结,润燥滑肠。

【主治】①肺热咳嗽,痰浊黄稠;②胸痹心痛,结胸痞满;③肺痈,肠痈,乳痈;④大便秘结。

【原文记载】"春生山野僻处,苗系藤蔓引长。叶作叉有毛,(似甜瓜叶。)花浅黄六瓣。(似葫芦花。)实结拳大,青渐赤黄。皮黄蒂小正圆者名栝,皮赤蒂粗锐长者名蒌。名传虽异,证治相同。霜降采收,囫囵捣烂。或煅蛤蜊粉和,(择紫口者煅,研栝蒌一斤,蛤粉半斤。)或研明矾末搅。(栝蒌一斤,明矾四两。)各以新瓦贮盛,置于风日处所,待甚干燥,复研细霜。明矾者号如圣丹,用姜汁打糊丸就。(生姜汤吞下,何何良碧方。)蛤蜊者胜真海粉,可多备听用一年。(出诸证辨疑方。)并主痰喘咳哮,服下神效立获。"(《本草蒙筌·草部中·栝楼实》)

【释义】《雷公炮炙论》载:"栝蒌,凡使皮、子、茎、根,效各别。其栝并蒌,样全别。若栝,自圆、黄皮厚、蒂小;若蒌,唯形长,赤皮、蒂粗,是阴人服。若修事,去上壳皮革膜并油了。"雷公提出"去油"的炮制方法,此理论沿用至今。陈嘉谟所记载了蛤粉煅法和与明矾末搅法,在2020版《中华人民共和国药典》中未有收入,相关文献也较为稀少。其中蛤粉煅法或与蛤粉具有清热化痰作用有关,与蛤粉同煅,既增强瓜蒌化痰止咳作用,又能除去部分油脂,减轻或消除滑肠的不良反应;以明矾为辅料的炮制方法多以解毒为目的,此处或与其收敛固涩的功效有关,缓其滑肠伤胃,又以生姜糊丸送服等增强化痰之功,具有一定的有研究的价值。

【炮制方法】

1. 瓜蒌　取原药材,除去杂质及果柄,洗净,压扁,切丝或块,干燥。

2. 蜜瓜蒌　取熟蜜,加适量开水稀释,淋入净瓜蒌丝或块中拌匀,闷润,置炒制容器内,用文火加热,炒至不粘手为度,取出晾凉。

每100kg瓜蒌丝或块,用熟蜜15kg。

【炮制作用】

1. 瓜蒌　具有清热涤痰、宽胸散结、润燥滑肠的功能。多生用,瓜蒌实的清热涤痰、宽胸散结作用均较瓜蒌皮强,并有滑肠通便作用(通便作用弱于瓜蒌仁)。一般病情较轻、脾胃虚弱者可用瓜蒌皮,病情较重而兼便秘者多用全瓜蒌。

2. 蜜瓜蒌　润燥作用增强,其用途、用法与蜜瓜蒌皮相似,尤适于肺燥咳嗽而又大便干结者。

【临方应用】

1. 瓜蒌

方名:小陷胸汤(《伤寒论》)。

组成:黄连、半夏、瓜蒌。

功用:清热化痰,宽胸散结。

主治:痰热互结之小结胸证。

2. 蜜瓜蒌

方名:贝母瓜蒌散(《医学心悟》)。

组成：贝母、蜜瓜蒌、花粉、茯苓、橘红、桔梗。

功用：润肺清热，理气化痰。

主治：燥痰咳嗽。

【新安医案】

职坊司主事沈南山，浙江乌程人，发热、吐血、自汗，或以为伤寒，或以为瘵瘵、或以为劳役，杂治一月后，声哑、气逼、痰响，危矣，诸医散去，无有望其生者。同司正郎卢子抑者，请余视之，乃伏暑也，脉尚有神，可活。夫人闻之曰：先生能起死回生，谢金当如愿。余叹曰：凡余所以用心者，乃皆为金耶？以芩、连、茯苓、泽泻，一帖，痰气不作，乃安睡矣。后以芩、连、栀子、茯苓、瓜蒌仁、甘草，五剂，前证悉除。沈子自谓四十无子，幸获再生，何以官为，因进养病本，得旨而喜。余因大书一聊以贺之，曰：服药有神，变悲哀于欢欣之地；辞官得旨，脱缰锁于散荡之乡。（《意庵医案》）

【现代研究】

现代研究表明，瓜蒌中主要含有萜类及其苷类、黄酮及其苷类、甾醇类、糖类、苯丙素类、生物碱、油脂、有机酸、蛋白质、氨基酸、微量元素等活性物质，具有改善心血管、抗炎、提高免疫力、抗癌、延缓衰老等药理作用。宗情妮等对瓜蒌及其炮制品红外光谱进行分析，结果发现瓜蒌炮制前后化学成分类别变化不大。南艳宏研究发现麸炒法可使瓜蒌的质地变得酥脆，有利于有效成分的煎出，增强药物效果；而且炒制后其寒性明显降低，有微香之气，有利于减轻恶心等不良反应。

香　附
（《名医别录》）

【别名】雀香头、莎草根、香附子、雷公头、香附米、地蒘荠、三棱草根、苦羌头等。

【来源】本品为莎草科植物莎草 *Cyperus rotundus* L. 的干燥根茎。秋季采挖，燎去毛须，置沸水中略煮或蒸透后晒干，或燎后直接晒干。全国大部分地区均产，主产于广东、河南、四川、浙江、山东等地。

【性味归经】辛、微苦、微甘，平。归肝、脾、三焦经。

【功效】疏肝解郁,理气宽中,调经止痛。

【主治】①肝郁气滞,胸胁胀痛,疝气疼痛;②肝郁气滞,月经不调,经闭痛经,乳房胀痛;③脾胃气滞,脘腹痞闷,胀满疼痛。

【原文记载】"近道郊野俱生,高州(属广东)出者独胜。壮如枣核,周匝有毛。秋取曝干,忌犯铁器。预春熟童便浸透,复捣碎砂锅炒成。若理气疼,醋炒尤妙,乃血中气药。凡诸血气方中所必用者也。快气开郁,逐瘀调经。除皮肤瘙痒外邪,止霍乱吐逆内证。炒黑色禁崩漏下血,调醋末敷乳肿成痈。宿食可消,泄泻能固。驱热长毛发,益气充皮毛。……又引血药至气分而生血,故因而称曰妇人要药也。"(《本草蒙筌·草部中·香附子》)

【释义】香附在炮制时需去毛,即陈氏所载"周匝有毛"并"秋取曝干",避免刺激咽喉。《雷公炮制药性解》云:"香附味甘辛,故主发散疏通。性燥,故便制以润之,性散故醋制以敛之。"童便制香附,一可引药下行,《景岳全书》"童便炒,欲其下行;醋炒,则理气痛";二可降低其燥性,《滇南本草》"童便滋离中之阴也"。但童便的使用在当代颇具争议,大多弃之不用。醋制香附可引药入肝,增强疏肝解郁、活血散瘀之功效。《十药神书》中用"十灰散"治疗吐血,载"大抵血热则行,血冷则凝,见黑则止",陈氏"炒黑色禁崩漏下血",通过炮制以达到炭药止血之功。《本草纲目》指出香附是"气病之总司,女科之主帅也"。

【炮制方法】

1. 香附　取原药材,除去毛须及杂质,切厚片或碾碎,干燥。筛去碎屑。

2. 醋香附

(1)取净香附粒或片,加定量的米醋拌匀,闷润至醋被吸尽后,置炒制容器内,用文火加热炒干,取出晾凉。筛去碎屑。

每100kg香附粒或片,用米醋20kg。

(2)取净香附,加入定量的米醋,再加与米醋等量的水,共煮至醋液基本吸尽,再蒸5小时,闷片刻,取出微晾,切厚片,干燥,筛去碎屑;或取出干燥后,碾碎。

每100kg香附粒或片,用米醋20kg。

3. 四制香附　取净香附粒或片,加入定量的生姜汁、米醋、黄酒、食盐水拌匀,闷润至汁液被吸尽后,用文火加热炒干,取出晾凉。筛去碎屑。

每100kg香附颗粒或片,用生姜5kg(取汁),米醋、黄酒各10kg,食盐2kg(清水溶化)。

4. 酒香附　取净香附粒或片,加入定量的黄酒拌匀,闷润至黄酒被吸尽,置炒制容器内,用文火加热炒干,取出晾凉。筛去碎屑。

每100kg香附粒或片,用黄酒20kg。

5. 香附炭　取净香附,大小分档,置炒制容器内,用中火加热,炒至表面焦黑色,内部焦褐色,喷淋清水少许,灭尽火星,取出晾干,凉透。筛去碎屑。

【炮制作用】

1. 香附　生品多入解表剂中,以理气解郁为主。

2. 醋香附　醋制后专入肝经,疏肝止痛作用增强,并能消积化滞。

3. 四制香附　炮制后以行气解郁、调经散结为主。

4. 酒香附　酒制后能通经脉、散结滞,多用于治寒疝腹痛。

5. 香附炭　炒炭后具有收敛止血的作用。

【临方应用】

1. 香附

方名:木香顺气散(《景岳全书》)。

组成:木香(另研)、砂仁、乌药、香附、青皮(去瓤)、陈皮、半夏(姜炒)、厚朴(姜炒)、枳壳(麸炒)、官桂、干姜、甘草。

功用:疏肝顺气。

主治:治中气晕倒。

2. 醋香附

方名:七制香附丸(《中华人民共和国药典》)。

组成:香附(醋制)、鲜牛乳、地黄、茯苓、当归、熟地黄、川芎、白术(麸炒)、白芍、益母草、艾叶(炭)、黄芩、山茱萸(酒炙)、天冬、阿胶、酸枣仁(炒)、砂仁、延胡索(醋制)、艾叶、稻米、小茴香(盐制)、人参等。

功用:疏肝理气,养血调经。

主治:气滞血虚所致的痛经、月经量少,症见胸胁胀痛,经行量少,行经小腹胀痛,经前双乳胀痛,经水数月不行。

3. 四制香附

方名:四制香附丸(《摄生众妙方》)。

组成:香附米(125g酒浸、125g盐汤浸、125g童便浸、125g醋浸各三日,滤干,炒)、当归(酒浸)、川芎、熟地黄(姜汁炒)、白芍药(酒炒)、白术、陈皮、泽兰叶、黄柏(酒炒)、甘草(酒炒)。

功用:调经种子,顺气健脾。

主治:治月经不调,久不受孕。

4. 酒香附

方名:牛膝香附酒(《中华人民共和国药典》)。

组成:牛膝、党参、当归、香附、红花、肉桂、白酒。

功用:疏肝理气,温经活血。

主治:适用于妇女闭经,出现小腹胀痛或冷痛,面色暗,腰酸疼等。

5. 香附炭

方名：经期方(《妇科临证备查》)(刘德傅验方)。

组成：花蕊石、炙黄连、蒲黄炭(包煎)、五灵脂、炒黄柏、香附炭、炒乌药、炒川芎、大黄炭、肉桂。

功用：理气行滞,通络止痛。

主治：子宫内膜异位症引起的痛经,肛门坠痛,性交痛,不孕等症。

【新安医案】

左。湿温,寒热,腹胀,尿赤。葛根一钱五分、西茵陈一钱五分、制川朴一钱、车前子二钱、炒枳壳一钱、大伏毛一钱、炙内金一钱五分、广皮一钱、炒通曲一钱五分、炒六曲一钱、广木香六分。复诊,寒热已止。加炒香附二钱、砂仁八分、炒冬瓜子三钱,去葛根、西茵陈、川朴。(《东山别墅医案》)

【现代研究】

现代研究表明,香附的主要成分是挥发油,而油中主要成分为倍半萜类,此外还含有糖类、苷类、黄酮类、三萜类、酚类、生物碱等成分,具有抗炎、抑菌、镇痛、抗氧化、抗肿瘤、抗抑郁等药理作用。α- 香附酮是香附的有效成分之一,具有镇痛、解热的作用。乔璐等人研究发现四制和酒制后 α- 香附酮含量发生较大变化,与生香附相比较分别上升了 1.72% 和 10.34%,说明炮制后香附解热镇痛作用可能有所提升。然而刘聪等建立香附和四制香附的超高效液相色谱法(UPLC)指纹图谱并通过化学计量学方法发现,香附四制过程中存在结构转化产生新成分且伴随着指标成分含量变化,四制前后香附烯酮含量差异无统计学意义,但 α- 香附酮含量明显降低。可能是炮制过程某些有效成分产生破坏。刘泽华也发现经醋制后,香附中挥发油的含量都有所降低。香附的炮制作用还需要进一步规范研究。

徐 长 卿

(《神农本草经》)

【别名】鬼督邮、石下长卿、别仙踪、料刁竹、钓鱼竿、逍遥竹、一枝箭、英雄草、料吊、土细辛、九头狮子草、竹叶细辛、铃柴胡、生竹、一枝香、牙蛀消、线香草等。

【**来源**】本品为萝藦科植物徐长卿 *Cynanchum paniculatum*（Bge.）Kitag. 的干燥根或根茎。秋季采挖,除去杂质,阴干。全国大部分地区均产。

【**性味归经**】辛,温。归肝、胃经。

【**功效**】祛风,化湿,止痛,止痒。

【**主治**】①风湿痹痛;②胃痛胀满,牙痛,腰痛,跌扑伤痛,痛经;③风疹,湿疹。

【**原文记载**】"淄齐淮间俱有,卑湿川泽皆生。春暖茂荣,冬寒枯槁。叶如柳叶两两相当,根类细辛扁扁短小。气嗅亦似,三月采收。粗杵以少蜜拌匀,磁甄蒸三伏曝用。去蛊毒疫疾,杀鬼物精邪。温疟祛,恶气逐。久服强悍,轻身延年。"(《本草蒙筌·草部中·徐长卿》)

【**释义**】本草中曾出现徐长卿原植物诸多混乱的情况,如《新修本草》在徐长卿条下称"徐长卿……鬼督邮之名甚多",在鬼督邮条下称"鬼督邮……今人以徐长卿代之,非也",明确指出徐长卿与鬼督邮为两种不同的药材。陈氏指出徐长卿的生长、形态等特点,目的亦在确保基原的准确性。有关徐长卿的加工炮制,各种古本草记载较为简单,大多引用《雷公炮制论》"凡采得,粗杵,拌少蜜令遍,用瓷器盛,蒸三伏时,日干用"。陈嘉谟所言炮制方法与雷公法一致,取蜂蜜性甘、味平,能缓和药性、矫味之功。

【**炮制方法**】除去杂质,迅速洗净,切段,阴干。

【**炮制作用**】祛风止痛,解毒消肿,温经通络。

【**临方应用**】

徐长卿

方名:清脉饮合剂（湖北省武汉市第一医院经验方）。

组成:白英、牡丹皮、赤芍、薏苡仁、半枝莲、土茯苓、蛇霉、白花蛇舌草、紫草、徐长卿、甘草、川牛膝。

功用:清热解毒,利湿消肿,散瘀止痛。

主治:脱疽。

【**现代研究**】

现代研究表明,徐长卿主要含有丹皮酚、异丹皮酚、β-谷甾醇、徐长卿苷等,具有镇静、镇痛、抗菌、抗炎、改善心脏功能、降血压、降血脂等药理作用。根据 2020 年版《中华人民共和国药典》中记录,徐长卿常用的炮制方法为除去杂质,迅速洗净,切段,阴干,较为简单。有学者研究发现,徐长卿经过酒炙后,其醇溶性有效成分溶出量增多,为徐长卿炮制品的改良提供了新思路。

附　子

(《神农本草经》)

【别名】即子、侧子、虎掌、熟白附子、黑附子、明附片、刁附、川附子等。

【来源】本品为毛茛科植物乌头 *Aconitum carmichaelii* Debx. 的子根的加工品。6月下旬至8月上旬采挖，除去母根、须根及泥沙，习称"泥附子"，经加工成"盐附子""黑顺片""白附片"。

【性味归经】辛、甘，大热；有毒。归心、肾、脾经。

【功效】回阳救逆，补火助阳，散寒止痛。

【主治】①亡阳虚脱，肢冷脉微；②肾阳虚衰，阳痿宫冷，虚寒吐泻，脘腹冷痛，阴寒水肿，心阳不足、胸痹冷痛，阳虚外感；③寒湿痹痛。

【原文记载】"系乌头傍出，故附子金名。皮黑体圆底平，山芋状相仿佛。……种莳川蜀，（蜀人春每种莳。)冬月收采者汁全；顶择正圆，一两一枚者力大。制宗陶氏槌法，以刀去净皮脐。先将姜汁、盐水各半瓯，入砂锅紧煮七沸；次用甘草、黄连各半两，加童便缓煮一时。捞贮罐中，埋伏地内，昼夜周毕，囫囵曝干。藏须密封，用旋薄锉。仍文火复炒，庶劣性尽除。气因浮中有沉，功专走而不守。……除四肢厥逆，去五脏沉寒。噤闭牙关，末纳鹅管吹入；红突疔毒，末调酽醋涂消。口疮久不瘥，醋面和末贴脚底；脚气暴发肿，醋汁搅末敷患间。漏疮锉片如钱，封口加艾可灸。暖脚膝健步，坚筋骨强阴。"(《本草蒙筌·草部下·附子》)

【释义】陈氏交代了乌头之名的由来及其形态、产地。关于附子的采摘时间，历代较为统一。《神农本草经疏》言："冬月采为附子，春采为乌头。"而陈嘉谟认为"冬月收采者汁全"。附子有大热大毒，临证之时宜谨审之；但其对急症、重症疗效独特，被誉为"乱世之良将，回阳救逆之第一品，补命门真火第一要药"。恽铁樵说："附子最有用，亦最难用。"故为达到减毒增效的目的，炮制之法层出不穷，主要有火制法的炮、烧、炒、炙、蒸、煮等；辅料制法的醋制、蜜制、姜汁制、童便制、甘草制等。附子长久煎煮能解其毒性，陈嘉谟记载的附子加工方法也是水煮加热，同样能使酯键水解。但先是用姜汁、盐水为辅料煮，再用甘草、黄连加童便为辅料煮，用前再薄切文火炒，这样炮制既没有现代炮制时胆巴溶液的副作用,又有 5 种辅料的解毒作用,可能减弱附子的毒性,较宋以前和现代更彻底,临床使用时更安全。

【炮制方法】

1. 盐附子　选个大、均匀的泥附子,洗净,浸入食用胆巴的水溶液中过夜,再加食盐,继续浸泡,每日取出晒晾,并逐渐延长晒晾时间,直至附子表面出现大量结晶盐粒(盐霜),体质变硬。

2. 黑顺片　取泥附子,按大小分别洗净,浸入食用胆巴的水溶液中数日,连同浸液煮至透心,捞出,水漂,纵切成厚约 0.5cm 的片,再用水浸漂,用调色液使附片染成浓茶色,取出,蒸至出现油面、光泽后,烘至半干,再晒干或继续烘干。

3. 白附片　选大小均匀的泥附子,洗净,浸入食用胆巴的水溶液中数日,连同浸液煮至透心,捞出,剥去外皮,纵切成厚约 0.3cm 的片,用水浸漂,取出,蒸透,晒干。

4. 炮附片　取砂置锅内,用武火炒热,加入附片,拌炒至鼓起并微变色,取出,筛去砂,放凉。

5. 淡附片　取净盐附子,用清水浸漂,每日换水 2~3 次,至盐分漂尽,与甘草、黑豆加水共煮,至透心,切开后口尝无麻舌感时,取出,除去甘草、黑豆,切薄片,干燥。

每 100kg 盐附子,用甘草 5kg,黑豆 10kg。

【炮制作用】

1. 盐附子　防止药物腐烂,利于贮存。

2. 黑顺片　降低毒性,确保临床用药安全。

3. 白附片　降低毒性,确保临床用药安全。

4. 炮附片　以温肾暖脾为主,用于心腹冷痛,虚寒吐泻。

5. 淡附片　长于回阳救逆,散寒止痛。

【临方应用】

1. 盐附子

方名:四逆汤(《伤寒论》)。

组成:附子(制)、干姜、炙甘草。

功用:温中祛寒,回阳救逆。

主治:用于阳虚欲脱,冷汗自出,四肢厥逆,下利清谷,脉微欲绝。

2. 黑顺片

方名:新型冠状病毒感染中医药防治方。

组成:生晒参、生黄芪、黑顺片、丹参、麦冬、郁金、地龙、三七块、葶苈子、苍术、猪苓、赤芍。

功用：化浊开闭，益气固脱。

主治：新型冠状病毒感染危重型病例，内闭外脱证。

3. 白附片

方名：渗湿汤（《奇效良方》）。

组成：白术、干姜（炮）、白芍药、附子（炮，去皮脐）、白茯苓（去皮）、人参、桂枝（不见火）、甘草（炙）。

功用：温脾散寒，利水渗湿。

主治：治坐卧湿地，或为雨露所袭，身重脚弱，关节疼痛，发热恶寒，或多汗恶风，或小便不利，大便溏泄。

4. 炮附片

方名：附子理中丸（《太平惠民和剂局方》）。

组成：附子（炮，去皮脐）、人参（去芦）、干姜（炮）、甘草（炙）、白术。

功用：温脾散寒，止泻止痛。

主治：主脾胃虚寒，食少满闷，腹痛吐利，脉微肢厥，霍乱转筋，或感寒头痛，及一切沉寒痼冷。

5. 淡附片

方名：麻附五皮饮（《重订通俗伤寒论》）。

组成：麻黄、淡附片、浙苓皮、大腹皮、细辛、新会皮、五加皮、生姜皮。

功用：温经发汗，理气行水。

主治：一身尽肿。

【新安医案】

吴骏声大行令政，因经行半月不止、腹痛相召。至诊其脉，则弦紧也。予曰：此非血虚之脉，必因经血虚而寒袭之也，其证必头痛身疼，发热呕逆。询之果然，初以桂枝、细辛、当归、赤芍、炮姜、二陈之剂。不应，邪因药发，渐增寒热头痛，胸膈胀满，呕哕不食，脉犹弦紧，全见厥阴经病。用当归四逆汤加干姜、附子、半夏，表里双温，续续微汗，表解。因经行既久，血海空虚，邪乘虚而入血室，夜则妄见谵言，寒热混淆，胸中热痛，口干作渴，小便涩疼。煎剂用当归、赤芍、桂枝、木通、吴萸、附子、干姜、人参、甘草，兼服乌梅丸三十粒，以治烦热便痛错杂之邪，随病机之寒热而圆活治之。两月后，经水再至，方脱然而愈。（《素圃医案》）

【现代研究】

现代研究表明，附子主要的化学成分包括川乌碱甲、川乌碱乙、新乌头碱、塔拉第碱、乌头碱、次乌头碱等。具有强心、保护心肌细胞、抗心律失常、抗炎和镇痛、抗肿瘤等药理作用。炮制时附子通过浸、泡、漂可降低总生物碱的含量，再经加热，有毒成分双酯型生物碱先水解为苯甲酰单酯型生物碱，再水解为醇胺类乌头原碱类生物碱,毒性大大降低,但有效生物活性依然存在。此外通过加入辅料炮制也可以降低附子的毒性。使用甘草炮制附子,甘草类黄酮和异甘草素可抗乌头碱诱发的心律失常,并可降低乌头碱含量;干姜炮制附子时,干姜也可发挥类似甘草的减毒作用,降低乌头碱的含量。

天 南 星

(《神农本草经》)

【别名】半夏精、鬼蒟蒻、南星、虎膏、蛇芋、野芋头、蛇木芋、山苞米、蛇包谷、山棒子等。

【来源】本品为天南星科植物天南星 *Arisaema erubescens*（Wall.）Schott、异叶天南星 *Arisaema heterophyllum* Bl. 或东北天南星 *Arisaema amurense* Maxim. 的干燥块茎。秋、冬二季茎叶枯萎时采挖,除去须根及外皮,干燥。

【性味归经】苦、辛,温;有毒。归肺、肝、脾经。

【功效】散结消肿。外用治痈肿,蛇虫咬伤。

【原文记载】"下泽极多,在处俱有。苗类荷梗直起,高仅尺余;叶如蒻叶杪生,两岐相抱。花若蛇头黄色,子结作总鲜红。根比芋犹圆,肌细腻且白。《本经》载虎掌草即此,后人以天南星改称。……南星茎青花黄,根略小肌细。炮之易裂,得此才真。制须多泡生姜汤,(七八次佳。)或研填入牡牛胆。(蜡月黑牡牛胆一个,用南星研末,取汁拌匀,填入内。)风干过年成块,锉碎复炒拯疴。方书谓之牛胆南星,即此是也。(仓卒不能得此,依前姜汤泡,或火炮,并杀毒堪用,但性犹烈也。)乃上行治肺经本药,欲下行资黄柏引之。……散跌扑即凝瘀血,坠中风不语稠痰。利胸膈下气堕胎,破坚积诛痈消肿。水摩箍蛇虫咬毒,醋调贴破脑伤风。瘤突额颅,麝加敷愈。"(《本草蒙筌·草部下·天南星》)

【释义】《名医别录》指出天南星"微寒,有大毒"。《本草纲目》:"性紧而毒,故能攻积拔肿而治口喎舌麻。"天南星生品有刺激性毒性,可刺激咽喉及皮肤,需炮制去其毒副作用后使用。炮制后的天南星功效偏重有所不同,生天南星长于祛风止痉,多用于破伤风、癫痫、中风;制南星多用于顽痰咳嗽。《仁斋直指方》:"南星得防风则不麻,得牛胆则不燥,得火炮则不毒。"现代沿用白矾或姜矾共制法,其中姜矾共制法是最常用的方法,也是2020版《中华人民共和国药典》记载的方法。陈嘉谟所载姜汁炮制可起到减轻乃至消除刺激性毒性作用,又可增强化痰之功。然现代研究表明白矾是去麻的最好辅料,加热是去麻的关键因子。

【炮制方法】

1. 生天南星　取原药材,除去杂质,洗净,干燥。

2. 制天南星　取净天南星,按大小分别用清水浸泡,每日换水 2~3 次,如水面起白沫,换水后加白矾(每 100kg 天南星,加白矾 2kg),泡一日后,再换水漂至切开口尝微有麻舌感时取出。另取白矾、生姜片置锅内加适量水煮沸后,倒入天南星共煮至无干心时取出,除去姜片、晾至 4~6 成干,切薄片,干燥,筛去碎屑。

每 100kg 天南星,用生姜、白矾各 12.5kg。

3. 胆南星　取制天南星细粉。加大净胆汁(或胆膏粉及适量清水)拌匀,蒸 60 分钟至透,取出放凉,制成小块,干燥;或取天南星细粉、加入净胆汁(或胆膏粉及适量清水)拌匀,放温暖处,发酵 5 个 7 天后,再连续蒸或隔水炖9 昼夜,每隔 2 小时搅拌一次,除去腥臭气,至呈黑色浸膏状。口尝无麻味为度,取出,晾干。再蒸软,趁热制成小块。

每 100kg 制天南星细粉,用牛(或羊、猪)胆汁 400kg(胆膏粉 40kg)。

【炮制作用】

1. 生天南星　辛温燥烈,有毒,多外用。亦可内服,以祛风止痉为主,多用于破伤风。

2. 制南星　毒性降低,燥湿化痰的作用增强。

3. 胆南星　毒性降低,其燥烈之性缓和,药性由温转凉,味由辛转苦,功能由温化寒痰转为清化热痰。清化热痰、息风定惊力强。

【临方应用】

1. 生天南星

方名:玉真散(《外科正宗》)。

组成:生天南星、防风、白芷、天麻、羌活、白附子。

功用:祛风化痰,定搐止痉。

主治:破伤风。

2. 制南星毒

方名:姜桂丸(《洁古家珍》)。

组成:制天南星(洗)、半夏(洗)、官桂。

功用:散寒化痰。

主治:寒痰咳嗽。

3. 胆南星

方名：牛黄抱龙丸（《医学入门》）。

组成：牛黄、胆星、辰砂、全蝎、茯苓、天竺黄、腰黄（即雄黄）、琥珀、麝香。

功用：镇惊息风，化痰开窍。

主治：小儿急惊风。

【新安医案】

迪老之子凤林，见予起乃翁疾，乘间语曰：内子包有隐疾，每月汛行，子户傍辍生一肿毒，胀而不痛，过三五日，以银簪烧红针破，出白脓盏余而消，不必贴膏药而生肉，无瘢痕。初间用针刺，近只以指掐之，脓即出，但汛行即发，或上下左右而无定所，第不离子户也。于今八年，内外科历治不效，且致不孕，先生学博而思超，幸为筹之。予沉思两日而悟曰：此中焦湿痰，随经水下流，壅于子户也。经下而痰凝，故化为脓，以原非毒，故不痛。用白螺蛳壳火煅存性为君，南星、半夏为臣，柴胡、甘草为佐，面糊为丸，令早晚服之，未终剂而汛行不肿，次年生女。（《孙文垣医案》）

【现代研究】

现代研究表明，天南星中主要化学成分为黄酮类、皂苷类、生物碱类、多糖类、凝集素类、氨基酸等。药理学研究证明天南星具有抗肿瘤、抗惊厥、抗炎、镇静镇痛、祛痰的作用。天南星凝集素蛋白具有确切的强烈的促炎毒性，郁红礼等人发现复制法炮制过程中的白矾浸泡和加热煮制过程亦显著降低活性凝集素蛋白的含量，显著降低了天南星科中药毒性。吴鲁东通过动物实验探讨炮制前后天南星镇静、镇痛、抗惊厥效果的变化，结果显示生、制天南星均能明显减少小鼠自主活动（$P<0.05$），其炮制品与生品作用相似（$P>0.05$）。在镇痛实验中，生、制天南星均表现出良好的镇痛效果；然而在抗惊厥实验中，生天南星抗惊厥的效果比制品好。

半 夏

（《神农本草经》）

【别名】水玉、地文、和姑、守田、示姑、羊眼半夏、地珠半夏、麻芋果、三步跳、泛石子、老和尚头、老鸹头、地巴豆、无心菜根、老鸹眼、地雷公、狗芋头等。

【来源】本品为天南星科植物半夏 *Pinellia ternata*（Thunb.）Breit. 的干燥

块茎。夏、秋二季采挖,洗净,除去外皮和须根,晒干。主产于四川、湖北、江苏等地。

【**性味归经**】辛,温;有毒。归脾、胃、肺经。

【**功效**】燥湿化痰,降逆止呕,消痞散结。

【**主治**】①湿痰寒痰,咳喘痰多,痰饮眩悸,风痰眩晕,痰厥头痛;②胃气上逆,呕吐反胃;③胸脘痞闷,梅核气;④痈疽肿毒,瘰疬痰核,毒蛇咬伤。

【**原文记载**】"山谷川泽,处处有之。苗起一茎,茎端三叶。根名半夏,八月采收。……久藏入药,同橘皮谓二陈;生嚼戟喉,(生用则麻,戟人喉咙。)宜沸汤制七次。仍加姜制,才可投瓶。若研末搀少枯矾,(每泡过半夏四两,入枯矾一两共研。)拌姜汁捏作小饼。诸叶包裹,风际阴干,此又名半夏曲也。片则刀峻,曲则力柔。总主诸痰,验证佐助。……劫痰厥头疼,止痰饮胁痛。散逆气,除呕恶,开结气,发音声。脾泻兼驱,心汗且敛。盖脾恶湿,半夏专能燥湿胜水故尔。孕妇忌用,恐堕胎元。如不得已用之,复加姜汁炒过。……生半夏消痈肿,成颗者摩水,敷蝎子螫人,涂上即愈。妇人产后晕绝,为丸塞两鼻中,能顷刻回苏。此扁鹊捷法。"(《本草蒙筌·草部下·半夏》)

【**释义**】半夏的毒性主要表现为对胃肠、咽喉黏膜的强烈刺激作用,重者可产生呕吐,严重者可引起窒息,即陈嘉谟所言"生嚼戟喉,(生用则麻,戟人喉咙)"。现代主要的炮制方法以白矾制(清半夏)、生姜与白矾制(姜半夏)、甘草与石灰制(法半夏)等比较常用,它们均可有效降低或消除毒性和刺激性。高温煎煮而除去半夏之毒,但陈嘉谟强调在"沸汤制七次"之后"仍加姜制,才可投瓶",或搀入枯矾为辅料,这些对于半夏中刺激性成分的消除都是有效的。《本草经集注》载:"半夏有毒,用之必须生姜,此是取其所畏,以相制耳。"而清半夏炮制时加入白矾,除降低其毒副作用,还因白矾性收而燥湿,可加强其燥湿化痰的功效。

【**炮制方法**】

1. 生半夏　取原药材,除去杂质,洗净,干燥。用时捣碎。

2. 清半夏　取净半夏,大小分开,用8%白矾溶液浸泡至内无干心,口尝微有麻舌感,取出,洗净,切厚片,干燥。

每100kg净半夏,用白矾20kg。

3. 姜半夏　取净半夏,大小分开,用水浸泡至内无干心时,取出,另取生姜切片煎汤,加白矾与半夏共煮至透心,取出,晾干,或晾至半干,干燥;或切薄片,干燥。

每100kg净半夏,用生姜25kg,白矾12.5kg。

4. 法半夏　取净半夏,大小分开,用水浸泡至内无干心,取出;另取甘草适量,加水煎煮二次,合并煎液,倒入用适量水制成的石灰液中,搅匀,加入上述已浸透的半夏,浸泡,每日搅拌 1~2 次,并保持浸液 pH12 以上,至切面黄色均匀,口尝微有麻舌感时,取出,洗净,阴干或烘干。

每 100kg 净半夏,用甘草 15kg,生石灰 10kg。

【炮制作用】

1. 生半夏　生品有毒,使人呕吐,咽喉肿痛,失音,一般不作内服,多作外用。

2. 清半夏　长于化痰,以燥湿化痰为主。

3. 姜半夏　增强了降逆止呕作用,以温中化痰、降逆止呕为主。

4. 法半夏　偏于祛寒痰,同时具有调和脾胃的作用。多用于中药成方制剂中。

【临方应用】

1. 生半夏

方名:小青龙加石膏汤(《金匮要略》)。

组成:麻黄、芍药、桂枝、甘草、干姜、五味子、半夏、石膏。

功用:解表化饮,清热除烦。

主治:寒饮挟热,肺胀,心下有水气,咳而上气,烦躁而喘,脉浮。

2. 清半夏

方名:镇风汤(《医学衷中参西录》)。

组成:钩藤钩、羚羊角(另炖兑服)、龙胆草、青黛、清半夏、生赭石(轧细)、茯神、僵蚕、薄荷叶、朱砂(研细送服)。

功用:镇肝熄风,清热止惊。

主治:小儿急惊风,其风猝然而得,四肢搐搦,身挺颈疼,神昏面热,或目睛上窜,或痰涎上壅,或牙关紧闭,或热汗淋漓。

3. 姜半夏

方名:藿香正气汤(《重订通俗伤寒论》)。

组成:杜藿梗、薄川朴、新会皮、白芷、嫩苏梗、姜半夏、浙苓皮、春砂仁(研,冲)。

功用:解表化湿,理气和中。

主治:恶寒发热无汗,或有汗不透,蕴热不退,午后热重,头痛而重,肢体倦怠,身形拘急作痛,胸脘痞闷,小便不利,舌苔厚腻,脉躁不宁,湿重热轻之表证。

4. 法半夏

方名:小儿金丹(《全国中药成药处方集》)。

组成:川贝、橘红、羌活、生地、木通、大青叶、芥穗、桔梗、前胡、山川柳、赤芍、制南星、玄参(去芦)、薄荷、钩藤、制半夏、枳壳(麸炒)、葛根、天麻、防风、甘草、炒牛蒡子。

功用:疏风化痰,清热镇惊,止嗽。

主治:伤风感冒,发热头痛,鼻流清涕,咳嗽气促,咽腮肿痛,惊悸心烦,疹出迟缓。

【新安医案】

冯。寒热日作,头昏身胀,大便溏泄,舌苔薄燥。仿柴苓汤出入。柴胡八分、土炒于术一钱、法半夏一钱、猪苓一钱、赤苓三钱、小青皮一钱五分、酒炒芩一钱、泽泻一钱、炒通曲一钱五分。(《舟山医案》)

【现代研究】

现代研究表明,半夏主要含有生物碱、有机酸、多糖、甾醇等化学成分,具有止咳平喘、抗炎、抗肿瘤、止呕等药理作用。不同半夏炮制品中化学成分的差别较大,化学成分的变化与其功效及毒性密切相关。与生半夏相比,清半夏、法半夏、姜半夏的生物碱、草酸钙针晶、半夏蛋白等成分含量减少,刺激性降低,达到了炮制减毒的目的;清半夏经白矾炮制后,增加了半夏燥湿化痰的功效;姜半夏引入新的成分6-姜辣素,增加了姜半夏温中止呕、镇咳的功效;法半夏中引入甘草酸铵、甘草苷,消除半夏麻辣感,也可协调半夏的祛痰、止咳作用,扩大了半夏临床用药范围。

水 蛭
(《神农本草经》)

【别名】蛭蝚、至掌、虮、蚑、马䖟、马蛭、䖟、马蟥、马鳖、红蛭、水蜞、蚂蝗蜞、黄蜞、蚂蟥、水麻贴、蚂蟥、沙塔干、肉钻子等。

【来源】本品为水蛭科动物蚂蟥 *Whitmania pigra* Whitman、水蛭 *Hirudo nipponica* Whitman 或柳叶蚂蟥 *Whitmania acranulata* Whitman 的干燥全体。夏、秋二季捕捉,用沸水烫死,晒干或低温干燥。

【性味归经】咸、苦,平;有小毒。归肝经。

【功效】破血通经,逐瘀消癥。

【主治】①血瘀经闭,癥瘕痞块;②中风偏瘫,跌打损伤,瘀滞心腹疼痛。

【原文记载】"烈日曝极干,锉细炒黄色。倘若制非精细,入腹生子为殃,故凡用之极宜谨慎。活者堪吮肿毒恶血,取名蛭针;(载外科书。)炒者能去积瘀坚痕,立方抵当。治折伤利水道,通月信堕妊娠。加麝香酒调,下蓄血神效。盖苦走血,咸胜血故尔。"(《本草蒙筌·虫鱼部·水蛭》)

【释义】《神农本草经》云:"味咸,平。主逐恶血、瘀血、月闭(《御览》作水闭),破血痕积聚,无子,利水道。生池泽。"更有现代研究表明,水蛭素是迄今为止世界上最强的凝血酶特效抑制剂。水蛭气味腥臭,令人闻之欲呕,故内服时炮制当精细。陈嘉谟认为"烈日曝极干,锉细炒黄色",以便于粉碎、矫味,亦可加强去积瘀坚痕之力。而外用活体去瘀之功更强,"活者堪吮肿毒恶血"。近年来,随着研究的深入,发现水蛭炮制后会使蛋白质变性、有效成分降低,水蛭生用效优的观点被越来越多的学者所接受。

【炮制方法】

1. 水蛭　取水蛭,洗净,闷软,切段,晒干。

2. 烫水蛭　取滑石粉置热锅内,中火加热炒至灵活状态时,投入水蛭段,勤加翻动,拌炒至微鼓起,呈黄棕色时取出,筛去滑石粉,放凉。

每100kg水蛭,用滑石粉40kg。

【炮制作用】

1. 水蛭　生品有毒,多入煎剂,以破血逐淤为主。

2. 烫水蛭　滑石粉炒后能降低毒性,质地酥脆,利于粉碎,多入丸散。

【临方应用】

1. 水蛭

方名:大虻虫丸(《备急千金要方》)。

组成:虻虫、蛴螬、干地黄、牡丹、干漆、芍药、牛膝、土瓜根、桂心、吴茱萸、桃仁、黄芩、牡蒙、茯苓、海藻、水蛭、芒硝、人参、葶苈。

功用:消瘀破积。

主治:月经不通,或肿满气逆、腹胀痕痛者。

2. 烫水蛭

方名:大黄䗪虫丸(《金匮要略》)。

组成:大黄、地黄、桃仁、赤芍、苦杏仁(妙)、甘草、黄芩、水蛭(滑石烫)、虻虫、蛴螬、干漆(嫩)、土鳖虫。

功用:活血破瘀,通经消癥。

主治:用于瘀血内停所致的癥瘕、闭经,症见腹部肿块、肌肤甲错、面色黯黑、潮热羸瘦、经闭不行。

【现代研究】

现代研究表明,水蛭主要含有氨基酸、溶血甘油磷酸脂类成分,还含蛋白质、肝素及抗凝血酶、水蛭素等。具有抗凝血、改善局部血液循环、保护脑组织、抗肿瘤等药理作用。谭赫等人采用仿生提取法对水蛭净制品、烫制品、酒制品进行提取,结果发现仿生提取法中烫制和酒制后水蛭纤溶活性升高,说明水蛭具有一定的抗凝血作用。此外,炮制可使水蛭质地更加酥脆易于打粉,同时还能够矫味矫臭、增效减毒。姜涛等人研究发现水蛭经超细粉碎后,腥味降低,质地细腻,利于吞服,便于日常携带及服用。同时临床用法大多研末服用。张帆结合滴定法和体外检测结果发现,水蛭生品抗凝血活性最好,酒炙品次之,滑石粉烫制品的抗凝血活性最弱;综合平板法及高通量测序发现,水蛭炮制品表面真菌种类多于生品,水蛭表面真菌主要来自青霉属和曲霉属。

紫 河 车

(《本草拾遗》)

【别名】胞衣、人胞、混沌皮、混元丹、仙人衣、混沌衣、混元母、佛袈裟、胎衣等。

【来源】本品为健康人的干燥胎盘。将新鲜胎盘除去羊膜及脐带,反复冲洗至去净血液,蒸或置沸水中略煮后,干燥。本品有腥气。以整齐、色黄、血管内无残血者为佳。砸成小块或研成细粉用。

【性味归经】甘、咸,温。归肺、肝、肾经。

【功效】温肾补精,益气养血。

【主治】①肾阳不足,精血亏虚,虚劳羸瘦,阳痿遗精,宫冷不孕;②肺肾两虚,久咳虚喘,骨蒸劳嗽;③气血两虚,产后乳少,面色萎黄,食少气短。

【原文记载】"产初者良,勿嫌妇瘦;产多者次,务择妇肥。男病觅女胎有功,女病求男胎获效。一说不必拘泥,随得俱可补人。入急水中,洗净筋膜。或新瓦烘皱成块,(新瓦二片,仰覆盖盛,铁线扎牢,盐泥固密,低驾垆上,文火烘之,时或倒颠,免致焦黑,从辰至申,自渐干皱成块也。)或密甑蒸烂杵膏。(小甑栉密,蒸一昼夜才得糜烂,杵膏。)块者可久留,研末入剂;膏者须即用,搀蜜为丸。余药所宜,凭证加减。疗诸虚百损,痨瘵传尸;治五劳七伤,骨蒸潮热。喉咳音哑,体瘦发枯。吐衄来红,并堪制服。得多煮食,(煮熟食,与猪肚味同。)滋补尤佳。又益妇人,俾育胎孕。罐贮埋于地内,年深自化清泉,此名河车水也。驱天行时疫狂言,去小儿丹疹热毒。"(《本草蒙筌·人部·紫河车》)

【释义】《本草纲目》载:"久服耳聪目明,须发乌黑,延年益寿,有夺造化之功。"胎盘属血肉有情之品,乃抗病毒、延缓衰老的首选药材,但其腥臭难以入药,常以洗净、去除异味和烘干为主要炮制方法。《本草蒙筌》记载了两种紫河车的炮制加工方法,一种是用瓦烘焙干燥,另一种是蒸烂制膏。其中蒸法相对火焙水煮法可能存在一定的优势,如《濒湖炮炙法》中记载:"亦有瓦焙研者,酒煮捣烂者,甑蒸捣晒者,以蒸者为佳""火焙水煮,其子多不育,惟蒸捣和药最良"。认为火焙水煮法会伤及天元真气,降低疗效,而蒸法最佳。现代研究也指出蒸制可以使蛋白质凝固,并达到去污脱脂的作用。《雷公炮制药性解》指出紫河车"合坎离之色,得妙合之精,虽成后天之形,实禀先天之气,补益之功,更无足与俦者。第其性温,若有火证者,必得便制,斯无他患耳。"

【炮制方法】

1. 紫河车　将新鲜胎盘除去膜及脐带,反复冲洗至去尽血液,加适量花椒、黄酒蒸,或置沸水中略煮后,干燥,砸成小块或研成细粉。

每100kg紫河车块,用黄酒10kg,花椒2.5kg。

2. 酒炒紫河车　取净紫河车块,用酒拌匀,待酒吸尽后,用文火炒至酥脆为度。用时研末。

每100kg紫河车,用酒10kg。

【炮制作用】

1. 紫河车　生紫河车有腥气,内服易产生恶心呕吐的副作用。多入片剂或胶囊剂。

2. 酒炒紫河车　可除去腥臭味,便于服用。并使其质地酥脆,便于粉碎,增强疗效。

【临方应用】

1. 紫河车

方名:固本保元丸(《丹台玉案》)。

组成:人参、茯苓、紫河车、枸杞、五味子、知母、锁阳、仙茅、当归、生地、黄芪、杜仲、天雄、甘草。

功用:补气温阳,养血益精。

主治:诸虚百损,精血不固,元神不足,四肢乏力,肌肉消瘦,朝凉暮热,梦遗,阳事不举。

2. 酒炒紫河车

方名:河车八味丸(《幼幼集成》)。

组成:紫河车(一具,头生男者,用白矾煎汤揉洗极净,用姜汁同酒煮烂)、大地黄(姜汁、砂仁同酒煮烂)、净枣皮(炒干)、粉丹皮(酒炒)、宣泽泻(盐水炒干)、嫩鹿茸(切片,炒干)、白云苓(乳汁蒸晒)、怀山药(酒炒)、川熟附(切,焙干燥)、青化桂(去粗皮,研)、北五味(去梗,炒干)、大麦冬(去心,糯米拌炒)。

功用:益肾填精。

主治:虚痫。

【新安医案】

秀翁年将五十,体虚多劳,初病足痹,医治数月不效。诊脉虚濡无力,视其腓肉枯瘦,膝盖肿大。谓曰:"此干脚气也,又名鹤膝风。病由肝肾下亏,邪乘虚伏。医者不知温补托邪,泛从标治,转致血气耗伤,无性命之虞,有终身之患。"治仿大营煎,加附子、党参、河车、鹿角胶,初服十剂,其痛已减,再服十剂,足能履地。续服丸药,枯回槁泽,行动如常。(《杏轩医案》)

【现代研究】

现代研究表明,紫河车主要含有多种抗体、干扰素、β-抑制因子、多种激素、溶菌酶、激肽酶、组胺酶、红细胞生成素等。具有延缓衰老、提高耐缺氧能力、提高免疫、抗溃疡、促进骨折的愈合等药理作用。紫河车含有磷脂类成分,具有提高免疫功能、健脑益精、降低血脂、保护肝脏等生理活性,与紫河车补气、养血、益精、增强机体抵抗力的功效有密切关系。张艾华等应用荧光薄层扫描法发现,紫河车经煎煮后和随着炮制温度的上升,磷脂酸胆碱的含量降低。指出沸水煮的炮制方法可能不是最佳的炮制方法,应以80℃直接干燥为佳。张献华也认为胎盘细胞纤维遇高温则凝固僵化,细胞内养分不易分解,因此传统的高温煎法需要进一步改良。

京 三 棱

《本草拾遗》

【别名】三棱、红蒲根、光三棱、黑三棱等。

【来源】本品为黑三棱科植物黑三棱 *Sparganium stoloniferum* Buch.-Ham.

的干燥块茎。冬季至次年春采挖,洗净,削去外皮,晒干。主产于辽宁、吉林、安徽、江苏。

【性味归经】辛、苦,平。归肝、脾经。

【功效】破血行气,消积止痛。

【主治】①癥瘕积聚,经闭,心腹瘀痛;②食积脘腹胀痛。

【原文记载】"生荆襄陂泽,近霜降采根。状若鲫鱼,黄白体重者美;面包火炮,加醋复炒过灵。色白属在气边,专破血中之气。故消癥瘕血块证,兼驱积聚气滞疼。"《本草蒙筌·草部下·蓬莪术》

【释义】古代使用三棱品种基原丰富,常用荆三棱、黑三棱。如《本草图经》记载的"如乌梅而轻"的三棱实际上是当今莎草科植物荆三棱 *Scirpus yagara* Ohwi。而《本草蒙筌》认为"状若鲫鱼,黄白体重"的佳品京三棱恰好就是当今作为三棱基原的黑三棱科植物黑三棱 *Sparganium stoloniferum* Buch.-Ham.。张元素指出京三棱"入用须炮熟"。三棱味辛,有行气之功,《本草蒙筌》此处采用"面包火炮"的目的是防止有效成分的挥发,保证药物疗效。而醋制可以引药入肝,增强活血止痛的作用。三棱色白,属在气分,故能破血中之气,如《本草述钩元》所言"三棱乃阴中之阳,从血入而破气,先决其血,而后致其破气之用,为溃血出气之味。"故三棱可以"消癥瘕血块证,兼驱积聚气滞疼"。

【炮制方法】

1. 三棱　除去杂质,浸泡,润透,切薄片,干燥。

2. 醋三棱　取净三棱片,加入定量的米醋拌匀,闷润至醋被吸尽,置炒制容器内,用文火加热,炒至色变深,取出晾凉。

【炮制作用】

1. 三棱　为血中气药,破血行气之力较强。

2. 醋三棱　主入血分,破瘀散结、止痛的作用增强。

【临方应用】

1. 三棱

方名:三棱煎丸(《鸡峰普济方》)。

组成:桂、干姜、三棱、当归、半夏、丁香皮、乌梅、硇砂、巴豆。

功用:消积化滞。

主治:积聚。

2. 醋三棱

方名:三棱丸(《博济方》)。

组成:荆三棱(擘破,以好醋三升,用文武火煮,令尽为度,勿于铁器中)、枳壳(去瓤,麸微炒)、木香、青皮、槟榔、官桂(去皮)、甘草(炮)。

功用:破血散瘀,消癥化积,行气止痛。

主治:积聚气块,和脾胃,心腹满闷噎塞。

【新安医案】

刘某,男,成年。6月7日。患者因拟诊脊髓蛛网膜炎于5月23日入院,刻则下肢仍觉麻木乏力,少腹部有紧缩感,脉濡弦。拟予红马合剂出入。红花4g,马鞭草15g,桃仁6g,鸡血藤30g,荆三棱6g,制黄精10g,制豨莶草10g,鹿衔草10g,炙金毛脊10g,炒怀牛膝10g,桑寄生10g,炒续断6g。(《王任之医案》)

【现代研究】

现代研究表明,三棱中主要含挥发油类、苯丙素类、黄酮类等化学成分,具有抗血栓、抗炎、镇痛、抗肿瘤等药理作用。毛淑杰等发现三棱经炮制后,对其抑制血小板聚集作用有不同的影响。其中麸炒制品作用强度低于生品;而醋炒制品抑制率为最高,高于生品11%左右。此结果与临床的结论相一致,即三棱经醋制后活血消瘀的作用为最佳。陆兔林等进一步研究发现,三棱水煎剂及总黄酮均具较强的抑制大鼠血小板聚集作用,与三棱水煎剂相比,三棱总黄酮仍具较强的抑制作用,同时炮制后作用明显加强。其中以醋炙品作用最强。

豨 莶 草
(《新修本草》)

【别名】火莶、猪膏莓、虎膏、狗膏、火杴草、皱面地葱花、粘糊菜、希仙、虎莶、肥猪苗、母猪油、猪冠麻叶、四棱麻、大接骨、老奶补丁、野芝麻、风湿草、老前婆、牛人参、粘金强子、珠草、棉苍狼、肥猪草、粘苍子、黄花仔等。

【来源】本品为菊科植物豨莶 *Siegesbeckia orientalis* L.、腺梗豨莶 *Siegesbeckia pubescens* Makino 或毛梗豨莶 *Siegesbeckia glabrescens* Makino 的干燥地上部分。夏、秋二季花开前及花期均可采割,除去杂质,晒干。我国大部分地区均产。

【性味归经】辛、苦,寒。归肝、肾经。

【功效】祛风湿,利关节,解毒。

【主治】①风湿痹痛,筋骨无力,腰膝酸软,四肢麻木;②中风半身不遂;③风疹,湿疮,痈肿疮毒。

【原文记载】"沃壤多生,平泽亦有。气作猪臭,故名豨莶。……五六七月采收。……蜜酒层层和洒,九蒸九曝完全。细末研成,蜜丸豆大。……疗暴中风邪,口眼㖞斜者立效;治久渗湿痹,腰脚酸痛者殊功。捣生汁服之,主热蛊烦满。"(《本草蒙筌·草部下·豨莶》)

【释义】豨莶草味苦而辛,性寒不温,鲜有补益之效,且气味难闻,故需"蜜酒层层和洒,九蒸九曝完全",《本草求真》指出以此法炮制"浊阴之气可除,而清香之气始见",可祛肝肾风湿,解四肢麻木、腰膝无力。《神农本草经疏》记载:"豨莶,阳草也。感少阳生发之气以生……乃入血分祛风除湿,兼活血之要药也。"古人云"痒自风来""治风先治血,血行风自灭",故风疹、痒疮可止。《本草图经》记载:豨莶草蒸熟之后性温不寒,可治筋骨冷痛、腰膝无力、风湿疮疡;和酒调服用,则治破伤风危急。

【炮制方法】

1. 豨莶草　取原药材,除去残根、老梗等杂质,先抖下叶另放,下半段略浸,上半段喷潮,润透,再与叶一起切短段,干燥。

2. 酒豨莶草　取豨莶草段,用黄酒拌匀,闷润至透,置蒸药器具内,蒸8小时,闷过夜,呈黑色,取出,晒干。

【炮制作用】

1. 豨莶草　清肝热,解毒邪力强。

2. 酒豨莶草　祛风湿,强筋骨力强。

【临方应用】

1. 豨莶草

方名:大补肝肾丸(《医方简义》)。

组成:熟地、淡苁蓉、菟丝子、枸杞子,潼蒺藜、白蒺藜、川草薢、豨莶草,海风藤、海桐皮、当归、赤芍、党参、川芎、桑寄生、怀牛膝、杜仲(炒)、茯苓、丹参、炙甘草。

功用:补益肝肾,益气活血,通络止痛。

主治:痿痹,气血偏枯。

2. 酒豨莶草

方名:顽癣浮萍丸(《外科正宗》)。

组成:紫背浮萍、苍术、苍耳草、苦参、黄芩、僵蚕、钩藤、豨莶草(二两酒蒸)。

功用:清热燥湿。

主治:顽癣。

【新安医案】

有祚家嫂因多郁怒,喉中忽痛,下至胃脘,右胁疼痛不可忍,不进饮食,睡卧不安,右更疼甚,吐血数口。诊脉左关弦洪,右寸滑数。恐肺脏生痈,用龙胆草以伐肝邪,豨莶草、沙参、苦参、玄参以解肺毒,黄连、连翘、槐花、生地黄凉血,益母草流通,青木香行气。服六七剂,痛止病愈。(《程原仲医案》)

【现代研究】

现代研究表明,豨莶草中主要含萜类成分,奇壬醇、豨莶精醇、豨莶酸、豨莶糖苷等;还含内酯类、甾醇类等化学成分。具有抗炎、镇痛、降压、调节免疫、扩血管、抗血栓等药理作用。付智慧利用高效液相色谱 - 质谱联用(HPLC-MS)对腺梗豨莶酒蜜制前后的化学成分进行研究。结果发现豨莶草酒蜜制后苦、咸味下降,涩、甜没有明显变化;通过主成分分析从制品豨莶草中共分离鉴定出 β- 谷甾醇、豆甾醇、正二十六烷醇等主要化学成分。这些成分,尤其是 β- 谷甾醇,具有良好的抗炎、抗氧化、免疫调节等药理作用。徐丽伟等通过文献整理,总结了各学者的研究,证实了豨莶草确有以上药理作用,与临床结论一致,证实了豨莶草祛风湿、利关节、解毒的功效。

石 韦

(《神农本草经》)

【别名】小石韦、飞刀剑、石皮、金星草、生扯拢、肺心草、石兰、石剑等。

【来源】本品为水龙骨科植物庐山石韦 Pyrrosia sheareri(Bak.)Ching、石韦 Pyrrosia lingua(Thunb.)Farwell 或有柄石韦 Pyrrosia petiolosa(Christ)Ching 的干燥叶。全年均可采收;除去根茎及根,晒干或阴干。全国大部分地区均产。

【性味归经】甘、苦,微寒。归肺、膀胱经。

【功效】利尿通淋,清肺止咳,凉血止血。

【主治】①热淋,血淋,石淋,小便不通,淋沥涩痛;②肺热喘咳;③血热出血。

【原文记载】"丛生山谷石上者真,不闻人声水声者效。叶长似柳,背有黄毛。……务先去净,复拌羊脂;炒变焦黄,方入药剂。……治遗溺成淋,通膀胱

利水。疗痈疽发背,去恶风止烦。益精气,补五劳,除邪热,安五脏。"(《本草蒙筌·草部下·石韦》)

【释义】《本草图经》中记载石韦"丛生石上,叶如柳,背有毛,而斑点如皮,故以名之"。然"毛射入肺,令人咳",用之需刷净茸毛。而拌羊脂炒可以补虚润燥,增强解毒之功。石韦以治淋证为先,兼入肺经,清热而肃肺。《雷公炮药性解》曰:"石韦清热利水,本入膀胱,而肺则下连者也,宜兼入之。"《新修本草》指出石韦亦可"补五劳,安五脏,去恶风,益精气"。

【炮制方法】

石韦　除去杂质,洗净,切段,干燥,筛去细屑。

【炮制作用】

石韦　利尿通淋,清肺止咳,凉血止血。

【临方应用】

石韦

方名:陈皮石韦散(《鸡峰普济方》)。

组成:石韦、瞿麦穗、木通、赤芍药、陈皮、茯苓、桑白皮。

功用:清热通淋。

主治:下焦有热,淋闭不通,小腹妨闷。

【新安医案】

余树芸翁,三月廿八日。湿热内蓄,少腹胀痛,小便淋浊。仿萆薢分清饮法加味。川草薢三钱、赤茯苓三钱、杜牛膝一钱半、甘草梢八分、车前子二钱、石苇一钱半、西滑石三钱、木通一钱半、南沙参四钱、鲜石菖蒲六分。(《洪桂医案》)

【现代研究】

现代研究表明,石韦中主要含有机酸类成分,绿原酸;黄酮及其苷类成分,山奈酚、槲皮素、异槲皮素、三叶豆苷、紫云英苷、甘草苷、芒果苷以及异芒果苷等化学成分。具有抑菌、肾保护、镇咳祛痰、降血糖、抗 1 型单纯疱疹病毒等药理作用。李雁群等对石韦提取物石油醚、醋酸乙酯等研究发现,其对大肠杆菌、金黄色葡萄球菌、变形杆菌等有不同程度的抑制作用。吴金英等人通过体内外抑菌试验发现不同规格的复方石韦片对常见的泌尿系统细菌感染具有不同程度的抑菌作用,其中 1.00g/kg 复方石韦片对大鼠有明显抗炎利尿作用。邵绍丰等通过对比研究认为,石韦属植物对大鼠肾结石有良好的改善效果,并与西药枸橼酸钾功效相当。以上研究与临床结论一致,证实了石韦的临床功效。

王 不 留 行

(《神农本草经》)

【别名】留行子、奶米、王牧牛、麦蓝子、大麦牛、剪金子等。

【来源】本品为石竹科植物麦蓝菜 *Vaccaria segetalis*（Neck.）Garcke 的干燥成熟种子。夏季果实成熟,果皮尚未开裂时采割植株,晒干,打下种子,除去杂质,再晒干。中国各地均产,主产江苏、河北、山东等地。

【性味归经】苦,平。归肝、胃经。

【功效】活血通经,下乳消肿,利尿通淋。

【主治】①血瘀经闭,痛经,难产;②产后乳汁不下,乳痈肿痛;③淋证涩痛。

【原文记载】"江浙近道俱有,茎青七八寸长,叶尖如小匙头,花开系黄紫色。子如黍粟,谷黑微圆。三月采根茎,五月取花子。先洒酒蒸一伏,复浸浆水一宵。微火焙干。……主金疮止血逐痛,治女科催产调经。除风痹、风痉、内寒;消乳痈、背痛、外肿。出刺下乳,止衄驱烦。"(《本草蒙筌·草部下·王不留行》)

【释义】古人云:王不留行,"虽有王命不能以留其行"。表明了其性走而不守的特点,突出了王不留行活血行瘀之效。《本草纲目》云:"王不留行能走血分,乃阳明冲任之药。俗有'穿山甲、王不留,妇人服了乳长流'之语。"亦表明王不留行为"利药"之属。正如《本草新编》所言:"(王不留行)乃利药也,其性甚急,下行而不上行者也。凡病逆而上冲者,用之可降。……但其性过速,宜暂而不宜久,又不可不知也。"《本草蒙筌》此处采用酒蒸法炮制,既有引入肝经的效果,又利于有效成分煎出。目前临床常采用炒制王不留行,这种炮制方法操作更为便捷,以中火拌炒至大部分爆花为佳。利于有效成分煎出,增加王不留行活血行瘀、下乳、通淋之效。

【炮制方法】

1. 王不留行　取原材料,除去杂质。

2. 炒王不留行　取净王不留行,投入预热容器内,中火拌炒至大部分爆花即可。

【炮制作用】

1. 王不留行　生品长于消痈肿,用于乳痈或其他疮痈肿痛。

2. 炒王不留行　质地松泡,利于有效成分煎出,且走散力较强,长于活血通经、下乳、通淋。

【临方应用】

1. 王不留行

方名:长将散(《医方类聚》引《肘后备急方》)。

组成:石韦(去毛)、滑石、瞿麦、王不留行、葵子。

功用:清热利湿,利尿通淋。

主治:诸淋。

2. 炒王不留行

方名:王不留行汤(《古今医彻》)。

组成:穿山甲(炒)、麦门冬(去心)、王不留行(炒)、当归、白芍(酒炒)、熟地黄、茯苓、通草、川芎、甘草。

功用:活血,通经,下乳。

主治:乳汁不通,膨闷。

【新安医案】

俞某某,男,成年。1981 年 12 月 15 日。前列腺炎病史 8 年,刻则少腹坠胀而痛,小溲不畅,尿后余沥不尽,大便努挣则前阴有黏液分泌,腰俞酸痛,阳事不举,睾丸亦觉酸胀不舒,脉濡弦。拟予前列腺汤出入。赤芍 6g、败酱草 15g、金樱子 15g、炒黄柏 4.5g、桃仁 6g、红花 4g、煨川楝子 4.5g、王不留行 6g、川萆薢 10g、萹蓄 6g、炙金毛脊 10g、炒续断 6g、炒荔枝核 10g。二诊,12 月 22 日。前列腺液常规检查:白细胞少许。小溲已无余沥不尽,然大便努挣则前阴仍有白色黏液流出,腰俞酸痛,阳事痿软与前仿佛。守原出入。(《王任之医案》)

【现代研究】

现代研究表明,王不留行主要含三萜皂苷、黄酮苷、环肽、类脂和脂肪酸、单糖等化学成分,具有收缩血管平滑肌、抗着床、抗早孕、促进乳汁分泌等药理作用。牛彩琴等研究发现,王不留行水煎液可明显增加家兔离体主动脉环张力,此与临床结论一致,即王不留行有活血通经的功效。周国洪等采用 HPLC 测定炮制前后王不留行中主要活性成分含量及煎出率,发现经炒制的王不留行的有效成分水煎溶出率有所上升,其活血、催乳作用更加显著,与临床经验相符。王不留行的不同炮制方法对其活性成分的含量有着不同的影响,秦汝兰通过紫外分光光度法测定油砂炒法、清炒法、中火酒炒法、润炒法、砂炒法后的王不留行中总黄酮含量,结果发现经油砂炒法后的王不留行中总黄酮含量由大到小为:油砂炒法＞清炒法＞中火酒炒法＞润炒法＞砂炒法。故临床应用王不留行时应慎重选择炮制后的王不留行。

灯 心 草
(《开宝本草》)

【别名】虎须草、赤须、灯心、灯草、碧玉草、猪矢草、铁灯心、虎酒草、秧草、水灯心、野席草等。

【来源】本品为灯心草科植物灯心草 *Juncus effusus* L. 的干燥茎髓。夏末至秋季割取茎,晒干,取出茎髓,理直,扎成小把。主产于江苏、福建、四川、贵州、云南。

【性味归经】甘、淡,微寒。归心、肺、小肠经。

【功效】清心火,利小便。

【主治】①热淋,尿少涩痛;②心烦失眠,口舌生疮。

【原文记载】"江南泽地丛生,苗茎圆细长直。……务求生剥者为良,揉碎煎汤液才效。通阴窍,利小便。除癃闭成淋,消水湿作肿。"(《本草蒙筌·草部下·灯心草》)

【释义】《本草蒙筌》此处主要强调新鲜灯心草的使用。灯心草质轻,性寒,味甘淡,禀天冬寒之水气,其茎中空,因此生品灯心草长于通利小便,使热从小便而出。如《本草经解要》中所言:"灯草气寒,禀天冬寒之水气,入手太阳寒水小肠经、足太阳寒水膀胱经。"此外,煅炭法也是目前常用的炮制方法,灯心草制炭后,长于凉血止血。《十药神书》指出:"大抵血热则行,血冷则凝……见黑则止。"

【炮制方法】

1. 灯心草　取原药材,拣净杂质,剪成段。

2. 灯心草炭　取净灯心草,扎成小把,置煅锅内,上扣一口径较小的锅,接合处用盐泥封固,在扣锅上压以重物,并贴一条白纸或放数粒大米,用文武火加热,煅至纸条或大米呈深黄色时停火,待锅凉后,取出。

【炮制作用】

1. 灯心草　长于清心火、利小便。

2. 灯心草炭　凉血止血,清热敛疮;外用治咽痹,乳蛾,阴疳。

【临方应用】

1. 灯心草

方名:灯心竹叶汤(《证治准绳》)。

组成:竹叶、灯心。

功用:清热止呕。

主治:干呕;夏月手足心热,面赤饮冷,吐出浑浊。

2. 灯心草炭

方名:通窍散(《中华人民共和国药典》)。

组成:麝香、闹羊花、灯心草(炭)、蟾酥、硼砂(煅)、细辛、荆芥(炭)、猪牙皂、冰片。

功用:芳香开窍,避秽醒脑。

主治:中暑中恶引起的关窍不通,气闭昏厥,神志不清,四肢厥冷。

【新安医案】

万户张公(讳泰贞,新安卫人),年六旬致仕,来游京师,擅博雅,搢绅争慕之,致倒屣无虚日。壬子春,因过劳,复感风寒,头疼身热,口渴,日饮冰水,小便短少,间作呃喃声。诸医悉投羌、防、柴、葛、芩、连、石膏等药,不效。予诊脉虽数,重按无力,此兼劳倦内伤之候。过用寒凉发散则误矣,宜清养兼施。遂用柴胡、知母、黄芩、山栀、白芍药、麦门冬、天花粉、甘草、竹叶、灯心,连进二剂而安,再易养血滋补药而愈。(《程原仲医案》)

【现代研究】

现代研究表明,灯心草中主要含菲类成分,灯心草二酚、去氢灯心草二酚、去氢灯心草醛、去氢 -6- 甲基灯心草二酚及二氢菲类化合物;还含木犀草素,酚类及有机酸等化学成分。具有镇静、催眠、抑菌、抗氧化等药理作用。王衍龙等研究认为灯心草乙醇提取物能够明显减少小鼠自主活动,明显延长小鼠的睡眠时间。陆风等研究认为灯心草内的大量菲类化合物具有一定的抗氧化作用。以上研究与临床结论一致,证实了灯心草具有利小便,清心火的功效。灯心草经炒炭后具有止血功效,孟则敬等研究认为炭素是灯心炭发挥止血作用的有效成分之一,采用正交试验结合多指标加权分析方法,优化灯心草炒炭炮制工艺,最后找出炭制的最佳温度及时间为 250℃,密闭煅制 15min。

芫 花

(《本草拾遗》)

【别名】芫、去水、赤芫、败花、毒鱼、杜芫、闷头花、老鼠花、闹鱼花、大米花、南芫花、芫花条、癞头花、紫金花、药鱼草、莞花、头痛花等。

【来源】本品为瑞香科植物芫花 *Daphne genkwa* Sieb.et Zucc. 的干燥花蕾。春季花未开放时采收,除去杂质,干燥。主产于安徽、江苏、浙江、山东、福建。

【性味归经】苦、辛,温;有毒。归肺、脾、肾经。

【功效】泻水逐饮;外用杀虫疗疮。

【主治】①水肿胀满,胸腹积水,痰饮积聚,气逆咳喘,二便不利;②疥癣秃疮,痈肿,冻疮。

【原文记载】"川谷甚多,远近俱有。茎紫花白,一二尺长。……未出叶采嫩苞蕊,向晴日曝干。……得之煮醋数沸,洒出渍水一宵。复曝干收,才免毒害。……散皮肤水肿发浮,消胸膈痰沫善唾。咳逆上气能止,咽肿短气可安。驱疝瘕痈疽,除蛊毒鬼疟。……汁渍线丝,系痔易落。……捣烂堪毒鱼,研末能敷疥。"(《本草蒙筌·草部下·芫花》)

【释义】芫花味苦而辛,苦则内泄,辛则外搜,故不论水饮痰癖、皮肤水饮,皆可除之。如《类经证治本草》所述,芫花"去水饮痰癖,疗五水在五脏、皮肤、胀满喘急,痛引胸胁"。芫花辛温有毒,久服令人虚,虚人当慎服,用时多以醋制以减其毒性。《本草纲目》指出:"芫花留数年陈久者良。用时以好醋煮十数沸,去醋,以水浸一宿,晒干用,则毒灭也。或以醋炒者次之。"《新修本草》称芫花"有小毒,用之微熬,不可近眼",说明芫花在熬制过程中会产生对眼睛有伤害的物质。故陈氏取"未出叶采嫩苞蕊"并"向晴日曝干",炮制时用醋煮,曝干,均为减毒。

【炮制方法】

1. 生芫花　取原药材,除去杂质。

2. 醋芫花　取净芫花,加入定量的米醋拌匀,闷润至醋被吸尽,置炒制容器内,用文火加热,炒至微干,取出晾凉。

每 100kg 芫花,加米醋 30kg。

【炮制作用】

1. 生芫花 峻泻逐水力较猛,较少内服,多外用。

2. 醋芫花 能降低毒性,缓和泻下作用和腹痛症状

【临方应用】

1. 芫花

方名:款冬煎(《备急千金要方》)。

组成:款冬花、干姜、紫菀、五味子、芫花(熬令赤)。

功用:润肺止咳。

主治:新久咳嗽。

2. 醋芫花

方名:百灵丸(《圣济总录》)。

组成:芫花(醋浸,炒干)、蒺藜子(炒去角)、地龙(炒)、茴香子(炒)、地丁。

功用:通络,逐水。

主治:耳重。

【新安医案】

长姐适桃源陈弃井氏,患胸膈痞胀,日厥去三四次,半月不食。予适在郡城,闻急奔救。造门见弃井,曰:令姐危在旦夕。忽见备棺于厅之西,惊哭失措,诣床诊之,喜曰:脉沉而滑,痰也,病虽危笃,尚可救也。用十枣汤四分,服之,下痰五升,胸膈顿宽。越三日,用醋煮砒五厘,浓茶调下,涌出黑痰三升许而愈。(《意庵医案》)

【现代研究】

现代研究表明,芫花中主要含黄酮类成分,芫花素、3'-羟基芫花素、芹菜素、木犀草素、芫根苷;二萜类成分,芫花酯甲—戊、芫花瑞香宁;还含挥发油、脂肪酸等化学成分。具有抑菌、镇静、镇咳、祛痰、引起子宫收缩、刺激肠黏膜引起水泄和腹痛以及增加尿量等药理作用。李林采用 HPLC-MS 法对 10 批炮制前后的芫花进行活性成分测定,发现木犀草素、羟基芫花素以及芫花素经炮制后含量均呈升高,各批次升高幅度不一,这可能是芫花在炮制过程中受醋酸和加热的影响,芫花酯甲经炮制后含量降低,这与传统炮制理论"醋制减毒"一致。原思通等人指出,芫花酯甲是芫花中主要的毒效果成分,并以实验验证,经醋制后的芫花中芫花酯甲含量明显下降,芫花的毒性也相应减少。赵一等进一步研究发现,芫花的不同炮制品利尿作用有显著差异,其利尿强度以醋制芫花最优,并且能减少生品芫花的刺激性。以上研究均与传统炮制理论相符,即醋制芫花毒性降低,并且泻水逐饮功效显著。

卫 矛
《神农本草经》

【别名】鬼箭羽、六月凌、四面锋、蓖箕柴、四棱树、山鸡条子等。

【来源】本品为卫矛科卫矛属植物卫矛 *Euonymus alatus* (Thunb.) Sieb. 的根，带翅的枝或叶。夏秋季采集，切碎，晒干。主产于河北、陕西、甘肃、山东、江苏等地。

【性味归经】苦、寒。归肝、脾经。

【功效】活血通经，散瘀止痛。

【主治】①月经不调，产后瘀血腹痛；②胸痹心痛；③跌打损伤肿痛；④荨麻疹。

【原文记载】"深山谷多产，平陆地绝无。茎类柏皮褐黄，叶似山茶青绿。干有三羽，状似箭翎。削取皮羽阴干，拭净赤毛酥炙。任煎汤液，专治女科。能堕妊娠，善疗血气。遣邪祟，杀蛊毒，破癥结，通月经。腹满汗出立瘥，崩中下漏即止。消皮肤风肿，去腹脏白虫。产后血绞痛殊功，恶疰卒暴心痛捷效。"（《本草蒙筌·草部下·卫矛》）

【释义】刘熙《释名》言："齐人谓箭羽为卫。此物干有直羽，如箭羽、矛刃自卫之状，故名。"卫矛形态为具翅状物的圆柱形枝条，用药一般选用翅状物突出且齐全者为佳，炮制时需要拭上赤毛，用酥缓炒过用之。卫矛始用于熏灼以驱鬼邪，后用于方药以活血止痛。《神农本草经》中指出："卫矛味苦，寒，无毒。主女子崩中，下血，腹满，汗出，除邪，杀鬼毒蛊疰，中恶，腹痛，去白虫，消皮肤风毒肿，令阴中解。"因其三面形如箭羽，又名鬼箭或鬼箭羽。《本草图经》中明确记载了鬼箭与卫矛为同一物种："卫矛，鬼箭也。"

【炮制方法】卫矛除去杂质，洗净，润透，切段或厚片，干燥。

【炮制作用】卫矛除去杂质，达到药用的纯净度要求。

【临方应用】

卫矛

方名：鬼箭羽汤（《圣济总录》）。

组成：鬼箭羽、当归（切，炒）、白术（锉，炒）、桂（去粗皮）、细辛（去苗叶）、生干地黄（焙）。

功用：行气活血，除胀止痛。

主治：产后血气不散，攻心腹刺痛，胀满气喘。

【新安医案】

汪，衢州清流，八月七日。偏中在左，左肢麻木不随已经十月之久，口向右喝，语言微蹇，不时流涎，头眩，脉濡滑而弦。治以通隧清脑，熄风豁痰可也。法半夏、明天麻、白蒺藜、双钩藤（后下）、豨莶草（制）、鹿衔草、威灵仙、鬼箭羽、左秦艽、远志肉（炙）、茯神、白茄根、石楠叶。（《王仲奇医案》）

【现代研究】

现代研究表明，卫矛中主要含木栓酮、β-谷甾酮、卫矛醇、槲皮素及槲皮素-3-半乳糖-木糖苷等化学成分，具有抗肿瘤、抗炎、免疫调节、降血糖、镇静、耐缺氧等药理作用。刘露等人对研究卫矛的相关论文进行归纳、整理，证实了卫矛具有以上药理作用，且与临床结论一致，符合卫矛的传统功效。古代卫矛的炮制方法为只使箭头用，拭上赤毛，炒酥炙为度，现代炮制方法则为简便的除杂、净制和切制。如《北京市中药饮片炮制规范》记载："取带翅的枝条，除去杂质，洗净，闷润 12~24 小时，至内外湿度一致，切中段，干燥，筛去碎屑；或取翅状物，除去杂质，筛去灰屑。"

淫 羊 藿
（《神农本草经》）

【别名】羊合叶、羊藿叶、仙灵脾、仙灵毗、弃杖草、刚前、黄连祖、千两金、弃杖草、三叉骨、羊角风、三枝九叶草等。

【来源】本品为小檗科植物淫羊藿 *Epimedium breviconu* Maxim.、箭叶淫羊藿 *Epimedium sagittatum*（Sieb.et Zucc.）Maxim.、柔毛淫羊藿 *Epimedium pubescens* Maxim. 或朝鲜淫羊藿 *Epimedium koreanum* Nakai 的干燥叶。夏、秋季茎叶茂盛时采收，晒干或阴干。主产于山西、四川、湖北、吉林。

【性味归经】辛、甘，温。归肝、肾经。

【功效】补肾阳，强筋骨，祛风湿。

【主治】①肾阳虚衰,阳痿遗精,筋骨痿软;②风寒湿痹,麻木拘挛。

【原文记载】"茎细而坚,叶圆而薄。所在俱有,凌冬不凋。……凡采制须先酒浸过曝干。锉碎对拌羊脂(每一斤用羊脂四两)。……治男子绝阳不兴,治女人绝阴不产。却老景昏毛,除中年健忘。益骨坚筋,增力强志。"(《本草蒙筌·草部下·淫羊藿》)

【释义】《本草求真》言:"淫羊藿,辛香甘温,诸书皆载能治男子绝阳不兴,女子绝阴不产。"是温肾助阳之佳品。李时珍称其为"手足阳明三焦命门药也","真阳不足者"尤宜。历代医家均认为经羊脂拌炒的淫羊藿疗效更优。因羊脂性温,本身具有温肾阳的作用,故淫羊藿经其拌炒后,温肾助阳、益骨坚筋之力益佳,祛风除湿、增力强志之功更彰。如《雷公炮炙论》记载:"凡使(时呼仙灵脾),须用夹刀夹去叶四畔花枝,每一斤用羊脂四两拌炒,待脂尽为度。"《本草蒙筌》此处在羊脂拌炒之前酒浸,可以进一步增强淫羊藿温肾补阳、祛风湿的功效。

【炮制方法】

1. 淫羊藿　取原药材,除去杂质、枝梗,喷淋清水,稍润,切丝,干燥。

2. 炙淫羊藿　取羊脂油置锅内加热熔化,加入淫羊藿丝,用文火加热,炒至油脂吸尽,表面呈油亮光泽时,取出,晾凉。

【炮制作用】

1. 淫羊藿　生品以祛风湿、强筋骨力胜。

2. 炙淫羊藿　增强温肾助阳作用。

【临方应用】

1. 淫羊藿

方名:仙灵脾散(《太平圣惠方》)。

组成:仙灵脾、天雄(炮裂,去皮脐)、石斛(去根,锉)、天麻、牛膝(去苗)、麻黄(去根节)、川芎、五加皮、萆薢(锉)、丹参、桂心、当归、虎胫骨(涂酥,炙令黄)、防风(去芦头)、羌活、槟榔。

功用:补肝肾,强筋骨。

主治:风脚膝软弱,筋骨缓纵,不能行立。

2. 炙淫羊藿

方名:虎骨鹿茸丸(《胎产秘书》)。

组成:虎胫骨(或十四两,如无,以胶三两代之)、鹿茸(羊酥蒸炙,如无,以胶四两代之)、枸杞子、小茴(酒炒)、菟丝子、巴戟肉(酒炒)、刺蒺藜(酒炒)、破故纸(盐水炒)、肉桂、陈皮、威灵仙、防风、淫羊藿(羊油炙)、杜仲(姜汁炒)、全蝎梢(酒洗淡,炒)、归身(酒炒)、川草薢、龟甲

（醋炙）。

功用：补益肝肾，益气养血。

主治：产后瘫痪。

【新安医案】

左某某，男，成年。初诊1943年12月11日。消瘦萎缩，精神不振，面色及肌肤暴露部分均见黯黑，脏色外露，为肾气虚败之象。失眠声喑，毛发稀疏，舌色淡紫，脉沉迟细微。幸纳食未衰，尚可峻补阴阳。大生地四钱、山萸肉一钱半、细石斛三钱、淡苁蓉三钱、巴戟肉二钱、远志肉一钱半、五味子五分、大麦冬三钱、干菖蒲一钱、云茯苓三钱、夏枯草三钱、淡昆布三钱，七剂。

二诊，诸象略有起色，仍按原法治之。大生地五钱、山萸肉三钱、细石斛三钱、大麦冬四钱、炙远志一钱半、干菖蒲一钱、淡苁蓉三钱、巴戟肉四钱、五味子八分、桑白皮三钱、肥玉竹四钱、菟丝子三钱、夏枯草三钱，七剂。

三诊，精神见振，面黧略淡，语言亦渐有力，舌紫稍润，脉弱较起，仍沉且迟。再拟前法加入鼓舞肾阳之品，宗河间地黄饮子。大生地四钱、山萸肉三钱、川石斛三钱、大麦冬三钱、五味子一钱半、干菖蒲一钱半、炙远志一钱半、云茯苓三钱、巴戟肉三钱、仙灵脾四钱、淡附片八分、肉桂心五分、菟丝子四钱、肥玉竹五钱，七剂。（《程门雪医案》）

【现代研究】

现代研究表明，淫羊藿中主要含黄酮类成分，淫羊藿苷，宝藿苷Ⅰ、Ⅱ，淫羊藿次苷Ⅰ、Ⅱ，大花淫羊藿苷A，鼠李糖基淫羊藿次苷Ⅱ，箭藿苷A、B、C，金丝桃苷等化学成分。具有增强性功能、调节免疫功能、延缓性腺衰老、抗骨质疏松、调节心脏供血、改善脑缺血等药理作用。牛锐为了验证羊脂油炮制法对淫羊藿功效的影响，设置了空白组、生品淫羊藿组、淫羊藿炮制组及睾酮组小鼠模型，采用放射免疫法测定小鼠血清睾酮水平。结果发现淫羊藿炮制组小鼠模型睾丸组织较其他组明显增生，说明经羊脂油炮制后的淫羊藿由寒转温，具有温肾壮阳的作用。吴文辉等人通过建立肾阳虚小鼠模型，进一步研究淫羊藿炮制品对小鼠肾功能的影响，发现经羊脂油炮制后的淫羊藿较生品淫羊藿可显著降低肾阳虚小鼠模型的肾上腺维生素C水平，即炮制后的淫羊藿温肾助阳功效增强，与前期研究一致，与临床结论相符。

蓖 麻 子

《雷公炮炙论》

【别名】草麻子、蓖麻仁、大麻子、红大麻子、草麻、八麻子等。

【来源】本品为大戟科植物蓖麻 *Ricinus communis* L. 的干燥成熟种子。秋季采摘成熟果实,晒干,除去果壳,收集种子。主产于北京、天津、河北、山西等地。

【性味归经】甘、辛,平;有毒。归大肠、肺经。

【功效】泻下通滞,消肿拔毒。

【主治】①痈疽肿毒,瘰疬,乳痈;②喉痹;③疥癞癣疮,烫伤;④水肿胀满;⑤大便燥结;⑥口眼歪斜,跌打损伤。

【原文记载】“园圃中俱种,胡地者盖良。子如牛蜱色斑,叶类火麻厚大。……盐汤入砂锅煮透,捞起以石臼捣糜。用敷无名毒疽,吸出有形滞物。剩骨立起,脓血尽追。”(《本草蒙筌·草部下·蓖麻子》)

【释义】在取材上,陈氏指出“胡地者盖良”“子如牛蜱色斑,叶类火麻厚大”。蓖麻子性平,其力“善收善走”,既可吸有形之滞物,又可拔无形之病气,除瘰疬乳痈,去恶疮肿毒。还可利关窍,通经络,去偏风不遂,解口眼㖞斜。然其有毒,不可轻易口服。《类经证治本草》言蓖麻子“有热毒,烈于巴豆,内服不可轻率”,故蓖麻子内服常需制用。《雷公炮制论》言蓖麻子“以盐汤煮半日,去皮取子研用”,可减轻毒性。李时珍则取蓖麻油法,“用蓖麻仁五升,捣烂,以水一斗煮之,有沫撇起,待沫尽乃止,去水。以沫煎至点灯不炸,滴水不散为度。”

【炮制方法】

1. 蓖麻子　取原药材,除去杂质。用时去壳,捣碎。

2. 炒蓖麻子　除去杂质,洗净,去壳取仁,置炒制容器,文火加热,炒至黄色,取出晾干。

3. 蓖麻子霜　取净蓖麻仁,去壳取仁,炒热后研成细末,将细末包 3~4 层草纸,外加麻布包紧,压榨去油,反复操作,至草纸上无油渍出现时即可。

【炮制作用】

1. 蓖麻子　除去杂质。

2. 炒蓖麻子　降低毒性。

3. 蓖麻子霜　降低毒性,减轻泻下作用。

【临方应用】

1. 蓖麻子

方名:蓖麻子散(《太平圣惠方》)。

组成:蓖麻子(去皮,别研)、雀儿饭瓮、干蝎、石榴(大者)(以上四味,将石榴取却子,及七分,盛药三味在内,用泥裹作球,以慢火炙干,烧令通赤,赤后闻药气透出,即熟,候冷取出,出泥细研)、半夏(汤洗七遍,去滑)、天南星、白附子。

功用:息风止痉。

主治:小儿中风,手足不随,诸药不效者。

2. 炒蓖麻子

方名:大麻子汤(《圣济总录》)。

组成:大麻子(炒)、槟榔末、生姜汁。

功用:行气燥湿除胀。

主治:脚气胀满,妨闷喘促。

3. 蓖麻子霜

方名:拔针散(《丁甘仁先生家传珍方》)。

组成:吸铁石(研)、巴豆霜(去油)、蓖麻子(去油)、蜣螂虫、麝香。

功用:去断针。

主治:针刺时肉中断针。

【现代研究】

现代研究表明,蓖麻子中主要含蓖麻毒蛋白、蓖麻油酸、蓖麻碱、脂肪酶、香豆素、芹菜苷元等化学成分,具有抗炎镇痛、抗肿瘤、抗生育、引产、泻下和抗病毒等药理作用。陈百先等通过对人肺癌裸小鼠移植瘤模型进行抑瘤实验,结果表明经以鸡蛋为辅料的加热炮制法可显著增加蓖麻子的抗肿瘤作用,并且可降低蓖麻子的毒性,与传统炮制理论一致。兰鸿等应用醋酸致小鼠扭体法、小鼠热板法、二甲苯致小鼠耳肿胀法和蛋清致大鼠足跖肿胀法观察炮制后的蓖麻子(去壳后用文火加热,炒至黄色,取出晾凉)抗炎镇痛作用,结果表明蓖麻子混悬液可减少醋酸致小鼠扭体次数、延长小鼠舔足时间、减轻二甲苯致小鼠耳郭肿胀程度、减轻蛋清致足跖肿胀程度,与对照组比较,差异有统计学意义($P<0.01$)。胡延等进一步研究发现,蓖麻子经炮制后,其抗炎镇痛程度有所变化,其中以炒制或加鸡蛋为辅料加热炮制后的蓖麻子抗炎镇痛效果较优,亦可降低蓖麻子的毒性,与临床经验相符。

天　麻
（《神农本草经》）

【别名】赤箭、鬼督邮、离母、神草、独摇芝、定风草、合离草、自动草、水洋芋、银线草、四叶细辛等。

【来源】本品为兰科植物天麻 *Gastrodia elata* Bl. 的干燥块茎。立冬后至次年清明前采挖，立即洗净，蒸透，敞开低温干燥。主产于湖北、四川、云南、贵州、陕西等地。

【性味归经】甘，平。归肝经。

【功效】息风止痉，平抑肝阳，祛风通络。

【主治】①小儿惊风，癫痫抽搐，破伤风；②肝阳上亢，头痛眩晕；③手足不遂，肢体麻木，风湿痹痛。

【原文记载】"所在山谷，有必丛生。苗唯一茎，类小箭竿。叶出茎端如伞，根横而不发须。花开叶心，其色黄白。二月八月，用惟采根。……主鬼疰卒忤中恶及百精毒，去温疟时行疫疠并心腹邪。强脚膝，益膂力。腰腿诸疾，并可驱除。"（《本草蒙筌·草部下·鬼督邮》）

【释义】关于鬼督邮的取材，陈氏指出二月或八月取其根。鬼督邮可治鬼疰中恶、心腹邪气、温疟疫疾。世人常以徐长卿、赤箭为鬼督邮，然《新修本草》明确指出鬼督邮："苗唯一茎，叶生茎端若伞，根如牛膝而细黑。所在有之，有必丛生。今人以徐长卿代之，非也。"古法炮制主要以润软切片和蒸制为主，2015 年版《中华人民共和国药典》中指出鬼督邮的炮制为：润透或蒸软，切薄片，干燥。

【炮制方法】鬼督邮　取原药材，除去杂质，洗净，润透或蒸软，切薄片，干燥。

【炮制作用】鬼督邮　便于制剂，保留有效成分。

【临方应用】

鬼督邮

方名：半夏白术天麻汤（《医学心悟》）。

组成：半夏、天麻、茯苓、橘红、白术、甘草。

功用：化痰熄风，健脾祛湿。

主治：风痰上扰证。

【新安医案】

左。血不涵肝,肝风内动,乘阳明脉络之虚。按唇口属胃,风动则时向右掣。从养血息风法。酒炒当归三钱、生白芍一钱五分、柏子霜一钱、牛膝一钱、酒炒续断一钱五分、炒杜仲一钱五分、炙天麻八分、潼沙苑一钱、石决明二钱、黑驴皮胶二钱。(《东山别墅医案》)

【现代研究】

现代研究表明,鬼督邮中主要含天麻素、对羟基苯甲醇(天麻苷元)、4-羟苄基甲醚、4-(4-羟苄氧基)苄基甲醚;脂肪酸类、棕榈酸、十七烷酸等化学成分。具有镇静催眠、抗惊厥、改善学习记忆、保护神经元、抗焦虑、抗抑郁、降血压、扩张血管、保护心肌细胞、抗凝血、抗血栓、抗血小板聚集、抗炎、镇痛等作用。鬼督邮一般经润软切片和蒸制法炮制后更有利于煎出有效成分,袁胜浩等采用蒸制法炮制鬼督邮,发现115℃蒸制1小时后的天麻素质量分数是同一鲜品的6倍,与临床经验相符。周劲松等研究认为,鬼督邮经上述方法炮制后天麻素、对羟基苯甲醇(天麻苷元)等有效成分含量增加,并通过对比不同软化方法,找出使天麻饮片疗效较优的浸泡温度、浸泡含水量等炮制条件,为润软切片和蒸制法炮制鬼督邮提供了科学依据。

柏 子 仁
(《神农本草经》)

【别名】柏实、柏子、柏仁、侧柏子等。

【来源】本品为柏科植物侧柏 *Platycladus orientalis*(L.)Franco. 的干燥成熟种仁。秋、冬二季采收成熟种子,晒干,除去种皮,收集种仁。主产于陕西、甘肃、四川、云南、贵州等地。

【性味归经】甘,平。归心、肾、大肠经。

【功效】养心安神,润肠通便,止汗。

【主治】①阴血不足,虚烦失眠,心悸怔忡;②肠燥便秘;③阴虚盗汗。

【原文记载】"近道俱有,乾州独佳。屋边者为宜,冢上者切忌。霜后采实,去壳取仁。先以醇酒浸曝干,次取黄精汁和煮。执筋连搅,汁尽才休。研细成霜,入剂方效。畏羊菊曲面诸石,使蛎瓜子桂皮。聪耳目,却风寒湿痹止疼;益气血去恍惚虚损敛汗。治肾冷腰冷并膀胱冷脓宿水,润肾燥体燥及面颜燥涩不光。兴阳道,杀百邪,止惊悸,安五脏。头风眩痛,亦可煎调。久服不饥,增寿耐老。"(《本草蒙筌·木部·柏实》)

【释义】在取材上,陈氏认为"乾州独佳""屋边者为宜"。陈氏的炮制方法可能出自《雷公炮炙论》,但李时珍指出:"此法是服食家用者。寻常用,只蒸熟曝烈,舂簸取仁,炒研入药"。生柏子仁有滑肠通便的副作用,服后易使患者发生腹泻,无论是"蒸熟曝烈""炒研",还是用醇酒、黄精汁、研霜等手段,均为消除其滑肠的副作用。柏实味甘性平,气有清香。《本草思辨录》描述其"仁则色黄白而味辛甘,气清香,有脂而燥,虽润不腻""芬芳则脾胃所喜,润泽则肝肾所宜",故有柏实能安五脏之说。

【炮制方法】

1. 柏子仁 取原药材,除去杂质及残留的种皮,筛去灰屑。

2. 炒柏子仁 取净柏子仁,置热锅中,用文火加热,炒至油黄色,有香气逸出为度,取出,放凉。

3. 柏子仁霜 取净柏子仁,碾成泥状,用布(少量可用数层吸油纸)包严,蒸热,压榨去油,如此反复操作,至药物不再黏结成饼为度,再碾细。

【炮制作用】

1. 柏子仁 养心安神,润肠通便,止汗。

2. 炒柏子仁 缓和药性,降低致泻、致呕等作用。

3. 柏子仁霜 可消除致呕和致泻的副作用。

【临方应用】

1. 柏子仁

方名:天王补心丹(《校注妇人良方》)。

组成:人参、茯苓、玄参、丹参、桔梗、远志、当归、五味、麦门冬、天门冬、柏子仁、酸枣仁、生地黄。

功用:滋阴清热,养血安神。

主治:阴虚血少,神志不安证。

2. 炒柏子仁

方名:益荣汤(《医方类聚》)。

组成:当归(去芦,酒浸)、黄芪(去芦)、小草、酸枣仁(炒,去壳)、柏子仁(炒)、麦门冬(去心)、茯神(去木)、白芍药、紫石英(细研)、木香(不见火)、人参、甘草(炙)。

功用:养血,补心,安神。

主治:气血亏虚,心神失养证。

3. 柏子仁霜

方名:生慧汤(《辨证录》)。

组成:熟地、山茱萸、远志、生枣仁、柏子仁(去油)、茯神、人参、菖蒲、白芥子。

功用:益气养血,心肾兼补。

主治:先天禀赋不足,或久病劳伤、肾精亏损所致的健忘、心悸、怔忡、失眠等。

【新安医案】

芃兄恙抱怔忡,久而不愈,每发心旌摇摇,头晕神倦,辗转不安。予诊之曰:此烦劳郁伤,心、脾、肝三经病也。方定黑归脾汤,去木香,加白芍、柴胡,合逍遥散,间参以麦冬、五味、柏子仁、丹参、牡蛎之属。疾发虽轻,然犹未断,芃兄忧之。予曰:神者伸也,人之神好伸而恶郁,郁则伤神。孔圣二论,首揭说乐;佛家《般若经》,首称自在;庄生著《南华》,首标逍遥游。情志中病,未可全凭药力,务须屏烦颐养,方能除根。如言闲散半载,服煎药两百剂,至今疾不复发。(《杏轩医案》)

【现代研究】

现代研究表明,柏子仁中主要含柏木醇、谷甾醇、总皂苷、双萜类等化学成分,具有镇静催眠、益智、保护神经、耐缺氧、促进神经节突起生长等药理作用。肖韡等研究认为,柏子仁中脂肪油能有效提高小鼠入睡率,缩短小鼠入睡时间,证明了柏实具有镇静催眠作用,与临床经验一致。倪红辉等对便秘模型小鼠对比研究发现,生品柏子仁可显著加快肠蠕动,减少大肠水分吸收,而柏子仁霜则对便秘小鼠无明显作用,其可能的原因在于生品柏子仁含有的不饱和脂肪油量较多,即证实了经霜制后的柏实泻下作用降低。闫雪生等人对比了柏子仁炮制、制霜前后主要成分的含量,发现柏子仁中油脂成分减少而主要成分 β- 谷甾醇的含量并未受损,与传统炮制理论相符。

黄 柏

(《神农本草经》)

【别名】川黄柏、檗木、檗皮、黄檗等。

【来源】本品为芸香科植物黄皮树 *Phellodendron chinense* Schneid. 的干燥树皮。习称"川黄柏"。剥取树皮后,除去粗皮,晒干。主产于四川、贵州、辽宁、吉林等地。

【**性味归经**】苦,寒。归肾、膀胱经。

【**功效**】清热燥湿,泻火骨蒸,解毒疗疮。

【**主治**】①湿热泻痢,黄疸尿赤,带下阴痒,热淋涩痛,脚气痿躄;②骨蒸劳热,盗汗,遗精;③疮疡肿毒,湿疹湿疮。

【**原文记载**】"树尚蜀产,皮宜夏收。择内黄紧厚为忧,去外褐粗糙才制。先渍蜜水,日际曝干。次涂蜜糖,火边炙燥。……二制则治上焦,单制则治中焦,不制则治下焦也。……安虚哕蛔虫,泻隐伏龙火。解消渴,除骨蒸。补肾强阴,洗肝明目。肠风连下血者立效,热痢先见血者殊功。去脐腹内虚疼,逐膀胱中结热。女人带漏,亦可治之。"(《本草蒙筌·木部·黄柏皮》)

【**释义**】在黄柏的取材上,陈氏推崇"蜀产""夏收""择内黄紧厚为忧,去外褐粗糙才制"。《本草蒙筌》此处的炮制方法源于南北朝《雷公炮炙论》"凡使檗皮,削去粗皮,用生蜜水浸半日,漉出晒干,用蜜涂,文武火炙,令蜜尽为度"。采用蜜制的方法可以缓解黄柏寒性,可治疗中焦而不伤胃。黄柏性寒而沉,长于泻下焦实火,对黄柏进行炮制可以改变其药性。张元素指出"二制治上焦,单制治中焦,不制治下焦也。"然现代临床所用,大都为盐黄柏、酒黄柏、黄柏炭等。酒制药力可至上,且缓苦寒之性;盐制则引药入肾,增其滋阴降火之效;黄柏炒炭善于止血。元代葛可久在《十药神书》中提出"大抵血热则行,血冷则凝,见黑则止,此定理也"。另《本经逢原》认为黄柏炒黑可"止崩漏血"。

【**炮制方法**】

1. 黄柏　除去杂质,喷淋清水,润透,切丝,干燥。

2. 盐黄柏　取净黄柏丝,用盐水拌匀,稍闷,待盐水被吸尽后,置炒制容器内,用文火加热,炒干,取出晾凉。

每100kg黄柏丝,用食盐2kg。

3. 酒黄柏　取净黄柏丝,用黄酒拌匀,稍闷,待酒被吸尽后,置炒制容器内,用文火加热,炒干,取出晾凉。

每100kg黄柏丝,用黄酒10kg。

4. 黄柏炭　取净黄柏丝,置炒制容器内,用武火加热,炒至表面焦黑色,内部深褐色,喷淋少许清水灭尽火星,取出晾干。

黄柏在切制前水处理时要掌握好"水头",若吸水过多,容易发黏,不易切制。

【**炮制作用**】

1. 黄柏　性寒苦燥而沉,长于清热、燥湿、解毒。

2. 盐黄柏　可引药入肾,缓和苦燥之性,增强滋肾阴、泻相火、退虚热的作用。

3. 酒黄柏　可降低苦寒之性,免伤脾阳,并借酒升腾之力引药上行,清血分湿热。

4. 黄柏炭　清湿热之中兼具涩性,多用于便血、崩漏下血。

【临方应用】

1. 黄柏

方名:二妙丸(《丹溪心法》)。

组成:黄柏(炒)、苍术(米泔水浸,炒)。

功用:清热燥湿。

主治:湿热下注证。

2. 盐黄柏

方名:大补阴丸(《丹溪心法》)。

组成:黄柏(炒褐色)、知母(酒浸,炒)、熟地(酒蒸)、龟板(酥炙)。

功用:滋阴降火。

主治:阴虚火旺证。

3. 酒黄柏

方名:当归龙胆汤(《兰室秘藏》)。

组成:防风、石膏、柴胡、羌活、五味子、升麻、甘草、酒黄连、黄芪、酒黄芩(炒)、酒黄柏(炒)、当归身(酒洗)、草龙胆(酒洗)、芍药。

功用:清肝散火,养血益气。

主治:眼中白翳、黑翳。

4. 黄柏炭

方名:黄连汤(《备急千金要方》)。

组成:阿胶、黄连、炮姜、当归、黄柏炭、炙甘草、石榴皮。

功用:清热化湿,理气导滞。

主治:赤白痢。

【新安医案】

江南耀兄,予同寓友也。体质壮实,性豪饮,素多湿热,五月间小腹发出红癣成片,向予索淋洗方。与蛇床子、荆芥、苦参、独活、白藓皮等。伊云:夜来痒甚,不能安卧,奈何? 予令加明矾少许。一日晚间饮酒回店,少腹痛引睾丸,浑身麻木,肢冷如冰,辗转床席,呻吟欲死,寸口沉伏。予察其病原,决其湿热内闭,热极生寒,剂以苍术、柴胡、黄柏、栀子、青皮、金铃子、木香、猪苓、滑石。初饮,呕出不纳;夜半,饮下一服,立刻痛止安睡,已刻方瘥。次日人遂如常,惟小便短涩。前方去木香,加海金砂、龙胆草。病既愈,始知其欲求速效,竟将明矾二三两一块入水中,擦洗取快,其癣即没。又席上多饮烧酒,致有此奇痛耳。又云:吾昨痛时,阳事全缩,今始如旧。予乃谓之曰:兄病疑难,易至错误。若请他医来,乍见如此脉症,必谓寒入厥阴,至于厥逆而囊缩,非吴茱萸、四逆辈不可。人亦劝服此药,以为至当不易,倘示以予方,且惊畏而色沮,而孰知正有大谬不然者乎? 故求其有无,责其盛虚,病机诚未易审也。(《赤崖医案》)

【现代研究】

现代研究表明,黄柏中主要含小檗碱、木兰花碱、黄柏碱、药根碱、掌叶防己碱等多种生物碱,具有抑菌、抗病毒、抗溃疡、利胆、降压、抗痛风、降血糖等药理作用。赵洪超等发现黄柏经炮制后,对促进溃疡愈合、保护黏膜屏障、抑制炎症反应有不同作用。其中蜜制或酒制黄柏抑制炎症反应作用最强,且酒制后黄柏更善于清湿热、利关节。郭明星等进一步研究发现,黄柏的不同炮制品对金黄色葡萄球菌和白喉杆菌等均有抑菌作用,以盐黄柏为优。此外,刘晓曼等通过小鼠断尾出血模型测定黄柏的止血活性,发现生品无止血效果,而炭制黄柏具有明显的止血作用,与临床经验基本符合。张凡等通过大鼠甲亢模型测定黄柏的不同炮制品对甲状腺及肾上腺皮质功能作用,发现盐黄柏的改善程度最为显著,可降低大鼠的分解代谢,减少能量的消耗,进一步验证了经盐炮制后的黄柏滋阴之功加强。

楮实子

(《名医别录》)

【别名】楮实、楮桃、楮桃子、野杨梅子、角树子、榖实、榖子等。

【来源】本品为桑科植物构树 *Broussonetia papyrifera*(L.)Vent. 的干燥成熟果实。秋季果实成熟时采收,洗净,晒干,除去灰白色膜状宿萼和杂质。主产于河南、湖北、湖南、山西、甘肃等地。

【性味归经】甘,寒。归肝、肾经。

【功效】补肾清肝,明目,利尿。

【主治】①肾虚腰痛,腰膝酸软;②目昏,目翳;③水气浮肿,尿少。

【原文记载】"近道虽有,荥阳独多。每产废田,又名谷实。叶类葡萄作瓣,实如弹子结蓬。初生绿青,渐熟红赤。待深秋采摘,侵水以去皮瓤;取中子曝干,投酒再浸昼夜。务蒸从巳至亥,任用煎尝为丸。阴痿能强,水肿可退。充肌肤,助腰膝,益气力,补虚劳。悦颜色轻身,壮筋骨明目。"(《本草蒙筌·木部·楮实》)

【释义】《日华子本草》记载楮实:"壮筋骨,助阳气,补虚劳,助腰膝,益颜色。"为补益之佳品,然其性寒,且实有油脂,脾胃虚寒、大便溏薄甚则泄泻者不宜。如《神农本草经疏》中加注"楮实虽能消水补脾,然气亦微寒,脾胃虚寒者不宜用";《本草新编》亦指出"世人弃而不用者,因久服滑肠之语也"。《本草蒙筌》此处"曝干""投酒再浸昼夜""务蒸从巳至亥"可减轻楮实子寒凉、滑肠之弊,同时增强清肝滋肾之功。当前主要采用炒制法,炒至有香气逸出为佳,用时捣碎以利于有效成分的煎出。

【炮制方法】

1. 楮实子　除去杂质,晒干。

2. 炒楮实子　取净楮实子,置炒制容器内,用文火加热,炒至有爆声、香气逸出为度,取出晾凉。用时捣碎。

【炮制作用】

1. 楮实子　滋肾,清肝,明目。

2. 炒楮实子　缓和寒凉之性,提高煎出效果。

【临方应用】

1. 楮实子

方名:楮实丸(《太平圣惠方》)。

组成:楮实(水淘去浮者,微炒,捣如泥)、桂心、牛膝(去苗)、干姜(炮裂,锉)。

功用:明目益力,轻身补暖。

主治:积冷,气冲胸背,及心痛有蛔虫,痔瘘疥癣,气块积聚,心腹胀满,两胁气急,食不消化,急行气奔心肋,并疝气下坠,饮食不下,吐水呕逆,上气咳嗽,眼花少力,心虚健忘,冷风等。

2. 炒楮实子

方名:楮实散(《证治准绳·类方》)。

组成:楮实子(去白膜,炒)、夏枯草、甘草、香附子(炒)、夏桑叶。

功用:养肝明目,行气散结。

主治:冷泪。

【新安医案】

陈某,女,46岁,省农业厅干部。1971年5月20日初诊:患者早年曾因右肾结核而行手术切除,此次左侧腰痛,小便频急而不畅,形体消瘦,时有低热,尿检查有红、白细胞及脓细胞,有时则红细胞特多,或见血尿,有时则检出蛋白,西医由于其过去有过肾结核,曾作尿液培养未见结核杆菌,有时则仅见大肠埃希菌,乃拟诊为肾盂肾炎。因其反复不已,建议改用中药治疗。诊脉弦细而数,舌质红而少苔,此肾阴下虚,湿热蕴结下焦,伤及血络,拟予益肾阴、祛下焦之湿热,参以和络法。干地黄、赤猪苓、粉草薢、石苇(包)、香白薇、楮实子、猫爪草、炒小蓟、旱莲草、白茅根、琥珀(研末,饭丸吞)、藕节炭、车前草,7剂。

5月27日二诊:上方服7剂后,小溲频急之状显减,尿血亦不显,尿检红细胞减少,白细胞、脓细胞亦减少,尚有微量蛋白,脉舌如前,治从原意出入。干地黄、粉草薢、赤猪苓、生甘梢、西滑石(包)、小蓟草、阿胶珠(烊化冲)、旱莲草、藕节炭、猫爪草、香白薇、车前草、白茅根、西琥珀(研末,饭丸吞),14剂。(《老甸读医随笔》)

【现代研究】

现代研究表明,楮实子果实中主要含皂苷、对香豆酸、维生素B、油脂、非皂化物、饱和脂肪酸、油酸、亚油酸等化学成分,具有抗氧化、增加免疫、降血脂、抗肿瘤、保护肝功能等药理作用。赵家军等通过文献整理,证实了楮实子的临床功效,即楮实子具有滋肾、清肝、明目的功效,并一一通过实验验证。王茜等通过试验验证了楮实子对药物性肝损伤大鼠的保护作用,可有效降低肝损伤大鼠血清中谷丙转氨酶(ALT)和谷草转氨酶(AST)活性。吴兰芳等进一步研究认为,楮实子具有一定的抗氧化作用,有显著的抗衰老作用。临床认为,楮实子具有补肾的功效,"肾气足则天癸盛,其人不衰也",两者结论一致。

松　脂
(《神农本草经》)

【别名】松膏、松肪、松胶香、沥青、白松香、松胶、黄香、松脂香、沥油等。

【来源】本品为松科植物马尾松 Pinus massoniana Lamb.、油松 Pinus tabulaeformis Carr. 或其同属植物木材中的油树脂。夏季至秋季采集,去除杂质。主产于陕西、江苏、安徽、河南、山东等地。

【性味归经】苦甘、温。归肝、脾经。

【功效】祛风燥湿,生肌止痛。

【主治】①痈疽疮疡;②湿疹;③外伤出血;④烧烫伤。

【原文记载】"普天下植养,州土不拘。大木中流来,沥清(松脂别名)便是。……水盛釜内,甄安水傍。白茅藉甄底两层,黄沙盖茅上寸许。松脂任布,桑柴紧炊。汤减少旋添,脂流尽方出。新笊篱掠投冷水,候凝结复炊如前。周毕三回,色白如玉。……熬膏贴疮毒长肉,作散治齿痛杀虫。"(《本草蒙筌·木部·松脂》)

【释义】松脂是松树皮干受损流出的油脂,流于树干,经久结成。于树有保护、生肌之用,于人则类同也。故可防毒生肌,祛百邪久风。《神农本草经疏》曰:"松脂感天之阳气而得乎地之火土之化者也。……得阳气兼火土,则其性燥,燥则除湿散风寒,苦而燥则能杀虫。"然其入药,不可直取。《本草图经》制油:"用大釜加水置甄,用白茅藉甄底,又加黄砂于茅上,厚寸许可矣,然后布松脂于上,炊以桑薪,汤减即添热水,常令满。候松脂尽入釜中,乃出之,投于冷水,既凝又蒸。如此三过,其白如玉,然后入药。"现代研究认为此法可矫正松脂不良气味,减少刺激性。

【炮制方法】

1. 松脂　取原药材,除去杂质,置锅内,用文火加热,熔化后倾入水中,放凉,取出晾干,捣碎。

2. 制松脂　取葱煎汁,去渣,加入净松脂及适量水,加热至松香完全熔化,倒入冷水中,待凝固后,取出晾干。

3. 炒松脂　取净松脂,加热熔化后,取出澄清部分,放凉,用微火炒后,研细。

【炮制作用】

1. 松脂　多外用,用于风湿痹痛,痈疽,疥癣,湿疮,金疮出血。

2. 制松脂　矫正其不良气味,减少刺激性。

3. 炒松脂　便于制剂和粉碎,并减少刺激性。

【临方应用】

1. 松脂

方名:矾脂散(《圣济总录》)。

组成:白矾(熬令汁枯)、松脂、木香、花胭脂。

功用:清热解毒,燥湿排脓。

主治:聤耳,脓水不绝。

2. 制松脂

方名:四灵丹(《医便》)。

组成:好松脂(透明者,一斤四两,以无灰好酒砂锅内桑柴火煮,数以竹杖搅稠黏,住火,以瓦瓶盛水,投纳结块,又复以酒煮之一日。如此九遍,煮三日,共计二十七遍,其脂莹然如玉,入口不苦涩为度,捣为细末,净用十二两。凡煮不宜酒少,少则易焦,酒耗大半即可)、甘菊花(家园,味甘者,野菊不用,去梗叶,为末)、白茯苓(去皮筋,为末)、柏子仁(去壳净,炒去油,为末)、怀庆熟地黄(取肥大沉水者,晒干,以清酒洗净,蒸半日,捣如泥)。

功用:养生健脾补肾。

主治:养生。

3. 炒松脂

方名:无(《奇效良方》)。

组成:松脂(炒干,另研)、雄黄(另研)。

功用:驱邪。

主治:鬼魅情志疾病。

【现代研究】

现代研究表明,松脂中主要含松香酸苷、松香酸、树脂烃、槲皮素、山柰酚等化学成分,具有抑制平滑肌收缩、镇咳祛痰、抗凝等药理作用。研究发现,水煮炮制松脂可明显缓解咪喹莫特诱导的小鼠银屑病样炎症的 PASI 评分($P<0.01$),且无明显毒副作用,提示水煮法炮制松脂可"减毒"。其药效机制可能为松脂对炎症细胞的分化和细胞因子表达的抑制作用,特别是可抑制 IL-23/IL-17 免疫轴中 Th17 细胞分化和降低 IL-23、IL-17A 和 IL-17F 等细胞因子的表达水平。松香酸可能通过调节与 Th17 细胞相关的免疫反应来改善咪喹莫特诱导的小鼠银屑病样炎症,而炮制后松香酸含量明显增加,提示水煮法炮制松香通过提高松香酸的含量而达到"增效"。

槐 角

(《神农本草经》)

【别名】槐实、槐连灯、槐荚、槐子、天豆、九连灯、槐豆等。

【来源】本品为豆科植物槐 *Sophora japonica* L. 的干燥成熟果实。冬季采收,除去杂质,干燥。主产于河南、天津、河北、山东、陕西等地。

【性味归经】苦,寒。归肝、大肠经。

【功效】清热泻火,凉血止血。

【主治】①肠热便血,痔肿出血;②肝热头痛,眩晕目赤。

【原文记载】"折枝插地即活,人家多植门庭。……十月收采。粒大如豆,色紫而坚。……小铜锤击碎,乌牛乳浸宵。蒸过才煎。……主五内邪热,去五痔肿疼。止涎唾,补绝伤,凉大肠,消乳瘕。除男子阴疮湿痒不歇,却女子产户痛痒难当。仍理火疮,且堕胎孕。酒吞七粒,催产尤良。"(《本草蒙筌·木部·槐实》)

【释义】陈氏描述了槐树的生长、采收及形态特点。炮制采用"乌牛乳浸宵",加牛乳炮制能入肝经,增强治疗眼疾的功效。《神农本草经疏》指出,槐角为"苦寒纯阴之药,为凉血要品,能除一切热,散一切结,清一切火",故大肠火热之五痔、热盛之火疮、血热之乳瘕用之皆可除。明代罗周彦《医宗粹言》中记载:"凡药用子者俱要炒过,入药方得味出。"槐角治大肠血热出血,需炒炭至表面焦褐色,现代药理证实,槐角炒炭后鞣质含量增加,从而增强了止血作用。

【炮制方法】

1. 槐角　除去杂质。

2. 槐角炭　取净槐角,置炒制容器内,用中火加热,炒至表面焦褐色,取出凉透。

【炮制作用】

1. 槐角　清热泻火,凉血止血。

2. 槐角炭　减轻槐角寒凉之性,增加槐角止血之功。

【临方应用】

1. 槐角

方名:槐角丸(《太平惠民和剂局方》)。

组成:槐角(去枝梗,炒)、地榆、当归(酒浸一宿,焙)、防风(去芦)、黄芩、枳壳(去瓤,麸炒)。

功用:清肠疏风,凉血止血。

主治:五种肠风泻血。粪前有血名外痔,粪后有血名内痔,大肠不收名脱肛,谷道四面胬肉如奶名举痔,头上有乳名瘘;及肠风疮内小虫,里急下脓血。

2. 槐角炭

方名:凉血地黄汤(《外科大成》)。

组成:归尾、生地、赤芍、黄连(炒)、枳壳、黄芩(炒黑)、槐角(炒黑)、地榆(炒黑)、荆芥(炒黑)、升麻、天花粉、甘草。

功用：清热燥湿，凉血止血。

主治：痔疮肿痛出血。

【新安医案】

潘大司马公，尝有肠风之疾。八月丁祭，学博馈鹿血，食之而血暴下。致予治，用槐角子（五钱），黄连、枳壳、地榆、贯众（各三钱），一服而止。大司马善其方，书之粘壁间，遇有便血者，辄依方药之，无不立愈。喜甚，鼓腹谓诸子曰：往而姨之疾，族医无不言必死，孙君独能生之，神哉！进乎技矣。予曰：昔扁鹊有言，予非能生死人也，此当自生者，越人使之起耳。予何能，亦张安人当自生也。大司马公由是益重予，病无巨细悉任之，而予亦得尽其术云。（《孙文垣医案》）

【现代研究】

现代研究表明，槐角中主要含黄酮类化合物、三萜皂苷、生物碱磷脂、氨基酸以及多糖等化学成分，具有扩冠、降低转氨酶、降低胆固醇、降血压、抗癌等药理作用。王淑兰等研究发现槐角提取液可显著降低小鼠血清胆固醇，延长小鼠游泳时间，提高小鼠耐缺氧能力。并且不同浓度的槐角提取液具有相应的降压作用，浓度与降压效果成正比。刘金亮等人发现根据炮制方式的不同，槐角中的黄酮含量上存在较大的差异，黄酮含量上由高到低依次为炒槐角、生品槐角以及槐角炭。此外，韦华梅等认为槐角中的黄酮苷等有效成分可促进血液凝固、降低血管壁通透性。以上研究与临床经验、传统炮制理论一致。

女 贞 子
（《神农本草经》）

【别名】女贞实、冬青子、爆格蚤、白蜡树子、鼠梓子等。

【来源】本品为木犀科植物女贞 *Ligustrum lucidum* Ait. 的干燥成熟果实。冬季果实成熟时采收，除去枝叶，稍蒸或置沸水中略烫后，干燥；或直接干燥。主产于浙江、江苏、湖北、湖南、江西等地。

【性味归经】甘、苦，凉。归肝、肾经。

【功效】滋补肝肾，明目乌发。

【主治】肝肾阴虚，眩晕耳鸣，腰膝酸软，须发早白，目暗不明，内热消渴，骨蒸潮热。

【原文记载】"乡落幽居,多植遮护。……黑实遇冬至采收,衣皮将布袋挼净。酒浸一宿,日曝待干。研末为丸,用旱莲草熬膏合妙;捣碎渍酒,同生地黄投罐煮良。黑发黑须,强筋强力。安五脏补中气,除百病养精神。多服补血去风,久服健身不老。"(《本草蒙筌·木部·女贞实》)

【释义】女贞子,又名冬青,因四季青翠,凌冬不凋而得此名。《神农本草经疏》认为女贞子"禀天地至阴之气","气薄味厚"为阴中之阴,故认为冬至的女贞子品质较好,冬至所采集的女贞子与夏至所采的旱莲草合用即名方"二至丸"。"酒浸一宿",因酒制能宣行药势,减弱黏滞之性,更易发挥药力,故临证常使用酒制女贞子增强滋补肝肾之功。《本草品汇精要》有"浸酒,去风血,补益"的记载。明代缪希雍认为女贞子在酒浸后经过九蒸九晒更能增其滋补之性,其在《先醒斋医学广笔记》指出女贞子"酒拌,九蒸九晒,乌须明目。"

【炮制方法】

1. 女贞子　除去杂质,洗净,干燥。

2. 酒女贞子　取净女贞子,用黄酒拌匀,稍闷,置蒸制容器内,隔水蒸透,或密闭隔水炖至酒完全吸尽,女贞子呈黑润时,取出,干燥。

每 100kg 女贞子,用黄酒 20kg。

【炮制作用】

1. 女贞子　生品长于滋阴润燥,清肝明目。

2. 酒女贞子　缓和其寒滑之性,增强其滋补肝肾的功效。

【临方应用】

1. 女贞子

方名:二至丸(《医便》)。

组成:冬青子(即女贞子,冬至日采,不拘多少,阴干,蜜酒拌蒸,过一夜,粗袋擦去皮,晒干为末,瓶收贮,或先熬干,旱莲草膏旋配用)、旱莲草(夏至日采,不拘多少,捣汁熬膏,和前药为丸)。

功用:补肾养肝。

主治:肝肾阴虚诸证。

2. 酒女贞子

方名:乌发丸(《朱仁康临床经验集》)。

组成:当归、黑芝麻、女贞子(酒蒸)、旱莲草、桑椹子、侧柏叶。

功用:凉血清热,滋肝益肾。

主治:青少年白发、斑秃。

【新安医案】

吴,二二。病形在肾肝,但得泻,头中痛微缓,少腹阴囊亦胀。想阴分固虚,而湿热留着,致腑经之气,无以承流宣化。理固有诸。先泄厥阴郁热,兼通腑气再议。龙胆草、胡黄连、草薢、丹皮、茯苓、泽泻。

又,阅病原是脏阴阴精之亏,致阳浮头痛,兼有遗精,月数发。下虚上实,纯以补涩,决不应病。性不耐丸剂,与通摄两用。龟板、秋石、熟地、女贞、远志、芡实、湖莲、茯苓。熬膏。(《临证指南医案》)

【现代研究】

现代研究表明,女贞子中化学成分主要含三萜类成分,齐墩果酸,乙酰齐墩果酸,熊果酸等;环烯醚菇苷类成分,女贞苷,特女贞苷等;黄酮类成分,外消旋圣草素,右旋花旗松素,榔皮素等;脂肪酸类成分,棕榈酸,硬脂酸等。具有降血糖、降血脂、抗血小板聚集、抗血栓、抗菌、保肝和免疫调节等药理作用。张乐之等研究认为,女贞子中有效活性成分齐墩果酸可明显降低肝损伤型大鼠模型中血清中的苏氨酸蛋白激酶(AKT)、一氧化氮(NO)和肝中的丙二醛(MDA)、甘油三酯(TG)的含量,表明其具有保肝作用。张宇等采用超声法提取女贞子的不同炮制品中总黄酮、总多酚的含量,发现女贞子在酒制、盐制以及醋制中的总多酚质量分数较生品增加,表明经酒制过的女贞子有效成分更易煎出。此外,刘艳红研究得出结论,经酒制后的女贞子保肝作用明显优于生品女贞子,与临床结论一致。

川 楝 子

(《神农本草经》)

【别名】楝实、金铃子、炒川楝子、楝树果、苦楝子、仁枣、楝子、石茱萸、川楝实等。

【来源】本品为楝科植物川楝 *Melia toosendan* Sieb.et Zucc. 的干燥成熟果实。冬季果实成熟时采收,除去杂质,干燥。主产于四川。

【性味归经】苦,寒;有小毒。归肝、小肠、膀胱经。

【功效】疏肝泄热,行气止痛,杀虫。

【主治】①肝郁化火,胸胁、脘腹胀痛,疝气疼痛;②虫积腹痛。

【原文记载】"蛟龙极畏,堤岸多栽。……木高丈余略大,叶密如槐稍长。花红紫甚香,实青黄类弹。待冬收采,向日曝干。取肉堪煎,去皮去核。……主中湿伤寒大热烦狂,理膀胱小肠疝气吊痛。利小便水道,杀三虫疥疡。"(《本草蒙筌·木部·楝实》)

【释义】陈氏详细描述了楝树的产地与形态特征,并指出其采收"待冬收采,向日曝干"。《雷公炮炙论》指出川楝子的炮制:"凡采得晒干,酒拌令透,蒸待皮软,刮去皮,取肉去核用。凡使肉不使核,使核不使肉。如使核,捶碎,用浆水煮一伏时,晒干。"与《本草蒙筌》中"取肉堪煎,去皮去核"相应,这可能与川楝子的毒性有关。关于其炮制,清代严洁《得配本草》中明确指出:"清火生用,治疝煨用,气痛酒蒸用。"亦有用巴豆同炒,去川楝苦寒之性,存行气散结之功者,如《圣济总录》中所载天台乌药散一方。《神农本草经疏》云:"楝实禀天之阴气,得地之苦味,故其味苦气寒,极苦而寒,故其性有小毒。"此示脾胃虚寒者当慎用或忌用也。现代常用炮制方法有炒制、盐制等,炒用可缓其苦寒、滑肠之弊;盐制可引药下行,以治疗下腹疼痛及疝痛为主。

【炮制方法】

1. 川楝子　取原药材,除去杂质。用时捣碎。

2. 炒川楝子　取净川楝子,切片或砸成小块,置炒制容器内,用中火加热,炒至表面焦黄色或焦褐色,取出晾凉,筛去灰屑。

3. 盐川楝子　取净川楝子片或碎块,用盐水拌匀,稍闷,待盐水被吸尽后,置炒制容器内,用文火加热,炒至深黄色,取出晾凉,筛去碎屑。

每 100kg 川楝子,用食盐 2kg。

【炮制作用】

1. 川楝子　生品有毒,且能滑肠,长于杀虫、疗癣,亦能泻火止痛。

2. 炒川楝子　炒后可缓和苦寒之性,降低毒性,并减轻滑肠之弊,以疏肝理气力胜。

3. 盐川楝子　盐制后能引药下行,作用专于下焦,长于疗疝止痛。

【临方应用】

1. 川楝子

方名:金铃子散(《太平圣惠方》)。

组成:金铃子、延胡索。

功用:疏肝泻热,活血止痛。

主治:肝郁化火诸证。

2. 炒川楝子

方名:天台乌药散(《圣济总录》)。

组成：乌药、木香、茴香子（微炒）、青橘皮（汤浸，去白，焙）、高良姜（炒）、槟榔（锉）、楝实、巴豆（微炒，敲破，同楝实二味，用麸一升炒，候麸黑色，拣去巴豆并麸不用）。

功用：行气疏肝，散寒止痛。

主治：小肠疝气，妇女痛经，癥聚。

3. 盐川楝子

方名：川楝茴香散（《瑞竹堂经验方》）。

组成：木香、茴香（盐炒香，不用盐）、川楝子（切片，盐炒，同盐用）。

功用：温肾通阳，化气行水，消肿散结。

主治：小肠疝气疼痛。

【新安医案】

许妇，痢下赤白，腹痛不食，呕吐，发热，脉沉数。暑湿化燥。生石膏、细辛、归尾、蒌皮、杏仁、北沙参、芥子、知母、薤白、芦根。

一服吐止食进，痢减，两剂去细辛，加姜木通，再两服遂愈。先曾患湿瘀腹痛、呕吐、发厥之恙，经月不瘳。余用苦辛宣湿化瘀即愈。但月事两期未至，小腹有形，胀满复生。舌苔黄厚边青，竟有胎损未下之象。胎未多月，形小无碍，故胀痛均微。余令其多服养营，虚回胎可化下，因畏药中止，今次痢后，小腹胀痛加甚，食入欲吐，味酸，脉少浮松。肝脾两伤，吐痢耗元，间用抑木培土，以治燥去湿。存法：西党参、制半夏、块苓、当归、川连（吴萸水炒）、陈皮、知母、金铃子、芦根。

三剂诸恙均愈，惟小腹仍懑，不待经通瘀下，方冀就痊。又二剂，损胎化成瘀腐块，味极臭，血水兼下而痊。（《婺源余先生医案》）

【现代研究】

现代研究表明，川楝子中主要含川楝素、黄酮、多糖、脂肪油等化学成分，具有抗炎、镇痛、抗氧化、抑菌、驱虫等药理作用。郭灿等人通过高效液相色谱（HPLC）仪比较川楝子不同炮制品中川楝素和异川楝素含量的差异，发现不同炮制品中以炒制的川楝子中川楝素和异川楝素的含量较高，表明炒制有利于川楝子有效成分的煎出。李迎春等人采用小鼠热板法和扭体法观察川楝子的不同炮制品的镇痛效果，采用耳肿法观察川楝子不同炮制品的抗炎作用，结果发现川楝子生品与炒品均有显著的镇痛抗炎作用，其中以炒川楝子的作用较强。此外，陈海鹏等人采用MTT法检测川楝子不同炮制品对LO2细胞活性的影响，并测定线粒体复合酶Ⅰ、Ⅱ、Ⅲ、Ⅳ的活性。结果发现不同川楝子的炮制品均在体外对LO2细胞具有毒性作用，炮制可降低川楝子的体外肝毒性作用，其中以酒制、焦制品为优，其炮

制减毒机制可能与线粒体功能障碍减轻有关以上与中医临床实践经验相
吻合。

厚 朴
(《神农本草经》)

【别名】厚皮、重皮、赤朴、烈朴、川朴、紫油厚朴等。

【来源】本品为木兰科植物厚朴 *Magnolia officinalis* Rehd.et Wils. 或凹叶厚朴 *Magnolia officinalis* Rehd.et Wils.var.biloba Rehd.et Wils. 的干燥干皮、根皮及枝皮。4~6月剥取,根皮和枝皮直接阴干;干皮置沸水中微煮后,堆置阴湿处,"发汗"至内表面变紫褐色或棕褐色时,蒸软,取出,卷成筒状,干燥。主产于四川、湖北等地。

【性味归经】苦、辛,温。归脾、胃、肺、大肠经。

【功效】燥湿消痰,下气除满。

【主治】①湿滞伤中,脘痞吐泻;②食积气滞,腹胀便秘;③痰饮喘咳。

【原文记载】"陕西川蜀多生,……秋尽采皮。择厚脂颜色紫莹佳,去粗皮,姜汁炒褐用。……主中风寒热,治霍乱转筋。止呕逆吐酸,禁泻痢淋露。消痰下气。"(《本草蒙筌·木部·厚朴》)

【释义】厚朴,辛苦性温,主入脾胃。《本草求真》言其一味类如承气汤,"于实满能泻";又似平胃散,"湿满能除"。陈氏指出厚朴的取材当选"厚脂颜色紫莹"者。传统认为生厚朴辛辣峻烈,对咽喉有一定的刺激性,以姜汁炒后可消除对咽喉的刺激性,并可增强宽中和胃之功;此外厚朴是香燥之品,辛香燥烈之性也有耗气伤津之蔽。如《本草纲目》中记载厚朴需"入药去粗皮,用姜汁炙或浸炒"。故临床上一般用姜制品而不用其生品。

【炮制方法】

1. 厚朴　取原药材,刮去粗皮,洗净,润透,切丝,晒干。

2. 姜厚朴　取厚朴丝,加姜汁拌匀,闷润,待姜汁被吸尽后,置炒制容器内,用文火加热,炒干,取出晾凉。或取生姜切片,加水煮汤,另取刮净粗皮的药材,扎成捆,置姜汤中,反复浇淋,文火加热煮至姜液被吸尽,取出,切丝,干燥。筛去碎屑。

每 100kg 厚朴,用生姜 10kg。

【炮制作用】

1. 厚朴　生用药力较为峻烈,其味辛辣,对咽喉有刺激性,故一般不生用。

2. 姜厚朴　可消除对咽喉的刺激性,并能增强宽中和胃的功效。

【临方应用】

1. 厚朴

方名:大承气汤(《伤寒论》)。

组成:大黄(酒洗)、厚朴(去皮,炙)、枳实(炙)、芒硝。

功用:峻下热结。

主治:阳明腑实证;热结旁流证;里实热证而见热厥、痉病、发狂者。

2. 姜厚朴

方名:实脾散(《严氏济生方》)。

组成:厚朴(去皮,姜制,炒)、白术、木瓜(去瓤)、木香(不见火)、草果仁、大腹子、附子(炮,去皮脐)、白茯苓(去皮)、干姜(炮)、甘草(炙)。

功用:温阳健脾,行气利水。

主治:阴水。

【新安医案】

梅口江氏子,七岁,先因湿热伤脾,浮肿肚胀,目发黄疸,数日而疟作,又数日而下痢红白,一身而见四症。予曰:"病虽迭见,皆湿热所生,药可兼治。"方用柴胡、黄芩、苍术、厚朴、陈皮、神曲、槟榔、大腹、赤芍、茵陈、山栀、木通、甘草,出入加减,先止疟,次止痢,目黄腹胀旬日而退。(《怡堂散记》)

【现代研究】

现代研究表明,厚朴中主要含酚性成分如厚朴酚、和厚朴酚等;木脂素类成分,木兰醇等;还含挥发油、生物碱等活性成分。具有抑菌、肌肉松弛、降压、兴奋或抑制肠管等药理作用。程弘夏等发现厚朴经炮制后,可显著保护胃黏膜损伤,降低胃溃疡指数,并对小肠运动功能有促进作用,其中以姜厚朴为优。此结果与临床的结论相一致,即厚朴经姜制后以宽中和胃的功效为主。钟凌云等进一步研究发现,厚朴经不同姜炮制后保护胃黏膜作用程度不同,其中生姜榨汁炮制品可有效降低胃黏膜损伤指数及血浆 IL-8、TNF-α、6-keto-PGF1α 含有量,效果为最强。郭健采用高效液相色谱法对厚朴经姜炒法炮制前后药材中有效成分的含量进行测定,同时考察了炒制温度对厚朴饮片中各化学成分的影响。结果发现姜制对厚朴中厚朴酚、和厚朴酚、木兰花碱成分含量的影响较小;且在 80~160℃范围内,和厚朴酚与厚朴酚成分受热稳定性较好。张振秋通过研究认为厚朴经炒法和姜制法有效成分有相应程度的增加,并且对比了不同地区的厚朴中厚朴酚、和厚朴酚的含量各不相同。四川基地的厚朴片中厚朴酚与和厚朴酚的总含量高于其他产地的厚朴(不同炮制方法对厚朴中厚朴酚与和厚朴酚含量的影响),表明在使用厚朴时,不仅需要考虑炮制方法,还应该考虑地区以保证疗效。

桑 白 皮
(《神农本草经》)

【别名】桑根白皮、桑皮、白桑皮、炙桑白皮、蜜桑皮等。

【来源】本品为桑科植物桑 *Morus alba* L. 的干燥根皮。秋末叶落时至次春发芽前采挖根部,刮去黄棕色粗皮,纵向剖开,剥取根皮,晒干。全国大部分地区均产。

【性味归经】甘,寒。归肺经。

【功效】泻肺平喘,利水消肿。

【主治】①肺热喘咳;②水肿胀满尿少,面目肌肤浮肿。

【原文记载】"山谷出少,家园植多。……近冬收采,如式制精,……皮取近木洗净。……铜刀咀成,恶铅忌铁。稀蜜拌透,文火炒干。……止喘嗽唾血。利水消肿,解渴驱痰。"(《本草蒙筌·木部·桑根白皮》)

【释义】《救荒本草》中指出:"桑根白皮东行根益佳,肥白者良。"因白者入肺,寒能制热,故桑白皮独入肺经,既清肺热,又泄肺逆,治肺热喘咳尤宜。《得配本草》言:"疏散清热,生用;入补肺药,蜜水炒拌。"使用熟蜜拌炒,闷润至透,炒至深黄色,不粘手为佳。生桑根白皮泻肺力强,蜜制桑根白皮寒性降低,兼有润肺止咳之功,适用于肺虚咳喘。如《本草备要》载:"如恐其泻气,用蜜炙"。

【炮制方法】

1. 桑白皮　取原药材,刮净粗皮,洗净,稍润,切丝,干燥。筛去碎屑。

2. 蜜桑白皮　取熟蜜,加适量开水稀释,淋入桑白皮丝中拌匀,闷润,置炒制容器内,用文火加热,炒至深黄色、不粘手时,取出晾凉。

每 100kg 桑白皮丝,用熟蜜 25kg。

【炮制作用】

1. 桑白皮　生品性寒,泻肺行水之力较强。

2. 蜜桑白皮　蜜制后寒泻之性缓和,偏于润肺止咳,多用于肺虚咳喘,并常与补气药或养阴药合用。

【临方应用】

1. 桑白皮

方名:泻白散(《小儿药证直诀》)。

组成:地骨皮、桑白皮(炒)、甘草(炙)。

功用:清泻肺热,止咳平喘。

主治:肺热喘咳证。

2. 蜜桑白皮

方名:桑连散(《麻科活人全书》)。

组成:绿豆粉、桑白皮(蜜蒸)、苦参、黄连、天花粉。

功用:清热托脓。

主治:麻疹后,余毒未清,留滞肺经,致成肺痈,吐如黄脓者。

【新安医案】

予次儿素食少,五月间因多食杨梅,至六月遍身面目浮肿,腹亦膨胀。用苍、白二术土炒为君,木通、赤茯苓、泽泻为臣,半夏、陈皮、大腹皮、桑白皮、白芍、桔梗为佐,苏梗、厚朴、草果为使,加姜,水煎,一日二服,其渣汁加水煎第二服。每日用紫苏、忍冬藤、萝卜种煎水,浴一次。服四日,肿胀消十之八。乃用参苓白术散,以生紫苏煎汤调,日服二次。小水黄,加木通煎汤煎药,六帖,去紫苏,加木瓜、滑石,最后加连翘、栀子,八帖痊愈。(《名医类案》)

【现代研究】

现代研究表明,桑白皮中主要含黄酮类成分如桑根皮素、环桑根皮素、桑酮、桑素、桑色烯、环桑素、环桑色烯等,以及香豆素类成分如伞形花内酯、东莨菪素、东莨菪内酯等,还含多糖、鞣质、挥发油等。具有镇咳、祛痰、平喘、利尿、抗炎、镇痛、降血压等药理作用。徐宝林等研究发现,桑白皮提取物东莨菪内酯及桑白皮水煎剂具有显著平喘、利尿作用。此结果与临床所总结的桑白皮的功效一致。李崧等利用豚鼠离体气管条实验、豚鼠引喘实验、家兔及大鼠利尿实验、小鼠二氧化硫引咳实验,进一步研究发现经蜜炮制后的桑白皮对豚鼠离体气管条件收缩的解痉作用、对气道痉挛的保护作用也与炮制前相当,其利尿作用与炮制前相比减弱,而镇咳作用较前增强。以上研究与临床经验一致,即桑白皮生品性寒,泻肺行水之力较强;蜜桑白皮寒泻之性缓和,偏于润肺止咳。

椿　皮
（《药性论》）

【别名】樗根白皮，樗皮、臭椿皮、苦椿皮、椿根皮等。

【来源】本品为苦木科植物臭椿 *Ailanthus altissima*（Mill.）Swingle. 的干燥根皮或干皮。全年均可剥取，晒干，或刮去粗皮晒干。全国大部分地区有分布。

【性味归经】苦、涩，寒。归大肠、胃、肝经。

【功效】清热燥湿，收涩止带，止泻，止血。

【主治】①久痢，久泻，肠风便血；②崩漏，带下；③遗精，白浊。

【原文记载】"南北俱各有生，其木最为无用。本多瘤肿，难定墨绳。枝乃曲拳，不中规矩。……入剂挖东引细根，刮外取白皮蜜炙。止女人月信过度，久痢带漏崩中。禁男子夜梦遗精滑泄，肠风痔瘘。宿小水，驱蛔虫。其荚收采曝干，大便去血尤效。椿白皮主疳𧏾，亦惟白者为良。止血功同，女科任用。"（《本草蒙筌·木部·樗根白皮》）

【释义】椿之基原从古至今有两种，以气味区分，香者为椿，臭者为樗。宋代《本草图经》中记载："椿木、樗木……二木形干大抵相类，但椿木实而叶香可啖，樗木疏而气臭。"故《本草蒙筌》此处"刮外取白皮蜜炙"以矫其臭，并且还可缓和苦寒之性。其味苦，尤善收涩，泻痢崩漏可止，带下遗精可停，亦入血分敛血。《本草拾遗》言其炙用"能去肺胃之陈痰"，"同豉煎，入童便少许服"尚能去鬼气。

【炮制方法】

1. 椿皮　皮取原药材，除去杂质，洗净，润透，切丝或段，干燥。

2. 炒椿皮　先将锅用武火加热，均匀撒入麦麸皮，待冒烟时，投入净椿皮丝，急速翻搅，熏炒至表面呈深黄色时，及时取出，筛去焦麸皮，放凉。

【炮制作用】

1. 椿皮　清热燥湿，涩肠止泻。

2. 炒椿皮　炒后缓和苦寒之性，并能矫臭。

【临方应用】

1. 椿皮

方名：樗根白皮丸（《古今医鉴》）。

组成:白术、枳实(面炒)、茯苓、柴胡、升麻、黄柏(盐水炒)、知母(盐水炒)、牡蛎(煅)、韭子(炒)、芍药(炒)、樗根白皮。

功用:清湿热,理肠胃,滋肾阴。

主治:湿热伤脾,遗精久不止。

2. 炒椿皮

方名:樗树皮散(《太平圣惠方》)。

组成:樗树皮(炙黄,锉)、甘草(炙微赤,锉)、川椒五粒(去目及闭口者,微炒去汗)。

功用:清热燥湿,温中止泻。

主治:赤白久痢不止。

【新安医案】

胡某,女,19岁,宁国市一工会干部之女。1988年9月4日初诊:患者平素爱好体育,年前得肾炎之后,一改个性为娴静,尿检时有红、白细胞及蛋白、管型,而每届经行,则面部浮肿,目窠部尤显,经行前后白带频仍,甚者呈绵丝状,腰际酸楚,平时头时眩,耳鸣目花,夜寐欠酣,舌质淡而无华,脉濡细。综合症情,良由脾肾之阳受损,累及冲任,而带脉不固,是以下白物如绵丝状也。拟予益肾理脾,调固冲任,参以化湿束带之剂。大有芪、生熟地、益智仁、巴戟天、煅龙牡(先煎)、炙乌贼骨、砂仁(后入)、川断肉、桑寄生、樗白皮、苦参、茯神、炒延胡索、炒橘核、炙白鸡冠花,30剂。

10月3日二诊:前方服30剂,各方症状好转,白带基本告瘳,乃予以肾理脾。大有芪、生熟地、益智仁、熟附片(先煎)、巴戟天、锁阳、鹿角霜(先煎)、茯神、怀山药、玉米须、杜赤豆,30剂。

上方服后,尿检正常,神色亦振,仍本原意以巩固疗效。

患者自去年服药之后,数经尿检,一直良好,目前常服杜赤豆、荔枝及玉米须等以巩固。(《老匋读医随笔》)

【现代研究】

现代研究表明,椿皮主要含苦楝素、鞣质、赭朴吩、臭椿苦酮、臭椿苦内酯、11-乙酰臭椿苦内酯、苦木素、新苦木素、丁香酸、香草酸等化学成分,具有抗炎、抗肿瘤、抗微生物、抑菌、止泻等药理作用。程富胜等人对结肠炎模型小鼠进行研究认为,樗根白皮可显著降低小鼠的炎症反应而达到止泻作用。杨欣等进一步对腹泻模型小鼠研究,结果表明樗白皮提取物能够明显降低腹泻型小鼠体内氧化性物质,可调整机体的氧化还原稳态。以上结论与临床一致,即樗白皮具有清热燥湿、止泻等功效。

杜 仲

(《神农本草经》)

【别名】思仲、木棉、思仙、檰、棉皮、扯丝皮、丝连皮、玉丝皮、丝棉皮等。

【来源】本品为杜仲科植物杜仲 *Eucommia ulmoides* Oliv. 的干燥树皮。4~6 月剥取，刮去粗皮，堆置"发汗"至内皮呈紫褐色，晒干。主产于陕西、四川、云南、贵州、湖北。

【性味归经】甘，温。归肝、肾经。

【功效】补肝肾，强筋骨，安胎。

【主治】①肝肾不足，腰膝酸痛，筋骨无力，头晕目眩；②肝肾亏虚，妊娠漏血，胎动不安。

【原文记载】"汉中产者第一，脂厚润者为良。刮净粗皮，咀成薄片，姜汁润透，连炒去丝。……补中强志，益肾添精。腰痛不能屈者神功，足疼不能践者立效。除阴囊湿痒，止小水梦遗。"（《本草蒙筌·木部·杜仲》）

【释义】蜜制杜仲首见于《雷公炮炙论》，具有滋润肝肾之功。《得配本草》指出："去皮用。治泻痢酥炙，除寒湿酒炙，润肝肾蜜炙，补腰肾盐水炒，治酸疼姜汁炒。"即临床需要根据不同的需求选择不同的炮制方法。生杜仲中的主要成分杜仲胶经水煎煮或醇溶剂不能充分溶解，致使其药用价值不能全面体现。而杜仲通过炮制后，杜仲胶被破坏，有效成分易于煎出。其炮制之法，唯盐制法延续长久。如《本草蒙筌》又提出"入盐走肾脏，仍使软坚"之说，认为盐炒杜仲具有引药入肾作用，增强其补肾健腰、强筋骨、安胎等疗效。2020 版《中华人民共和国药典》亦记载了盐杜仲的制法："取杜仲块或丝，照盐炙法炒至断丝、表面焦黑色。"

【炮制方法】

1. 杜仲　取原药材，刮去粗皮，洗净，切丝或块，干燥。

2. 盐杜仲　取杜仲丝或块，加盐水拌匀，稍闷，待盐水被吸尽后，置炒制容器内，用中火炒至丝易断、表面焦黑色时，取出晾凉。

每 100kg 杜仲块或丝，用食盐 2kg。

【炮制作用】

1. 杜仲　生品应用很少，长于益肝补肾。

2. 盐杜仲　引药入肾,直达下焦,温而不燥,补肝肾、强筋骨、安胎的作用增强。

【临方应用】

1. 杜仲

方名:独活寄生汤(《备急千金要方》)。

组成:独活、桑寄生、杜仲、牛膝、细辛、秦艽、茯苓、肉桂心、防风、川芎、人参、甘草、当归、芍药、干地黄。

功用:祛风湿,止痹痛,益肝肾,补气血。

主治:痹证日久,肝肾两虚,气血不足证。

2. 盐杜仲

方名:立安饮(《丹台玉案》)。

组成:杜仲(盐水炒)、黄柏(炒)、破故纸(炒)、人参、菟丝子、白茯苓、当归、川芎、生地。

功用:益肾健腰。

主治:肾虚腰痛。

【新安医案】

洪楚峰孝廉病,遣使延诊。问其使曰:"何疾?"曰:"中风。"问:"年几何?"曰:"耋矣。"予曰:"殆证也。"辞不往,使者强之。将及门,闻邻人语云:"病将就木,医来何为,若能起之,其卢扁乎。"入视,身僵若尸,神昏不语,目阖口张,声齁痰鸣,遗尿手撒,切脉虚大歇至。予曰:"此中脏也。高年脏真已亏,况见五绝之候,不可为矣。"其弟曰:"固知病不可为,然尚有一息之存,安忍坐视,求惠一方,姑冀万一。"勉处地黄饮子合大补元煎,以为聊尽人事而已,讵意服药后,痰平齁定,目开能言。再剂神清食进。复诊更加河车、鹿茸,脉证大转。续订丸方付之,半载后,因视他病,过其家,见翁矍铄如常矣。(《杏轩医案》)

【现代研究】

现代研究表明,杜仲中主要含木脂素类成分,松脂醇二葡萄糖苷、杜仲树脂醇双吡喃葡萄糖苷、杜仲树脂醇双吡喃葡萄糖苷甲醚、橄榄树脂素等;环烯醚萜类成分,京尼平、京尼平苷、京尼平苷酸、桃叶珊瑚苷、筋骨草苷等。具有促进骨折愈合、预防或延缓骨质疏松症、镇静及镇痛、安胎、降压、保肝、抗疲劳、免疫调节、延缓衰老等药理作用。高宏伟等经过对其化学成分及药理作用研究,证实了杜仲具有补肝肾、强筋骨、安胎等临床功效。陈贤均等用盐制杜仲对小鼠生长发育与脏器系数进一步研究发现,经盐制后的杜仲较生品杜仲可明显促进雄性小鼠的生长发育,增加小鼠的生长峰值期的生长量。此外,翁泽斌等对去卵巢大鼠展开研究发现,杜仲生品及盐制品对于大鼠去卵巢所引起的骨质疏松症有良好治疗作用,且盐制品效果优于生品。以上研究与临床结论一致,即经盐炮制后的杜仲可显著增强补益肝肾的作用。

吴 茱 萸
(《神农本草经》)

【别名】食茱萸、茶辣、淡茱萸、漆辣子、优辣子、曲药子、气辣子、开口茱萸、吴于、吴萸等。

【来源】本品为芸香科植物吴茱萸 *Euodia rutaecarpa*（Juss.）Benth.、石虎 *Euodia rutaecarpa*（Juss.）*Benth.var.officinalis*（Dode）Huang 或疏毛吴茱萸 *Euodia rutaecarpa*（Juss.）*Benth.var.bodinieri*（Dode）Huang 的干燥近成熟果实。8~11月果实尚未开裂时,剪下果枝,晒干或低温干燥,除去枝、叶、果梗等杂质。主产于贵州、广西。

【性味归经】辛、苦,热;有小毒。归肝、脾、胃、肾经。

【功效】散寒止痛,降逆止呕,助阳止泻。

【主治】①寒滞肝脉,厥阴头痛,经行腹痛,寒疝腹痛,寒湿脚气肿痛;②脘腹胀痛,呕吐吞酸;③脾肾阳虚,五更泄泻。

【原文记载】"所产吴地独妙,故加吴字为名。重阳采收,依法精制。汤泡苦汁七次,烘干杵碎才煎。……主咽嗌寒气,噎塞不通。散胸膈冷气,窒塞不利。驱脾胃停寒,脐腹成阵绞痛。逐膀胱受湿,阴囊作疝剂疼。开腠理,解风邪。止呕逆,除霍乱。仍顺折肝木之性,治吞吐酸水如神。厥阴头疼,引经必用。"(《本草蒙筌·木部·吴茱萸》)

【释义】吴茱萸有毒,需要炮制去毒,《本草蒙筌》此处采用"汤泡苦汁七次,烘干杵碎才煎"的方式。《本草害利》对炮制目的进行解读,指出:"阴干,须滚汤泡去苦烈汁七次,始可焙用,治疝盐水炒,治血醋炒,止呕姜汁炒,疏肝胃黄连木香汁炒"。盐制引药入肝,散结力增强;醋制引入肝经,行血作用增强;加姜汁入中焦,止呕效良等等。吴茱萸"禀火气以生",其味辛气温,辛可升可散,苦可降可坚,入厥阴行气散结,入阳明散寒降逆,入少阴暖肾止泻,一药而三经并治。如《丹溪心法》之左金丸,吴茱萸辛开肝郁,引药入肝;如《伤

寒论》之吴茱萸汤,吴茱萸温胃散寒,降逆止呕;如《证治准绳》之四神丸,吴
茱萸温脾暖肾,驱散阴寒。

【炮制方法】

1. 吴茱萸　取原材料,除去杂质,洗净,干燥。

2. 制吴茱萸　取甘草片或碎片,加适量水,煎汤去渣,加入净吴茱萸,闷
润吸尽后置热锅内,用文火炒至微干,取出,晒干。

每100kg净吴茱萸,用甘草6kg。

3. 盐吴茱萸　取净吴茱萸,置于适宜容器内,加入盐水拌匀,置锅内用文
火加热,炒至裂开,稍鼓起时,取出放凉。

每100kg净吴茱萸,用食盐3kg。

【炮制作用】

1. 吴茱萸　生品有小毒,以散寒定痛力强,多外用。

2. 制吴茱萸　甘草制后,吴茱萸毒性降低,燥性缓和。

3. 盐吴茱萸　宜用于疝气疼痛。

【临方应用】

1. 吴茱萸

方名:吴茱萸汤(《伤寒论》)。

组成:吴茱萸、人参、生姜、大枣(擘)。

功用:温中补虚,降逆止呕。

主治:胃寒呕吐证;肝寒上逆证;肾寒上逆证。

2. 制吴茱萸

方名:四神丸(《证治准绳》)。

组成:肉豆蔻、补骨脂、五味子、吴茱萸(浸炒)。

功用:温肾暖脾,固肠止泻。

主治:脾肾阳虚之五更泻。

3. 盐吴茱萸

方名:丹溪肾气丸(《景岳全书》)。

组成:小茴香(炒)、补骨脂(炒)、吴茱萸(盐炒)、胡芦巴、木香。

功用:止痛。

主治:治诸疝痛。

【新安医案】

一女子年二十,尚未出室。时庚申年初冬起,每日薄暮时,即发寒战,发
一二时方止,半月后,其寒战愈甚,一发时房中床桌等物俱震动,屡服药不效,
人皆不知为何病。迎余治之,诊其脉,惟左关沉而弦,余脉皆平弱。余曰:此牝

疟也。据脉论必由郁久,而兼寒气客于肝脏。肝主筋与血,寒凝则血脉不能融和,故发战栗而筋脉摇动。又《内经》云:肝病者下晡甚。下晡者,交申酉之时,是以薄暮而发也。用当归、川芎、山萸、枣仁、白芍、天麻、醋炒柴胡、香附、吴萸、肉桂、炮姜,只服一剂,而寒战不复作矣。(《吴氏医验录》)

【现代研究】

现代研究表明,吴茱萸中主要含挥发油,油中主要为吴茱萸烯、罗勒烯、月桂烯、吴茱萸内酯、吴茱萸内酯醇等。还含吴茱萸酸、吴茱萸碱、吴茱萸次碱、异吴茱萸碱、吴茱萸啶酮、吴茱萸精、吴茱萸苦素等化学成分,具有抗炎镇痛、抗胃溃疡、降压、抑制血小板聚集及纤维蛋白血栓形成等药理作用。邓先瑜等分别对醋制、盐制、甘草制吴茱萸进行了抗炎、镇痛实验的比较研究。结果表明,镇痛作用以盐制品为佳,可能是由于盐制后对吴茱萸生物碱有促溶出作用;抗炎作用以甘草制品及生品为优。与治寒疝腹痛用盐水炒的临床结论基本一致,即经盐炮制后的吴茱萸擅于止痛。马青青用反相高效液相色谱法对盐制吴茱萸炮制过程中吴茱萸碱、柠檬苦素、吴茱萸次碱的含量进行检测,发现盐与吴茱萸的质量比越大,炮制后的有效成分含量越高。张晓凤等进一步研究发现,经甘草炮制后的吴茱萸,其挥发油含量及毒性(以小鼠的中毒反应、死亡时间、死亡数量为准)显著下降,与临床结论一致。

密 蒙 花
(《开宝本草》)

【别名】羊耳朵、蒙花珠、老蒙花、糯米花、米汤花、染饭花、九里香、小锦花、蒙花、黄饭花、疙瘩皮树花、鸡骨头花等。

【来源】本品为马钱科植物密蒙花 *Buddleja officinalis* Maxim. 的干燥花蕾或花序。春季花未开放时采收,除去杂质,干燥。分布于中国、不丹、缅甸、越南。

【性味归经】甘,微寒,归肝经。

【功效】清热泻火,养肝明目,退翳。

【主治】①目赤肿痛,羞明多泪,目生翳膜;②肝虚目暗,视物昏花。

【原文记载】"产自川蜀,木高丈余。叶青冬不凋零,花紫瓣多细碎。……采花酒浸一宵,候干蜜拌蒸过。再向日曝,专治眼科。去青盲肤翳,止眵泪赤涩。消赤脉贯睛内掩,除疳毒侵眦外遮。"(《本草蒙筌·木部·密蒙花》)

【释义】密蒙花"因冬不凋,花开蒙密,故以蒙名"。《本草蒙筌》对密蒙花的炮制沿用《雷公炮炙论》,采用蜜酒蒸法,该法可以进一步引入肝经,增强清热养肝,明目退翳之功,故言"专治眼科"。《神农本草经疏》曰:"密蒙花禀土气以生,其蕊萌于冬而开于春……为厥阴肝家正药。"其味甘,其性寒,甘能补益,寒能除热,故肝热、肝虚之目疾皆可除。然《本草求真》言其"味薄于气,佐以养血之药,更有力焉"。

【炮制方法】

密蒙花　除去杂质,干燥。

【炮制作用】

密蒙花　生品性凉,可入肝经,清肝热。

【临方应用】

密蒙花

方名:拨云遮翳丸(《眼科全书》)。

组成:当归、川芎、羌活、青葙子、车前子、石决明(煅)、地骨皮、黄连、蒺藜、知母、枳壳、蔓荆子、石南藤、谷精草、密蒙花、荆芥、薄荷、木贼、菊花、瓜蒌子、乌药、甘草、川椒、蝉蜕、石燕、石蟹。

功用:消膜。

主治:翳病。

【新安医案】

少参崑石容公为诸生时,患两目蒙蒙若雾露,不见物。得歙医吴生方,服之复明。方用女贞子(蜜水酒三停拌匀,九蒸九晒)四两,密蒙花(依上拌蒸如数)、谷精(依上拌蒸)、大黄(依上拌蒸)各二两,弱者少减,防风、柴胡、石决明(煅)各二两,荆芥穗一两,川芎、青皮(麸炒)、黄连、连翘各两半,家菊花、枸杞子、茺蔚子各三两,元参四两,当归尾、青葙子、草决明(炒香)各一两八钱,赤芍一两二钱,甘草九钱,细辛四钱,共二十二味,为细末,水一钟化真熊胆,入黑羊胆、鲤鱼胆、雄猪胆、老米打糊,丸如黍米大,食后每服二钱,日三服。忌烧酒大蒜鸡鹅。数年之疾,一日复明。此公居刑部时曾数与予言之,今贡士霖野雷君录其方,且闻服药,屏居寂室,内观瞑目静坐,其功尤胜于药矣。及其历任中外,洁己操行,不激不随,不萎不倦,本寂室中瞑目之力也。(《名医类案》)

【现代研究】

现代研究表明,密蒙花中主要含蒙花苷、芹菜苷、刺槐苷、木犀草苷、密蒙花新苷、木犀草素、木犀草素-7-O-葡萄糖苷、木犀草素-7-O-芸香糖苷、芹菜

素 -7-O- 芦丁糖苷等化学成分,具有抑菌、降血糖、抗血管内皮细胞增生、调节体内性激素水平、解痉、利胆、利尿等药理作用。田硕等对近几年来关于密蒙花的现代药理与化学成分相关研究进行归纳、整理,证实了密蒙花具有以上药理作用,并且还具有抗氧化、免疫调节、抗肿瘤等综合作用,与临床结论一致。潘乔丹等人采用静态吸附和动态吸附方法优选出较佳树脂,并通过单因素试验和正交试验优化密蒙花总黄酮的分离纯化工艺,为开发密蒙花资源及其总黄酮制剂奠定基础。蒋鹏飞等人通过实验研究,证实了密蒙花颗粒可以通过抑制泪腺组织中 IL-6、IL-12 的表达减轻泪腺组织的炎症,达到治疗眼干燥症的目的,证实了密蒙花治疗目疾的临床功效。

巴　豆
(《神农本草经》)

【别名】巴菽、老阳子、双眼龙、猛子仁、巴果、巴贡、红子仁、巴米、毒鱼子、巴仁、刚子、江子、芒子、药子仁、八百力等。

【来源】本品为大戟科植物巴豆 *Croton tiglium* L. 的干燥成熟果实。秋季果实成熟时采收,堆置 2~3 天,摊开,干燥。主产于华东、华中、华南、西南各省区及台湾省。

【性味归经】辛,热;有大毒。归胃、大肠经。

【功效】峻下冷积,逐水退肿,豁痰利咽;外用蚀疮。

【主治】①寒积便秘;②腹水臌胀;③喉痹痰阻;④痈肿未溃。

【原文记载】"生自巴郡……八月收采,连壳阴干。有荡涤攻击之能,诚斩关夺门之将。凡资治病,缓急宜分。急攻为通利水谷之方,去净皮心膜油生用;缓治为消摩坚积之剂,炒令烟尽黄黑熟加。"(《本草蒙筌·木部·巴豆》)

【释义】《素问·阴阳应象大论》有"阳化气,阴成形"之论。巴豆为辛热之品,诚为治疗寒积便秘、腹水臌胀之佳品。正如《类经证治本草》言巴豆"生猛而熟缓,可升可降,能止能行,开窍宣滞,斩关夺门,去脏腑沉寒"。然其有毒,且泻下之性过猛,用之不当,则损正伤气,故历代医家都对其炮制十分重视。《奇效良方》认为巴豆壳膜能伤胃,可致呕,需"去心壳膜"减轻其副作用。《名医别录》中记载巴豆有大毒,并以"阴干,用之去心皮"减轻巴豆毒性。《局方》制霜去毒法：将巴豆捣烂，以吸油纸包裹，压去油。

【炮制方法】

1. 生巴豆　取原药材，除去杂质，去净果壳及种皮取仁。

2. 炒巴豆　取净巴豆仁，置炒制容器内，用中火加热，炒至表面焦褐色（焦巴豆）或内外均呈焦黑色（巴豆炭），取出晾凉。

3. 巴豆霜　取净巴豆仁，碾如泥状，里层用纸，外层用布包严，蒸热，用压榨器榨去油，如此反复数次，至药物松散成粉，不再黏结成饼为度。少量者，可将巴豆仁碾后用数层粗纸包裹，放热炉台上，受热后，反复压榨换纸，达到上述要求为度。

【炮制作用】

1. 生巴豆　毒性强烈，仅供外用蚀疮、疥癣、疣痣，预防白喉。

2. 炒巴豆　毒性稍减，可用于疮痈肿毒，腹水鼓胀，泻痢。

3. 巴豆霜　去油制霜后可缓和泻下作用，降低毒性。

【临方应用】

1. 巴豆

方名：巴豆苦荞丸《湖南中草药单方验方选编修订本》。

组成：生巴豆（去壳）、苦荞子、热米汤适量。

功用：逐水消肿，清热活血。

主治：心肾性水肿。

2. 炒巴豆

方名：三棱消积丸（《内外伤辨惑论》）。

组成：京三棱（炮）、广术（炒）、炒曲、巴豆（和皮米炒黑焦，去米）、茴香（炒）、陈橘皮、丁香皮、益智。

功用：温中消积。

主治：伤于生冷硬物，不能消化，心腹满闷者。

3. 巴豆霜

方名：伏梁丸（《东垣试效方》）。

组成：黄连（去须）、厚朴（去皮、姜制）、人参（去芦）、黄芩（刮黄色）、桂（去皮）钱、干姜（炮）、巴豆霜、川乌头（炮制，去皮）、红豆、菖蒲、茯神（去皮木）、丹参（炒）。

功用：和胃祛积。

主治：心之积，起脐上，大如臂，上至心下，久不愈，令之烦心。

【新安医案】

许细长，石工也。病起少腹胀痛，坚硬如石。医用消导药，转致吐蛔，便溺俱闭。更医目为寒凝厥阴,投以姜、附、吴萸,痛剧而厥,肢冷脉伏,急来延予。予以手按其少腹,见其眉攒难忍之状,谓其妇曰:"此食厥证也。"妇曰:"病果因食冷面而起,然已服过消导药无效,或药力不及,亦未可知,第停食小恙,何至厥逆吐蛔、便溺俱闭?"予曰:"谷食下行,由少腹右角后出广肠。今食积不下,故大便不通;直肠紧张,撑迫膀胱,小溲因而不利;下既不通,气反上行,故为呕吐;呕多胃逆,蛔必上攻,是以随呕而出。务得大便一通,通则不痛,诸证自释矣。但病经多日,凝沍已坚,非精锐之品,不能奏绩。"旋进备急丸(大黄、干姜、巴豆)三钱,顷之腹中雷鸣,下结粪数枚,再与钱半,复泻十余行,厥回脉出,痛减腹软,观者动色,惊有神助,后畏药不服,将息而起。(《杏轩医案》)

【现代研究】

现代研究表明,巴豆中主要含脂肪酸类如巴豆油酸、巴豆酸、棕榈酸、月桂酸,毒蛋白类如巴豆毒素,以及巴豆苷、巴豆异鸟嘌呤、巴豆生物碱等成分。具有抑菌、抗炎、抗癌、致泻、致癌等药理作用。孙颂三等研究认为,以 1.5g/kg 的巴豆制剂灌胃,对大鼠白细胞游走、对疼痛反应均有显著的抑制作用;经霜制后的巴豆可明显增强胃肠推进运动,达到泻下作用。耿新生研究认为大剂量巴豆霜及巴豆油具有明显抑制生命活动作用,甚至半小时可致大鼠死亡。以上研究与临床经验吻合。在巴豆霜的两种制霜方法中,一种为稀释法,是将巴豆碾碎,加适量淀粉稀释巴豆中的脂肪油至一定含量;一种为热压法,是将巴豆先加热蒸制后压去油制霜,即热压法工艺中第一步为加热蒸制。单雪莲认为巴豆霜具有肠道毒性,且巴豆蛋白可导致成肠道炎症。并分别对比了两种炮制对肠道毒性的作用,发现稀释法制霜过程中能够稀释巴豆中蛋白含量,降低巴豆霜毒性。热压法可致蛋白变性和降解,降低水溶性蛋白含量,对肠道造成的毒性较低。

皂　荚

(《神农本草经》)

【别名】皂荚树、鸡栖子、大皂荚、长皂角、皂角、猪牙皂、牙皂等。

【来源】本品为豆科植物皂荚 *Gleditsia sinensis* Lam. 的干燥成熟果实和不

育果实。前者称大皂角;后者称猪牙皂,又称小皂荚。大皂角在秋季果实成熟时采摘,晒干。猪牙皂在秋季采收,除去杂质,干燥。主产于四川、山东、陕西、湖北、河南。

【性味归经】辛、咸,温;有小毒。归肺、大肠经。

【功效】祛痰开窍,散结消肿。

【主治】①中风口噤,昏迷不醒,癫痫痰盛,关窍不通,痰阻喉痹;②顽痰喘咳,咳痰不爽;③大便燥结;④痈肿。

【原文记载】"所在各处有生,怀孟州者独胜。……去弦去子,煨熟俱同。蜜炙酥炙,烧灰略异。……搐鼻喷嚏立至,敷肿疼痛即除。……杀痨虫精物,主风痹死肌。利窍通关,破癥堕胎。"(《本草蒙筌·木部·皂荚》)

【释义】《日华子本草》指出皂荚"入药去皮、子,以酥炙用",而陈氏采用"蜜炙酥炙,烧灰略异"的方法,目的相似,均为缓和生皂荚的峻烈之性,用时捣碎,以便于煎出有效成分。《素问·脏气法时论》指出:"辛散、酸收、甘缓、苦坚、咸软。"皂荚性味辛、咸,故具有发散、软坚之功。又《神农本草经疏》认为"皂荚禀木气而兼火金之性,……得金气之厚者,能胜木,禀辛散之性者,能利窍。"故尤能祛风痰,止癫痫,利关窍。

【炮制方法】

1. 皂荚　取原药材,除去杂质,洗净,晒干。用时捣碎。

2. 炒皂荚　先将净砂子置锅内,用中火炒热,再加入净皂荚,拌炒至疏松鼓起,取出,筛去砂子,晾凉。用时捣碎。

【炮制作用】

1. 皂荚　生品有小毒,作用甚猛,祛痰开窍、散结消肿作用强。

2. 炒皂荚　缓和峻烈之性,可用于顽痰喘咳,积滞便秘。

【临方应用】

1. 皂荚

方名:厚朴温肺散(《圣济总录》)。

组成:厚朴(去粗皮,用糯米粥浸一次饭久,晒干,为末)、葶苈子(微炒,捣为细末)、皂荚子(不蛀者,蒸两遍,焙干,为末)、接骨草(阴干,为末)、诃黎勒(煨,取皮为末)。

功用:行气宽满,降气化痰。

主治:久患上气,胸胁支满。

2. 炒皂荚

方名:金珠化痰丸(《太平惠民和剂局方》)。

组成:皂荚仁(炒)、天竺黄、白矾(光明者,放石铁器内熬汁尽,放冷,研)、铅白霜(细研)、半夏(汤洗七次,用生姜二两洗,刮去皮,同捣细作饼子,微炙黄色)、生白龙脑(细研)、辰砂(研,飞)、金箔(为衣)。

功用:清痰热,安神志,除头痛。

主治:头痛眩晕,心忪恍惚,胸膈烦闷,涕唾稠黏,痰实咳嗽,咽喉不利。

【新安医案】

金,二十。汤饮下咽,嗳噎不已,不饥不食,大便干,坚若弹丸。大凡受纳饮食,全在胃口,已经胃逆为病,加以嗔怒,其肝木之气,贯膈犯胃,斯病加剧。况平昔常似有形骨梗,脉得左部弦实,血郁血结甚肖,进商辛润方法。桃仁、冬葵子、皂荚核、郁李仁、大黄、降香、郁金。(《临证指南医案》)

【现代研究】

现代研究表明,皂荚中主要含三萜皂苷类成分,共有 19 种五环三萜型皂荚皂苷成分;还含鞣质、蜡酸、甾醇等;种子内胚乳含半乳糖与甘露糖组成的多糖等化学成分。具有祛痰、抑菌、抗阴道滴虫、兴奋子宫、抗心肌缺血、抗高血脂、抗动脉粥样硬化等药理作用。邓显仪等人对皂荚总浸膏采用"不同极性溶剂萃取法"进行有效部位的分离,采用经鼻给药的方式进行祛痰实验和耐缺氧实验,结果表明皂荚中极性大的部位对小鼠祛痰、耐氧药效显著。蔡岳等人通过观察皂荚提取物对肝癌大鼠 TIMP3/MMPs 蛋白的影响,发现皂荚提取物具有显著的抗肝癌作用,且该效应与影响 TIMP3/MMPs 蛋白有关,高剂量皂荚提取物效果最为显著。

没 食 子

(《雷公炮炙论》)

【别名】没石子、墨石子、无石子、麻荼泽等。

【来源】本品为没食子蜂科昆虫没食子蜂的幼虫寄生于壳斗科植物没食子树 Quercus infectoria Oliv. 幼枝上所产生的虫瘿。春夏季采集,除去杂质,晒干。主产于地中海沿岸希腊、土耳其、叙利亚、伊朗及印度等地。

【性味归经】苦,温。归肺、脾、肾经。

【功效】涩肠,固精,止咳,止血,敛疮。

【主治】①久泻久痢;②遗精,盗汗;③咳嗽,咯血;④便血,痔血,创伤出血;⑤疮疡久不收口;⑥口疮,齿痛。

【原文记载】"出自西戎,树极高大。叶似桃长绿,花瓣白心红。实结圆类弹丸,初青熟渐黄白。……浆水浸砂盆,硬者石上研尽;切忌犯铜铁,湿须火上焙干。益血生精,安神和气。烧黑灰,浴阴毒,合他药,染髭须。治疮溃肌肉不生,主腹冷滑痢不禁。"(《本草蒙筌》)

【释义】《本草蒙筌》沿袭《雷公炮炙论》没食子炮制方法。没食子含有鞣质,鞣质含有多个酚羟基使其具有较强极性及不稳定性,易与金属离子络合,故"切忌犯铜铁"。炮制主要步骤为研磨、烘干。《神农本草疏经》言:"没食子禀春生之气,兼得西北金水之性。"此乃取象比物,诸类相从,以春气乃温主生发之令,故药之性温者,亦可助生万物;且归经于脾,乃后天生长之源,统血、主肌腠,故疗疮肌不生及便血。西北金水之性,乃肺、肾之象,兼入肺、肾两经,故益精血,乌须发而止滑遗。本品虽言无毒,但《类经证治本草》载"不宜多用独用",此乃五味入口,各有所走,亦各有所病,久食、多食均亦产生病变。

【炮制方法】

没食子　除去杂质,洗净,干燥,捣碎。

【炮制作用】

没食子　捣碎后有利于有效成分的煎出。

【临方应用】

没食子

方名:没石子散(《太平圣惠方》)。

组成:没石子(微煨)、肉豆蔻(去壳)、樗根(锉)、茜根(锉),茶末。

功用:清热凉血,收涩止痢。

主治:小儿血痢不止。

【新安医案】

左,肠澼下血,经年余之久,肠内黏膜已伤,形瘝,色㿠,按脉濡弱,当用升举之法。诃黎勒(炒)钱半、荆芥(炒炭)一钱二分、赤石脂(煅,先煎)二钱、禹余粮(制,先煎)二钱、地榆(炒炭)钱半、罂粟壳一钱、杭白芍(炒)钱半、没食子一钱、石莲八分、儿茶三分。(《王仲奇医案》)

【现代研究】

现代研究表明,没食子中主要含没食子鞣质、没食子酸、树脂等化学成分,具有抗病毒、抑菌、杀虫、抗氧化等药理作用。王教玉等通过文献整理与研究,认为在抗病毒方面,没食子尤能抗乙型肝炎病毒;在抑菌方面,对链球菌、大肠杆菌、金黄色葡萄球菌等均有较强的抑制作用。没食子中含有大量可水解的鞣质,与蛋白质有强烈的结合能力,具有固涩、收敛、燥湿、止血、消炎等作用。药理研究与临床研究结果一致,证实了没食子的功效。

火 麻 仁
(《神农本草经》)

【别名】麻子、麻子仁、麻仁、大麻子、大麻仁、冬麻子、火麻子、线麻子、黄麻仁等。

【来源】本品为桑科植物大麻 *Cannabis sativa* L. 的干燥成熟种子。秋季果实成熟时采收,除去杂质,晒干。主产于山东、河北、黑龙江、吉林、辽宁。

【性味归经】甘,平。归脾、胃、大肠经。

【功效】润肠通便。

【主治】血虚津亏,肠燥便秘。

【原文记载】"乡落俱有,平地沿栽。根实花茎,依时收采。各有用度,并无弃遗。麻骨可作炬心,麻皮堪绩布匹。麻子入药,修制宜精。始用帛包浸沸汤,待冷检出;次以绳吊悬井内,隔水勿沾。务过一宵,方取曝日。候干燥置平地面,压重板揩净壳皮。择起细仁,随宜索效。或搀粳米煮粥,或佐血药为丸。经入阳明大肠及足太阴脾脏。恶茯苓一味,畏牡蛎、白薇。益气补中,催生下乳。去中风出汗,皮肤顽痹;润大肠风热,结涩便难。止消渴而小水能行,破积血而血脉可腹。胎逆横生易顺,产后余疾总除。"(《本草蒙筌·谷部·火麻子》)

【释义】《吴普本草》云:"麻叶有毒,食之杀人。麻子中仁无毒,先藏地中者,食之杀人。"火麻仁的果实外壳(果皮)有毒,而麻仁无毒,带外壳火麻仁多服易使人致幻,故陈氏强调麻子的炮制宜精。《本草图经》指出:"今之本草,极难去壳。"故为去尽果皮,保证用药安全,修治时需采取"始用帛包浸沸汤,待冷检出"等一系列操作。临床选用富含丰富的油脂的大麻果实火麻仁,其性滑利,具有润燥滑肠、利水通淋、活血之功用。甘能补中,甘能益血,故可补中益气,催生下乳,血脉复则积血破,产后余疾皆除。此外麻仁益血补阴,使荣卫调和,风邪去而汗自止也。

【炮制方法】

1. 火麻仁　取原药材,除去杂质,筛去灰屑。用时捣碎。

2. 炒火麻仁　取净火麻仁,置炒制容器内,用文火加热,炒至呈微黄有香气,取出,放凉。用时捣碎。

【炮制作用】

1. 火麻仁　具有润肠通便的功能。

2. 炒火麻仁　可提高煎出效果。

【临方应用】

1. 火麻仁

方名:麻子仁丸(《伤寒论》)。

组成:麻子仁、芍药、枳实(炙)、大黄(去皮)、厚朴(炙,去皮)、杏仁(去皮尖,熬,别作脂)。

功用:润肠泻热,行气通便。

主治:肠胃燥热,脾约便秘证。

2. 炒火麻仁

方名:麻子仁酒方(《圣济总录》)。

组成:麻子仁(二合,炒)、黑豆(二合,紧小者,炒)、鸽粪(二合,炒)、垂柳枝(二握,锉半寸长)。

功用:活血祛风。

主治:偏风手足不遂,口眼㖞斜。

【新安医案】

小肠回旋叠积,位居环脐腹中,职司变化受盛。脾、肾阳困,气不运行,火府亦呆滞不通,以致脐腹胀闷,体常畏冷,大便秘结。考诸《经》旨,以小肠附丽于左尺,则知小肠受盛变化,当然与肾有连带关系也。姑与温润运通一法。锁阳、红花、全当归、枳壳(炒)、火麻仁(杵)、石菖蒲、桃仁(杵去皮尖)、砂仁、川楝子(煨)、沉香曲(炒)、陈大麦(炒,杵去外层粗皮)。(《王仲奇医案》)

【现代研究】

现代研究表明,火麻仁主要活性成分为油脂、蛋白质、挥发油、膳食纤维以及维生素和矿物质等,对消化系统、心血管系统、中枢神经系统、免疫系统具有广泛的药理作用。火麻仁油脂是火麻仁饮片中的主要有效成分,而其代表性成分为甘油三亚油酸酯。邓仕任等采用 HPLC 法测定不同炮制品及生品中甘油三亚油酸酯的含量,结果发现炮制可以提高火麻仁中甘油三亚油酸酯的含量,且以清炒法和微波法为佳。火麻仁中含有的主要生物碱成分为胡芦巴碱,而胡芦巴碱是一种广泛分布的季铵盐生物碱,具有抗肿瘤、降低胆固醇及降血糖等作用。朱夏敏等采用高效液相色谱法测定火麻仁不同炮制品及生品中胡芦巴碱的含量,结果发现炮制可以提高火麻仁中胡芦巴碱的含量,且以清炒法为最佳。以上两个研究结果说明炒制可能提高火麻仁的临床效果。

枇 杷 叶
(《名医别录》)

【别名】巴叶、芦橘叶、广杷叶、芭叶、毛枇杷叶、白沙枇杷叶等。

【来源】本品为蔷薇科植物枇杷 *Eriobotrya japonica* (Thunb.) Lindl. 的干燥叶。全年均可采收,晒至七、八成干时,扎成小把,再晒干。主产于广东、浙江。

【性味归经】苦,微寒。归肺、胃经。

【功效】清肺止咳,降逆止呕。

【主治】①肺热咳嗽,气逆喘急;②胃热呕吐,哕逆,烦热口渴。

【原文记载】"襄汉闽广皆有,近道各处亦生。木高丈余,四时不瘁。叶如驴耳,背有黄毛。凡入剂中,惟采叶用。以粗布拭去毛净,捣姜汁浸炙微黄。锉碎煎汤,偏理肺脏。下气除呕哕不已,解渴治热嗽无休。"(《本草蒙筌·果部·枇杷叶》)

【释义】枇杷叶在炮制时需要"以粗布拭去毛净",否则反而引起咳嗽不止。正如《本草新编》所言:"盖叶上尤毛多,必须以水洗去,不可少带一毫始妙。否则,毛入喉中,无益转有害矣。"李时珍指出:"治胃病,以姜汁涂炙;治肺病,以蜜水涂炙,乃良。"《神农本草经疏》指出枇杷叶"主卒呃不止,下气"。生姜归肺、脾、胃经,陈嘉谟此处使用姜汁炮制可能取其既可引经,又能顺从枇杷叶善下气的特性。2020 版《中华人民共和国药典》中枇杷叶的炮制品仅纳入了蜜枇杷叶,取其润肺止咳之功。

【炮制方法】

1. 枇杷叶 取原药材,除去绒毛,用水喷润,切丝,干燥。

2. 蜜枇杷叶 取熟蜜,加适量开水稀释,淋入枇杷叶丝内拌匀,闷润,置炒制容器内,用文火加热,炒至不粘手为度,取出晾凉。

【炮制作用】

1. 枇杷叶　生品长于清肺止咳、降逆止呕。

2. 蜜枇杷叶　能增强润肺止咳的作用。

【临方应用】

1. 枇杷叶

方名:枇杷叶散(《奇效良方》)。

组成:枇杷叶、厚朴、陈皮、丁香、白茅根、麦门冬、干木瓜、甘草、香薷。

功用:养阴清肺,降逆止呕。

主治:治中暑伏热,烦渴引饮,呕哕恶心,头目昏眩。

2. 蜜枇杷叶

方名:滋燥饮(《秋疟指南》)。

组成:花粉、赤茯、生甘草、黄芩、枳壳、杏仁、旋覆花、麦冬、紫菀、川连、桔梗、元参、防风、蜜枇杷叶。

功用:滋燥疏散。

主治:暑暍挟阳明燥热而烁肺,肺热甚则引风煽火,寒热往来,头痛微汗,口干燥咳,气逆不得卧寐。

【新安医案】

王某,男,50 岁。1959 年 12 月 25 日。气之出入,痰之分泌,皆主于肺,肺失清肃,治节无权,变动为咳,咽干且痒,喉息有声,鼻窍弗爽,痰难咯出,右卧咳甚,脉弦滑。姑以肃肺宁金。南沙参、肥玉竹、杏仁(去皮尖、杵)、麦冬、苦桔梗、橘红衣、白前、炙远志肉、大贝母、海浮石、炙款冬花、紫菀、枇杷叶(去毛、布包)。(《王任之医案》)

【现代研究】

现代研究表明,枇杷叶含有三萜酸、挥发油、倍半萜、黄酮、糖苷类等成分,具有抗炎止咳、减肥降血糖、抗癌、抗氧化、保肝等药理作用。周玉波等发现枇杷叶经蜜炙后,金属元素的含量均有改变,除 Ca、Mn 含量有所增加外,其余元素均有不同程度的下降,其中 Pb 的含量下降明显,提示枇杷叶蜜炙后可能在一定程度上降低了某些有毒重金属的含量,提高临床用药安全性。枇杷叶中苦杏仁苷有较高的含量,该成分具有显著的止咳、祛痰作用,并具有免疫调节、抗肿瘤、抗炎以及抗溃疡等药理作用。张瑾等采用高效液相色谱(HPLC)测定方法蜜枇杷叶中苦杏仁苷的含量,发现所测 3 批蜜枇杷叶样品中苦杏仁苷含量较高,与枇杷叶止咳祛痰功效相对应。

郁 李 仁

(《神农本草经》)

【别名】郁子、郁里仁、李仁肉、小李仁、山梅子等。

【来源】本品为蔷薇科植物欧李 *Prunus humilis* Bge.、郁李 *Prunus japonica* Thunb. 或长柄扁桃 *Prunus pedunculata* Maxim. 的干燥成熟种子。前两种习称"小李仁",后一种习称"大李仁"。夏、秋二季采收成熟果实,除去果肉和核壳,取出种子,干燥。主产于广东、浙江。

【性味归经】辛、苦、甘,平。归脾、大肠、小肠经。

【功效】润肠通便,下气利水。

【主治】①津枯肠燥,食积气滞,腹胀便秘;②水肿,脚气浮肿,小便不利。

【原文记载】"山谷丘陵,每多种植。六月采实,碎核取仁。汤泡去皮,研烂方用。消浮肿肌表,竟利小便;宣结气肠中,立通关格。破血润燥,亦易成功。"(《本草蒙筌·果部·郁李仁》)

【释义】《修事指南》认为"去核免滑,去皮者免损气"。郁李仁碎核去皮的原因,还可能是除去非药用部位,保证用药安全。《雷公炮制药性解》指出:"郁李仁属阴,性主降,故独入大肠。"郁李仁甘苦而润,其性降,故能下气利水,善导大肠燥结。

【炮制方法】

1. 郁李仁　取原药材,除去杂质。用时捣碎。

2. 炒郁李仁　取净郁李仁,置炒制容器内,用文火加热,炒至表面深黄色,有香气逸出,取出。用时捣碎。

【炮制作用】

1. 郁李仁　具润燥滑肠、下气、利水的功能。用于津枯肠燥,食积气滞,腹胀便秘,水肿,脚气,小便不利。

2. 炒郁李仁　炒郁李仁药性较缓,适于老人、体虚及产后便秘,用法与生品相同。炒后可起到杀酶保苷的作用。

【临方应用】

1. 郁李仁

方名：郁李仁散（《鸡峰普济方》）。

组成：郁李仁、牵牛子、槟榔、干地黄、桂、木香、青橘皮、延胡索。

功用：行气活血，下气利水。

主治：治血分，气血壅涩，腹胁胀闷，四肢浮肿，坐卧气促。

2. 炒郁李仁

方名：郁李仁散（《圣济总录》）。

组成：郁李仁（去皮、尖，炒）、陈橘皮（去白，酒一盏煮干）、京三棱（炮制）。

功用：行气导滞，泻热通便。

主治：风热气秘。

【新安医案】

左。病起咳嗽寒热，现则腹胀纳呆，大便艰解，从宽中润下法。瓜蒌仁、瓜蒌皮、炙桑皮、橘红、前胡、象贝母、苦杏仁、炒枳壳、生谷芽、郁李仁、青麟丸。（《东山别墅医案》）

【现代研究】

现代研究表明，郁李仁含有黄酮类、有机酸类、三萜类等化学成分，具有排便、抗炎、镇痛等药理作用。薄层色谱法和可溶性蛋白电泳分析均具鉴定意义，郁李仁中的郁李仁苷有强烈的泻下作用；皂苷类有止咳、祛痰、平喘作用；提取的蛋白质成分 IR-AI 和 IR-B 静脉注射有抗炎镇痛作用。《中华人民共和国药典》规定本品含苦杏仁苷不得少于 2.0%，而谢婧等发现炒制后的郁李仁中苦杏仁苷含量降低，说明炒制郁李仁可能起到缓和药性、杀酶保苷的作用。

金 樱 子
（《雷公炮炙论》）

【别名】刺榆子、刺梨子、金罂子、山石榴、山鸡头子、糖莺子、糖罐、糖果、刺兰棵子、灯笼果、蜂糖罐、槟榔果、金茶瓶、糖橘子、黄茶瓶、藤勾子、螳螂果、糖刺果、刺橄榄等。

【来源】本品为蔷薇科植物金樱子 *Rosa laevigata* Michx. 的干燥成熟果实。10~11月果实成熟变红时采收,干燥,除去毛刺。主产于四川、湖南、广东、江西。

【性味归经】酸、甘、涩,平。归肾、膀胱、大肠经。

【功效】固精缩尿,固崩止带,涩肠止泻。

【主治】①遗精滑精,遗尿尿频,崩漏带下;②久泻,久痢。

【原文记载】"丛生篱落山野,似小石榴稍长。芒刺遍身,霜后红熟。采收去净刺核,任凭煎液为丸。涩精滑自流,梦中精泄;止小便数去,睡后尿遗。杀寸白虫,塞休息痢。捣烂绞汁,用有两股。熬稠糖入酒鲜黄,调铁粉染须润黑。"(《本草蒙筌·谷部·金樱子》)

【释义】关于金樱子的采收时节存在一定的争议,宋代多在9~12月采摘,以青黄半熟为佳,认为红熟则失去了涩味;元代记载以冬月采摘为宜;明代则多在11~12月,半熟时采摘;清代多在9~10月,采摘半黄的果实,或经霜成熟后采摘。陈氏虽记载取用红熟之金樱子,但现代多认为红熟的金樱子失去涩味功效。有研究表明金樱子主要活性成分总黄酮在金樱子果皮转变为红黄色含量较高,故目前临床一般多取用半红黄的果实。《本草新编》指出:"金樱子内多毛及子,必去之净,方能补肾涩精。其腹中之子,偏能滑精,煎膏不去其子,全无功效。"炮制时务必去净刺核。金樱子酸涩,可治疗诸多脱证。

【炮制方法】

1. 金樱子　取原药材,除去杂质,洗净,干燥。

2. 金樱子肉　取净金樱子,略浸,润透,纵切两瓣,除去毛、核,干燥。

3. 蜜金樱子　取熟蜜,加适量开水稀释,淋入金樱子肉内拌匀,闷润至透,置炒制容器内,用文火加热,炒至表面红棕色、不粘手时,取出晾凉。

每100kg金樱子肉,用熟蜜20kg。

【炮制作用】

1. 金樱子　具有固精缩尿,固崩止带,涩肠止泻的功能。

2. 金樱子肉　酸涩,固涩止脱作用强。

3. 蜜金樱子　偏于甘涩,可以补中涩肠,并避免生品服用有时腹痛的副作用。

【临方应用】

1. 金樱子

方名:济火延嗣丹(《辨证录》)。

组成:人参、黄芪、巴戟天、五味子、黄连、肉桂、当归、白术、龙骨(煅),山茱萸、山药、柏子仁、远志、牡蛎(煅)、金樱子、芡实、鹿茸。

功用:心肾两补,壮阳种子。

主治:心肾火衰,早泄不育。

2. 金樱子肉

方名:五疳散(《惠直堂经验方》)。

组成:白术(蜜水炒)、白茯苓、使君子(碎炒)、甘草、山楂肉、麦芽(炒)、金樱子肉(炒)、莲子心(隔纸炒)、橘红、麦冬(去心)、芡实(蒸)、青皮(麸炒)。

功用:补益气血,清心除烦。

主治:专治小儿五疳,潮热,面黄肌瘦,烦渴吐泻,肚大青筋,手足如柴,精神疲倦,历试有效,无疾预服,诸疾不生,元气虚弱者。

3. 蜜金樱子

方名:斑龙二至百补丸(《类证治裁》)。

组成:鹿角胶、黄精、杞子、熟地、菟丝饼、金樱子、天冬、麦冬、牛膝、楮实、龙眼肉,以上熬成膏,加炼蜜,调入后药末,鹿角霜、参、芪、苓、地、萸、味、芡实、山药、知母,共十味为末,和前膏杵丸。

功用:固本保元,生精养血。

主治:阳痿。

【新安医案】

吴,小东门。肾伤精耗,相火虚阳欲潜藏固密而不可得,阳根兴举,不得安眠,腰酸耳鸣头眩,小溲频数,泄气亦多,或有遗泄。更以坚肾强阴,用宁龙相。熟地炭、潼沙苑、煅牡蛎、淮山药、山萸肉、桑螵蛸、炙龟板、苏芡实、菟丝饼、白龙骨、甜桔梗、金樱子、炒川柏、冰片。研末,烂饭为丸吞。(《王仲奇医案》)

【现代研究】

研究表明,金樱子含有多糖、黄酮类物质、三萜类及其衍生物等成分,具有抗氧化、抑脂、免疫调节、抑菌抗炎等作用。南云生等以鞣质含量、小鼠的软稀便减少率、涩肠比为指标,对金樱子生、清炒品、麸炒品、蜜制品以及盐制品进行了比较,结果发现麸炒品或蜜制品水煎液对大黄液所致腹泻的小鼠涩肠止泻作用最强。其原因可能是麦麸、蜂蜜具有补脾益气的功效。他们的另一项研究也证实了麸炒金樱子、蜜制金樱子缩尿作用较好,同时指出金樱子含有的醚溶性成分涩肠作用较强。

代　赭　石

（《神农本草经》）

【别名】须丸、赤土、血师、丁头代赭、紫朱、赭石、土朱、铁朱、钉赭石、钉赭石、赤赭石等。

【来源】本品为氧化物类矿物刚玉族赤铁矿，主含三氧化二铁（Fe_2O_3）。采挖后，除去杂石。以色棕红、断面呈层叠状、有钉头者为佳。砸碎，生用，或煅后醋淬、研成粗粉用。主产于山西、河北等地。

【性味归经】苦，寒。归肝、心、肺、胃经。

【功效】平肝潜阳，重镇降逆，凉血止血。

【主治】①肝阳上亢，眩晕耳鸣；②呕吐，噫气，呃逆；③气逆喘息；④血热吐衄，崩漏下血。

【原文记载】"惟出代州（属山西），多生山谷（一说是代都城门下赤土）。色赤如鸡冠有泽，佳者染爪甲不逾。或难得真，牡蛎可代。火煅醋淬七次，方研极细水飞。惟作散调，勿煎汤服。畏雄附（天雄、附子），使干姜。入少阳三焦，及厥阴肝脏。治女人赤沃崩漏带下，暨难产胎衣不来；疗小儿疳疾泻痢惊痫，并尿血遗溺不禁。却贼风蛊毒，杀鬼疰魅精。阴痿不起能扶，惊气入腹可愈。"（《本草蒙筌·石部·代赭石》）

【释义】陈氏指出代赭石的佳品需"色赤如鸡冠有泽，佳者染爪甲不逾"，但若难得真品，也可用牡蛎代替。《本草纲目》记载："煅赤醋淬三次或七次，研，水飞过用，取其相制，并为肝经血分引用也。"可见火煅醋淬可显著降低代赭石中砷等有毒元素的含量，保证用药安全；亦可增强平肝止血作用。代赭石重而下坠，可治产难，胞不出及堕胎等病；心为君主之官，虚则气怯而百邪易入，代赭石归手少阴心经，故可驱邪安神。《神农本草经疏》言："火气太盛则阴痿反不能起。苦寒泄有余之火，所以能起阴痿也。"

【炮制方法】

1. 代赭石　取原药材，除去杂质，洗净晒干，打碎。

2. 煅代赭石　取净代赭石砸成小块，置耐火容器内用武火加热，煅至红透，立即倒入醋液淬制，如此反复煅淬至质地酥脆，淬液用尽为度。

每 100kg 代赭石,用醋 30kg。

【炮制作用】

1. 代赭石　平肝潜阳,重镇降逆,凉血止血。

2. 煅代赭石　降低了苦寒之性,增强了平肝止血作用。

【临方应用】

1. 代赭石

方名:旋覆代赭汤(《伤寒论》)。

组成:旋覆花、人参、生姜、代赭石、甘草(炙)、半夏(洗)、大枣(擘)。

功用:降逆化痰,益气和胃。

主治:治伤寒发汗,若吐、若下,解后,心下痞梗,噫气不除者。

2. 煅代赭石

方名:镇宫丸(《济生方》)。

组成:代赭石(火煅,醋淬七次)、紫石英(火煅,醋淬七次)、禹余粮(火煅,醋淬七次)、香附子(醋炙)、阳起石(煅红,细研)、芎䓖、鹿茸(燎去毛,醋蒸,焙)、茯神(去木)、阿胶(锉,蛤粉炒成珠子)、蒲黄(炒)、当归(去芦,酒浸)、血竭(别研)。

功用:固本止痛。

主治:妇人崩漏不止,或下五色,或赤白不定,或如豆汁,或状如豚肝,或下瘀血,脐腹胀痛,头晕眼花,久久不止,令人黄瘦,口干胸烦不食。

【新安医案】

右。蒲月初八。木郁犯土,膻中嘈杂,气逆欲呕。仿越鞠丸加味。制香附、川郁金、抚芎、神曲、茯苓、广皮、炒白芍、炒谷芽、半夏。十二日加佩兰叶。十三日加旋覆花、代赭石、绿萼梅。(《洪桂医案》)

【现代研究】

现代研究表明,代赭石主含三氧化二铁,还含有十种人体必需的微量元素,因铁含量丰富,被认为是很好的补铁剂,具有促进红细胞及血红蛋白的新生,调节人体的内分泌平衡的作用。刘淑花等测定了生、煅代赭石中微量元素及常量元素的含量,证实了代赭石的镇静、抗炎、抗惊厥、止血等药理作用,并对其药理作用与所含微量元素的关系进行了分析比较。研究发现,生、煅代赭石均含有丰富的 Zn、Ca、Fe、Mn、Ni,而生代赭石的含 Zn、Ca、Ni 量均高于煅代赭石,这与生、煅代赭石均具有抗炎作用,且生代赭石的抗炎作用优于煅代赭石极相吻合。此外,药理实验表明,代赭石内服后有收敛作用,保护胃肠黏膜面,吸收入血后能促进血细胞的新生。

花 蕊 石
(《嘉祐本草》)

【别名】花乳石、白云石等。

【来源】本品为变质岩类岩石蛇纹石大理岩。主含碳酸钙($CaCO_3$）。采挖后，除去杂石和泥沙。主产于陕西、河南、河北、浙江、江苏、湖南、山西、山东、四川等地。

【性味归经】酸、涩，平。归肝经。

【功效】化瘀止血。

【主治】①咳血，吐血，外伤出血；②跌扑伤痛。

【原文记载】"极大坚重，出自陕州。颜色仿佛硫黄，黄中间有白点。因名花蕊，最难求真。得之煅研粉霜，治诸血证神效。"（《本草蒙筌·石部·花蕊石》)

【释义】花蕊石之名由其黄石中间有淡白点如花而得。《本草新编》记载："花蕊石最难制，非研至无声，断不可轻用。"陈氏也强调炮制花蕊石时需要煅研粉霜，这样既可保证用药安全，又能增强止血作用，提高疗效。《神农本草经疏》指出花蕊石"其功专于止血，能使血化为水"，是治疗血证的神药。

【炮制方法】

1. 花蕊石　取原药材，除去杂质，洗净，干燥，敲成小块。

2. 煅花蕊石　取净花蕊石，敲成小块，置耐火容器内，用武火加热，煅至红透，取出放凉，碾碎。

【炮制作用】

1. 花蕊石　生品有化瘀止血的功能。

2. 煅花蕊石　具有缓和酸涩之性，消除伤脾伐胃的副作用，有利于内服。

【临方应用】

1. 花蕊石

方名：消斑散（《解围元薮》）。

组成：白附子、花蕊石、川椒、南星、五倍子、牙皂、山慈菇。

功用:祛风燥湿,化瘀消斑。

主治:治面上一切斑驳。

2. 煅花蕊石

方名:水府丹(《妇人良方》)。

组成:经煅花蕊石(研)、硇砂(纸隔沸汤淋,熬取霜)、桂心(别为末)、木香、干姜、缩砂仁、红豆、斑蝥、腊月狗胆、生地黄汁、童便、蚖青(斑蝥、蚖青二物并去头足翅,以糯米一升,同炒米黄,去米不用)。

功用:温经散寒。

主治:妇人久虚积冷,经候不行,癥瘕癖块,腹中卒暴疼痛,羸瘠百病。

【新安医案】

李,九亩地。腹痛呕恶,已数月之久,肝脾积伤,蓄血暴动,忽然心嘈难过,倒仆不省人事,上呕积瘀如豚肝,下则黑粚如漆淬,面容肌肤萎黄,舌本白而灰糙厚腻,脉弦涩。速当推陈致新,此病非虚非火,若投凉与补,即有蛊胀之累,但此时积粚未去,仍宜谨慎,以防晕厥。花蕊石(煅)、炒桃仁、炒元胡、白茯苓、泽兰叶、苏木屑、炒蒲黄、佛手柑、炒川芎、旋覆花、法半夏、炒丹皮、甜三七、百草霜。又,二诊:据述大便漆黑恶物已弭,惟一周时仍圊,仍有数次之多,腹仍乍痛,夜眠不安。恐积粚未尽,仍宜慎防变动,不可大意。煅花蕊石、苏木屑、炒桃仁、白茯苓、代赭石、炒当归、炒丹皮、炒蒲黄、煅禹粮、炒川芎、炒山楂、旋覆花、炒五灵脂(去砂石)。(《王仲奇医案》)

【现代研究】

现代研究表明,花蕊石含大量钙、镁的碳酸盐,少量铁岩、铝岩及少量酸不溶物,具有缩短凝血时间和出血时间的药理作用。何立巍等利用电感耦合等离子体发射光谱及原子吸收光谱,分析比较各产地花蕊石生品和炮制品的微量元素含量差异以及炮制前后的变化情况。结果发现,花蕊石各产地的生、煅品中,钙、镁、铝、铁元素含量均较高,尤其是钙元素含量最高;生品经高温煅制后,钙、镁、铝、铁元素含量均有一定程度的升高,而铜、锌、铅等有害重金属元素含量显著下降,说明煅制花蕊石可能可以提高安全性。彭智聪等比较了花蕊石炮制前后的止血作用强度,发现炮制前后止血作用无显著差异,故认为炮制作用可能在于煅后易于粉碎。丁望等比较了花蕊石生品和炮制品的凝血时间和出血时间,以考察花蕊石生、制品的止血作用,发现花蕊石炮制后不仅易于粉碎,而且还能提高疗效。

青 礞 石

《嘉祐本草》

【别名】礞石等。

【来源】本品为变质岩类黑云母片岩或绿泥石化云母碳酸盐片岩。采挖后,除去杂石和泥沙。砸成小块,生用或煅用。主产于江苏、浙江、河南、湖北、湖南、四川等地。

【性味归经】甘、咸,平。归肺、心、肝经。

【功效】坠痰下气,平肝镇惊。

【主治】①顽痰胶结,咳逆喘急;②癫痫发狂,烦躁胸闷,惊风抽搐。

【原文记载】"颜色微绿,出自山东。欲辨假真,须依法制。敲碎小颗粒,贮倾银罐中,搀半焰硝(石二两,硝二两),盐泥固济,武火煅一炷香,取出色若雌黄,软脆易擂,方为不假。成末以水飞细,入药作散为丸。力能坠痰,滚痰丸必用;功亦消食,积食方常加。"(《本草蒙筌·石部·青礞石》)

【释义】古代所指的礞石系指青礞石。《本草蒙筌》首次详细记载青礞石的真伪鉴别,断后看颜色与质地变化,"软脆易擂,方为不假"。《本草纲目》指出青礞石:"坚细而青黑,打开中有白星点,煅后则星黄如麸金。其无星点者,不入药用。"意在强调青礞石的真伪辨别。现代《中华本草(精选本)》记载的青礞石来源有岩类黑云母片岩或绿泥石化云母碳酸盐片岩,二者均具有质软易碎,碎粉有星点样闪光。亦是现代药典收录品种。此外,2020版《中华人民共和国药典》载有一物金礞石,与青礞石非同一物,其炮制方法、功效和用法用量与青礞石均相同,礞石滚痰丸中用的是煅金礞石。

【炮制方法】

1. 青礞石　取原药材,除去杂质,砸碎。

2. 煅青礞石

(1)明煅:取净青礞石小块,置耐火容器内,用武火加热,煅至红透,取出放凉。或取整块直火煅烧亦可。

（2）硝煅:取净青礞石小块加等量的火硝混匀,置耐火容器内,加盖,武火加热,煅至烟尽,取出放凉,水飞细粉。

【炮制作用】

1. 青礞石　具有坠痰下气,平肝镇惊的功能。

2. 煅青礞石　质地酥松,便于粉碎加工,易于煎出有效成分。硝煅后可增强下气坠痰功效,能逐陈积伏匿之疾。

【临方应用】

1. 青礞石

方名:红灵丹(《鸡峰普济方》)。

组成:雄黄、乳香、煅月石、青礞石、没药、冰片、火硝、朱砂、麝香。

功用:活血止痛,消坚化痰。

主治:一切痈疽未溃者。

2. 煅青礞石

方名:坠痰丸(《丹台玉案》)。

组成:大黄(酒煨)、贝母(去心)、胆星、青礞石(煅)、石菖蒲、麝香、蛇含石(煅红,醋淬七次)。

功用:泻火涤痰,清心开窍。

主治:痰火凝结胸膈,以致癫狂,谵语妄言者。

【新安医案】

沈晴岳先生,五更耳鸣,腹不舒畅,稍劳则烘然热,自汗。脉右关滑大有力,左脉和缓。原为当风睡卧而得,素来上焦有痰火,午后过劳或受饿,大作眩晕,冷汗津津,再不敢动,稍动则呕吐,此皆痰火所致,盖无痰不作晕也。先与藿香正气散一帖,以去表里之邪;继与温胆汤加天麻,服后眩晕、呕吐皆止。次日诊之,右关脉仍滑,此中焦食积痰饮胶固已久,卒难动摇,姑以二陈汤加枳实、黄连、滑石、天花粉、天麻、竹茹调理,后以当归龙荟丸加牛胆南星、青礞石,凡数帖痊愈。(《孙文垣医案》)

【现代研究】

现代研究表明,青礞石主要成分为镁、铝、铁、硅酸及结晶水,为一种形似云母的含水硅酸盐矿物。因含显著量的低价铁,故常呈绿色,尚含钡、镍、铬、钛、钠、钙等十几种元素。刘圣金等采用电感耦合等离子体质谱法分析青礞石及煅青礞石中的无机元素含量,结果发现煅青礞石的无机元素含量大多较青礞石的含量低,说明煅制可能提高了青礞石的安全性。

磁　石
(《神农本草经》)

【别名】玄石、磁君、延年砂、续末石、处石、拾针、绿秋、伏石母、玄武石、帝流浆、席流浆、瓷石、吸铁石、吸针石、慈石、灵磁石、活磁石、雄磁石、摄石、铁石、戏铁石等。

【来源】本品为氧化物类矿物尖晶石族磁铁矿,主含四氧化三铁(Fe_3O_4)。采挖后,除去杂石。主产于辽宁、河北、山东、江苏。

【性味归经】咸,寒。归肝、心、肾经。

【功效】镇惊安神,平肝潜阳,聪耳明目,纳气平喘。

【主治】①头晕目眩,视物昏花,耳鸣耳聋,惊悸失眠;②肾虚气喘。

【原文记载】"乃铁之母,惟有铁处则生;虽多海南,仅磁州(属河南)者进贡。能吸铁针铁物,若母见子相连。凡用拯疴,须依法制。火煅醋淬七次,罗细水飞数遭。务如灰尘,才可服饵。专杀铁毒,惟使柴胡。恶莽草、牡丹、石脂,为重而去怯之剂。除大热烦满,去周痹酸疼。(周痹,谓痹随血脉上下,不能左右去者是也。)绵裹治耳聋,(裹豆大塞耳中,口含生铁少许,觉内有风雨声即效。)药和点目瞖。(音茂。)强骨气,益肾脏,通关节,消痈疽。逐惊痫风邪,驱颈核喉痛。"(《本草蒙筌·石部·磁石》)

【释义】磁石俗称吸铁石,惟有铁处则生。陈氏强调炮制需严格采取火煅醋淬七次的炮制方法,以降低砷、汞等有害元素的毒副作用,保证临床应用的安全有效,同时增加有效元素的煎出,引入肝经。陈藏器指出磁石:"应是辛咸微温之药,而甘寒非也。"辛能散风寒,温能通关节,磁石可去周痹酸疼的功效可能与此有关。磁石生于有铁处,得金水之气以生,色黑而法水,故能入肾养肾生髓,治耳聋等疾病。

【炮制方法】

1. 磁石　取原药材,除去杂质,碾碎。

2. 煅磁石　取净磁石,砸成小块,置耐火容器内,用武火煅至红透,趁热倒入醋液内淬制,冷却后取出,反复煅淬至酥脆,取出干燥,碾碎。

每100kg磁石,用醋30kg。

【炮制作用】

1. 磁石　生品以平肝潜阳,镇惊安神为主。且生品质地坚硬,不易粉碎和煎出有效成分,故少用。

2. 煅磁石　煅后以益肾纳气,聪耳明目,定痛止血为主。且煅后质地酥脆,易于粉碎和煎出有效成分。

【临方应用】

1. 磁石

方名:来苏汤(《医醇賸义》)。

组成:天冬、麦冬、生地黄、熟地黄、南沙参、北沙参、沙苑、茜草根、牛膝、贝母、磁石、杜仲、杏仁、莲子(去心)、白芍、赤芍。

功用:滋肾阴,降虚火。

主治:治肾劳,真阴久亏,或房室太过,水竭于下,火炎于上,身热腰痛,咽干口燥,甚则咳嗽吐血。

2. 煅磁石

方名:陈无择琥珀散(《医方简义》)。

组成:人参、白芍、煅磁石、琥珀、铁落(煅,醋淬七次)、辰朱砂(水飞)、牛黄、远志肉、石菖蒲。

功用:补营益智。

主治:怔忡癫痫等症,亦治痴呆。

【新安医案】

吴双泉公,两尺脉洪大,两关滑,两尺沉微,此阳亢阴微之候,上盛而下虚也。上盛者,痰与火,下虚者,肾经真阴不足也。法当清上补下,上清则头目清利,耳鸣眩晕之症可除,下实则腰膝不酸,筋骨强健。清上用清中丸,贝母、橘红、枳实、海石、山楂、茯苓、白芥子、黄连、黄芩、滑石、青黛、神曲为丸,食后茶送下二钱。补下用既济丹,辰砂、磁石各一两,熟生地四两,黄柏、知母、菟丝子、柏子仁各二两,牛膝、枸杞子、白茯苓各一两半,炼蜜为丸,梧桐子大,空心淡盐汤送下八九十丸。(《孙文垣医案》)

【现代研究】

现代研究表明,磁石具有中枢抑制、镇痛、抗惊厥、抗炎等药理作用。周光治等采用原子发射光谱分析炮制前后微量元素的变化,发现磁石中含有的有害元素钛、锰、铝、铬、钡、锶等,煅制后均有变化,尤其锶炮制后未检出,故说明磁石煅制对消除其含有的有害元素具有一定意义。杜景喜等对磁石炮制前后的药理作用进行比较,发现炮制后镇静及抗惊厥作用明显增强,煅磁石与异戊巴比妥钠有协同作用,能显著延长异戊巴比妥钠对小鼠的睡眠作用。对士的宁引起的小鼠惊厥有对抗作用,使惊厥潜伏期明显延长。

阿　胶
(《神农本草经》)

【别名】傅致胶、盆覆胶、驴皮胶、东阿胶、阿胶珠等。

【来源】本品为马科动物驴 *Equus asinus* L. 的干燥皮或鲜皮经煎煮、浓缩制成的固体胶。主产于山东省东阿县。

【性味归经】甘,平。归肺、肝、肾经。

【功效】补血滋阴,润燥,止血。

【主治】①血虚,贫血,心悸,肌痿无力;②燥咳,咯血,吐血,便血;③妇女月经不调,先兆流产,崩漏。

【原文记载】"汲东阿井水,(东阿县属山东兖州府,井在城北。)用纯黑驴皮。(诸胶多系牛皮熬成,惟此用驴皮耳。)鹿角一片后加,文火渐进熬就。设官监禁,最难得真。凡觅拯疴,不可不试。真者质脆(音翠)易断,明澈如水;假者质软难敲,枯黯似墨。制之宜锉薄片,蛤粉和炒成珠。入剂不煎,研末调化。(药煎熟时,倾净渣滓,将末投内,自然烊化。)使山药,畏大黄。入太阴肺经,及肝肾二脏。风淫木旺,遍疼延肢体能驱;火盛金虚,久咳唾脓血即补。养血止吐衄崩带,益气扶羸瘦劳伤。"(《本草蒙筌·兽部·阿胶》)

【释义】李时珍谓:"大抵古方所用多是牛皮,后世乃贵为驴皮。……当似黄透如琥珀色,或光黑如瑿漆者为真。真着不作皮臭。夏月亦不湿软。"牛皮所造系黄明胶,常作阿胶伪品,其补血之功远不及阿胶,由此临床需明辨二者。陈氏指出炮制时需先将阿胶切成薄片,再加入蛤粉炒成珠状,内无溏心时取出,筛去蛤粉放凉使用。《证类本草》指出:"凡胶,俱能疗风止泄补虚,驴皮胶主风为最。"故能驱散遍身疼痛。《雷公炮制药性解》指出:"阿胶用黑驴皮造成,黑属水,专入肾,能克火,盖以制热则生风之义,故宜入肝。且火得制,则金亦无侵,故又宜入肺。"

【炮制方法】

1. 阿胶　取阿胶捣成碎块;或置文火上烘软,趁热切成 1cm 左右的丁块。

阿胶块,置文火上烘软,趁热切成小丁块。

2. 蛤粉炒阿胶　取蛤粉适量置热锅内,用中火加热炒至灵活状态时,投入阿胶丁,不断翻动,炒至鼓起呈类圆球形,内无溏心时取出,筛去蛤粉,放凉。

每 100kg 阿胶丁,用蛤粉 30~50kg。

3. 蒲黄炒阿胶　将蒲黄适量置热锅内,用中火加热炒至稍微变色,投入阿胶丁,不断翻动,炒至鼓起呈类圆球形,内无溏心时取出,筛去蒲黄,放凉。

【炮制作用】

1. 阿胶　长于滋阴补血。

2. 蛤粉炒阿胶　蛤粉炒后降低了滋腻之性,同时也矫正了不良气味,善于益肺润燥。

3. 蒲黄炒阿胶　以止血安络力强。

【临方应用】

1. 阿胶

方名:三肾丸(《全国中药成药处方集》)。

组成:鹿肾、驴肾、狗肾、生黄芪、人参(去芦)、当归、熟地黄、龟板(醋制)、茯苓(去皮)、枸杞子、生于术、生阿胶、山茱萸肉(酒蒸)、制附子、淫羊藿(羊油炒)、蒺藜(盐炒)、故纸(盐炒)、菟丝子、鱼鳔(滑石烫)、杜仲炭(盐炒)、鹿茸(去毛)、肉桂(去粗皮)。

功用:补肾壮阳,益精养血。

主治:治肾阳不足,精血亏损,腰腿酸痛,肾囊湿冷,身体衰弱,倦怠少食。

2. 蛤粉炒阿胶

方名:补肺散(《医宗金鉴》)。

组成:白茯苓、阿胶(蛤粉炒)、糯米、马兜铃、炙甘草、杏仁(炒,去皮尖)。

功用:补肺理气。

主治:肺气不足。

3. 蒲黄炒阿胶

方名:玉环丸(《重庆堂随笔》)。

组成:生地黄(切碎同姜炒,去姜)、丹参(去头尾,酒洗炒)、全当归(醋炒)、阿胶(蒲黄炒)、四制香附、赤芍药(酒炒)、川芎(童便炒)、陈皮绒(鸡子二枚同煮,水干炒黑)。

功用:补血固胎。

主治:妊娠堕胎。

【新安医案】

溪亭子室,妊已七月,梦见亡过祖母,挥拳背打一下,惊醒即觉胎动不安,血已下，大小便皆急，腰与小腹胀疼者五日，此亦事之奇也。迓予为治。两寸脉俱短弱，此上焦元气大虚，当骤补之。人参、阿胶、黄芪、白术各二钱，当归、白芍、条芩、杜仲各一钱，砂仁、香附各五分，苎根嫩皮三钱，葱白六钱。一剂而血止，两剂诸症悉除，而神渐安。四帖后，减去苎根、葱白，调理旬日。足月而产一女。（《孙文垣医案》）

【现代研究】

现代研究表明，阿胶具有止血、补血、抑瘤增效、提高免疫力等作用。其作用主要是由阿胶所含的大量的蛋白质、氨基酸和人体必需的微量元素共同协调完成的。研究表明，阿胶经蛤粉炒之后，使其不良气味得以矫正，还去除了其原本的滋腻之性；阿胶经蒲黄粉炒制之后，不但降低了对脾胃消化功能的不良影响，还增强了其止血安络的作用。

鹿　茸
（《神农本草经》）

【别名】斑龙珠、花鹿茸、黄毛茸、马鹿茸等。

【来源】本品为鹿科动物梅花鹿 *Cervus nippon* Temminck 或马鹿 *Cervus elaphus* Linnaeus 的雄鹿未骨化密生茸毛的幼角。前者习称"花鹿茸"，后者习称"马鹿茸"。夏、秋二季锯取鹿茸，经加工后，阴干或烘干。以质嫩、油润者为佳。切薄片或研成细粉用。主产于吉林、辽宁、黑龙江。

【性味归经】甘、咸，温。归肾、肝经。

【功效】补肾阳，益精血，强筋骨，调冲任，托疮毒。

【主治】①肾阳不足，精血亏虚，阳痿遗精，宫冷不孕，羸瘦，神疲，畏寒，眩晕，耳鸣耳聋；②肾虚腰脊冷痛，筋骨痿软；③冲任虚寒，崩漏带下；④阴疽内陷不起，疮疡久溃不敛。

【原文记载】"山林俱各有生，捕获亦堪驯养。小者名鹿，大者名麋。茸欲取待角将生时，绳先系致血不耗散。阴干多臭，火干才宜。小若紫茄，（名茄茸。）恐血气嫩未全具；坚如朽木，是气血反老衰残。（二者俱不足为美药也。）必得如琥珀红润者为佳，仍择以马鞍岐矮者益善。见勿嗅气，（茸中有小白虫，防入鼻也。）制急燎毛。（烈焰中急燎之，防伤茸也。）破开涂真酥油，炙脆候黄褐色。入剂研细,任合散丸。益气滋阴,扶肢体赢瘦立效;强志坚齿,止腰膝酸痛殊功。破留血隐隐作疼,逐虚劳洒洒如疟。治女人崩中漏血,疗小儿寒热惊痫。塞溺血泄精,散石淋痈肿。骨热可退,疰养能驱。"(《本草蒙筌·兽部·鹿茸》)

【释义】《本草衍义》指出:"茸最难得不破及不出却血者,盖其力尽在血中。"故陈氏取鹿茸时强调当先用绳系住防止血不耗散。陈氏指出琥珀红润的鹿茸品质最佳,炮制前先将鹿茸上的绒毛燎去,然后涂上酥油,待炙脆黄褐色即可研细使用。鹿的独特的生理特性决定了其禀纯阳、可生发的特性,成年雄鹿每年四至八月生茸,九月停止生长,茸皮脱落,骨化,次年春天自行凋落再生新茸。《神农本草经疏》言:"鹿茸禀纯阳之质,含生发之气,故其味甘气温。"诸角或咸或苦,唯鹿茸味甘,其功效不同于犀角、羚羊角之类,可专补下元真阳。

【炮制方法】

1. 鹿茸片　取鹿茸,燎去茸毛,刮净,以布带缠绕茸体,自锯口面小孔灌入热白酒,并不断添酒,至润透或灌酒稍蒸,横切薄片,压平,干燥。

2. 鹿茸粉　取鹿茸,燎去茸毛,刮净,劈成碎块,研成细粉。

【炮制作用】

1. 鹿茸片　具有补肾阳,益精血,强筋骨,调冲任,托疮毒的功能。灌酒处理可以矫臭、防腐、杀虫,利于服用和贮藏,便于软化。

2. 鹿茸粉　取鹿茸,燎去茸毛,刮净,劈成碎块,研成细粉。

【临方应用】

1. 鹿茸片

方名:参茸汤(《温病条辨》)。

组成:人参、鹿茸、附子、当归、茴香、菟丝子、杜仲。

功用:滋阴扶阳,温补奇经。

主治:痢久阴阳两伤,由脏腑伤及奇经,少腹及肛门下坠,腰胯脊髀酸痛,以及妇人有寒湿而体虚赢,天癸不应期者。

2. 鹿茸粉

方名:扶阳汤(《温病条辨》)。

组成:鹿茸(生,锉末,先用黄酒煎透)、熟附子、人参、粗桂枝、当归、蜀漆(炒黑)。

功用:益气补血,扶阳祛寒。

主治:少阴三疟,久而不愈,气血两虚,形寒嗜卧,发时不渴,舌淡,脉微。

【新安医案】

前患痹风,调治小愈。案牍劳形,元虚未复,腰膂虽能转侧,足膝尚觉软弱,肝肾真元下亏,八脉不司约束。参、芪、归、地,仅可益其气血,未能通及八脉。古人治奇经精髓之伤,佥用血肉有情,岂诸草木根茎,可同日而语。推之腰为肾府,膝为筋府,转摇不能,行则振掉,不求自强功夫,恐难弥缝其阙。恬澹虚无,御神持满。庶几松柏之姿,老而益劲也。拟河车、鹿茸、虎胫骨、虎膝骨、牛骨髓、猪骨髓、羊骨髓、阿胶、海参之属。(《杏轩医案》)

【现代研究】

现代研究表明,鹿茸主要含有蛋白多肽类化合物、甾体类化合物以及多胺类化合物,具有保护修复血管内皮、促进骨细胞增殖、抗关节炎、抗肝纤维化、抗氧化、抗疲劳以及抗衰老等作用。王燕华等以多糖、粗蛋白、氨基酸、脂肪酸、矿质元素、生物胺、核苷类成分为评价指标,对参照药典方法炮制而成的鹿茸粉与鹿茸片进行对比分析,结果发现"鹿茸片"中的多糖、粗蛋白、氨基酸、核苷类成分比"鹿茸粉"有所减少,尤以多糖、核苷类成分最为显著。鹿茸的水溶性浸出物中,含有大量胶质,其无机成分为钙、磷、镁等,因此服用鹿茸粉的临床疗效可能优于鹿茸片。

蛤　蚧
(《雷公炮炙论》)

【别名】蛤解、哈蟹、仙蟾、蚧蛇、大壁虎等。

【来源】本品为壁虎科动物蛤蚧 *Gekko gecko* Linnaeus 的干燥体。全年均可捕捉,除去内脏,拭净,用竹片撑开,使全体扁平顺直,低温干燥。主产于广西、广东,进口蛤蚧主产于越南。

【性味归经】咸,平。归肺、肾经。

【功效】补肺益肾,纳气定喘,助阳益精。

【主治】①虚喘气促;②劳嗽咳血;③阳痿遗精。

【原文记载】"岭南山中有,城墙树底多。首类虾蟆,背如蚕子。尾长身短,颜色土黄。一雌一雄,自以名唤。行走无异蝘蜓,时常护惜尾稍。见欲取之,辄自啮断。采须全具,入药方灵。制宗雷公,去头足鳞鬣;雌雄并用,以酥炙研成。倘或鬻诸市家,务预口含少许。奔走百步,不喘方真。主肺虚声咳无休,治肺痿血咯不已。传尸劳疰悉逐,着体邪魅咸祛。仍通月经,更利水道。"(《本草蒙筌·虫鱼部·蛤蚧》)

【释义】壁虎、蜥蜴等动物在遇到危险时会断尾保护自己,但采集时"须存其尾,则用之力全故也(《证类本草》)"。蛤蚧入药用雌雄一对,炮制时常常去蛤蚧头、足,尤其是眼及甲上、尾上、腹上肉毛,因其具有一定的毒性且不易粉碎。蛤蚧有纳气定喘之力强,鉴别其真伪常"含蛤蚧少许,奔走百步,不喘方真"。蛤蚧得金水之气,属阴,能补水之上源,亦可养肾益精。

【炮制方法】

1. 蛤蚧　取原药材,除去竹片,洗净,除去头(齐眼处切除)、足、鳞片,切成小块,干燥。

2. 酒蛤蚧　取蛤蚧块,用黄酒拌匀,闷润,待酒被吸尽后,烘干或置炒制容器内,用文火炒干或置钢丝筛上,用文火烤热,喷适量黄酒,再置火上酥制,如此反复多次,至松脆为度,放凉。

每 100kg 蛤蚧块,用黄酒 20kg。

3. 油酥蛤蚧　取蛤蚧,涂以麻油,用无烟火烤至稍黄质脆,除去头爪及鳞片,切成小块。

【炮制作用】

1. 蛤蚧　以补脾益肺,纳气定喘为主。

2. 酒蛤蚧　酒炙后质酥易脆,便于粉碎和服用,增强补肾壮阳的作用。

3. 油酥蛤蚧　与生品功用相同,酥制后易于粉碎,腥气减少,其功效以补肺益精、纳气定喘见长。

【临方应用】

1. 蛤蚧

方名:蛤蚧定喘丸(《全国中药成药处方集》)。

组成:生薏仁、鳖甲(醋制)、黄芩、杏仁(去皮,炒)、甘草、麦冬、生紫菀、百合、麻黄、黄连、炒苏子、生石膏、煅石膏、蛤蚧(用尾)。

功用:滋阴清肺,止嗽定喘。

主治:主虚劳久嗽,年老哮喘,气短作烧,季节举发,胸满郁闷,自汗盗汗,不思饮食。

2. 酒蛤蚧

方名:蛤蚧汤(《圣济总录》)。

组成:蛤蚧(酒浸,酥炙)、知母(焙)、贝母(炮)、鹿角胶(炙令燥)、甘草(炙,锉)、杏仁(汤浸,去皮、尖,双仁,炒)、人参、葛根(锉)、桑根白皮(炙,

锉)、枇杷叶(去毛,炙)。

功用:纳气平喘,助阳益精。

主治:咳嗽,咯吐脓血。

3. 油酥蛤蚧

方名:牛黄丸方。

组成:牛黄、人参、赤茯苓(去黑皮)、蛤蚧酥(炙)、诃黎勒(皮)、杏仁(汤浸去皮尖双仁炒别研)、甘草。

功用:润心肺,止咳嗽,解风热。

主治:热咳。

【新安医案】

陈,吴江。呼出属肺,吸入属肾。肾气有伤,摄纳无力;肺苦气逆,咳嗽喘急不能安枕矣。腰酸形瘦,脉濡弦,寐觉汗泄。肺为气出入之道,其本在肾,其末在肺。纳下为主,复以宣上。但宜节欲,远房帏为要,否则难治。鹅管石、淮牛膝、白茯苓、款冬花、远志肉、海蛤粉、御米壳、银杏肉、冬虫草、法半夏、蒸百部、蛤蚧尾(剥鳞,研冲)。(《王仲奇医案》)

【现代研究】

现代研究表明,中药蛤蚧的化学成分主要有氨基酸、脂类、微量元素等,其药理作用为平喘、免疫调节抗肿瘤、性激素样作用及保肝等,具有补肺益肾、纳气定喘、助阳益精等作用。龚千锋等通过对蛤蚧氨基酸的测定,发现炮制后的蛤蚧氨基酸含量高。此外蛤蚧所含丰富的 Zn、Fe、Mg、Ca 等元素均与中医"肾"关系密切,测定结果显示蛤蚧尾 Zn、Fe 含量最高,头部 Ca 含量高。黄馨慧等的研究发现,蛤蚧不同炮制品能明显降低小鼠游泳后血清乳酸含量($P<0.01$),能明显升高肝糖原含量($P<0.05$),蛤蚧不同炮制品在一定程度上具有缓解疲劳的作用。

龟 甲
(《神农本草经》)

【别名】神屋、龟壳、败龟甲、败龟、龟筒、龟下甲、龟版、龟底甲、龟腹甲、拖泥板、元武版、坎版、乌龟壳、龟板等。

【来源】本品为龟科动物乌龟 *Chinemys reevesii*（Gray）的背甲及腹甲。全年均可捕捉，以秋、冬二季为多，捕捉后杀死，或用沸水烫死，剥取背甲及腹甲，除去残肉，晒干。

【性味归经】咸、甘，微寒。归肝、肾、心经。

【功效】滋阴潜阳，益肾强骨，养血补心，固经止崩。

【主治】①阴虚潮热，骨蒸盗汗，头晕目眩，虚风内动；②筋骨痿软；③心虚健忘；④崩漏经多。

【原文记载】"深泽阴山，处处俱有。得神龟甲版为上，（神龟产水中，底甲当心前一处四方透明，如琥珀色者是也。）分阴阳取用才灵。（头方、壳圆、脚短者为阳龟，形长、头尖、脚长者为阴龟。阴人用阳，阳人用阴，今医不复分别。）杀死煮脱者力微，自死肉败者力猛。只取底版，悉去傍弦。精制择真酥油，或用猪脂醇酒。旋涂旋炙，直待脆黄。杵细末作丸，十二月忌食。（犯则损命。）畏狗胆，恶沙参。专补阴衰，借性气引达诸药；善滋肾损，仗功力复足真元。漏下崩带并驱，癥瘕痎疟咸却。伤寒劳复，或肌体寒热欲死者殊功，腰背酸痛，及手足重弱难举者易效。治小儿囟门不合，理女子湿痒阴疮。逐瘀血积凝，续筋骨断绝。"（《本草蒙筌·虫鱼部·龟甲》）

【释义】关于龟甲的使用，李时珍曰："古者上下甲皆用之，至《日华》始用龟版，而后人遂主之矣"。《本草详节》指出："夫龟属阴，而板乃阴中之至阴，大有补肾之功。"故龟版滋阴补肾的功效可能更强，陈氏亦推崇龟版的使用，且强调龟需分阴阳而用。龟乃阴中至阴之物，禀北方之气而生，故能补阴、治血、治劳也。此外龟运任脉，会督脉于巅，故亦可治疗小儿囟门不合。古籍中记载的龟甲炮制方法较多，如酒炙、醋炙、猪脂炙、烧灰，临床根据不同的炮制目的选择使用，酥油、猪脂醇酒可以在一定程度上加快炮制速度，将龟甲炮制脆黄捣碎，便于临床使用。2020 版《中华人民共和国药典》仅收录醋制一种。

【炮制方法】

1. 龟甲　取原药材，置蒸锅内，沸水蒸 45 分钟，取出，放入热水中，立即用硬刷除净皮肉，洗净，晒干。或取原药材用清水浸泡，不换水，使皮肉筋膜腐烂，与甲骨容易分离时取出，用清水洗净，日晒夜露至无臭味，晒干。

2. 醋龟甲　取砂置炒制容器内，用武火加热至滑利状态，容易翻动时，投入大小分档的净龟甲，炒至表面淡黄色，质酥脆时，取出，筛去砂子，立即投入醋中淬之，捞出，干燥，用时捣碎。

每 100kg 龟甲，用醋 20kg。

【炮制作用】

1. 龟甲　质地坚硬,有腥气,功善滋阴潜阳,用于肝风内动、肝阳上亢。

2. 醋龟甲　质变酥脆,易于粉碎,利于煎出有效成分,并能矫臭矫味。制龟甲以补肾健骨、滋阴止血力胜,常用于劳热咯血,脚膝痿弱,潮热盗汗,痔疮肿痛。

【临方应用】

1. 龟甲

方名:龟板丸(《妇科玉尺》)。

组成:龟板(醋炙)、条芩、白芍、椿根皮、黄柏(蜜炙)。

功用:滋阴凉血,清热调经。

主治:阴虚火旺,经水过多不止,平日瘦弱,常发热者。

2. 醋龟甲

方名:龟甲散(《龟甲散》)。

组成:龟甲(涂醋炙令黄)、蛇蜕皮(烧灰)、露蜂房(微炒)、麝香(研入)、猪后悬蹄甲(炙令微黄)。

功用:清热解毒,消肿散结。

主治:治五痔,结硬焮痛不止。

【新安医案】

周妇。月经前后不一,期前腹胀而痛,头眩,食入辄作腹痛,五六年来不得孕育。肝虚化燥,渐至肺胃液亏,冲少化源,因是不能布泽下行。古来经迟属寒,经促属热之治,往往不验,皆由未明血虚化燥之理,湿热酿患亦恒有之,以余前论血色辨之。食入腹痛,古谓食积更非,因肠胃干涩,一时难以运布,此症多燥少湿,润燥稍佐淡渗。南沙参、玉竹、苡仁、麦冬、薤白、龟版、鳖甲、桑叶、通草、梨汁。数服后,去玉竹,加当归尾,诸恙均愈。食入腹痛,梨汁极妙,梨者,利也,取其通利而善润,燥家必需之品,酸者不可用。(《婺源余先生医案》)

【现代研究】

现代研究表明,龟甲主要含有胶原蛋白、氨基酸以及各种无机元素,具有增强免疫、促进发育、延缓衰老等功效。李明善以蛋白质含量为主要观察指标,发现炮制后龟甲的蛋白质含量明显增高。龙小艳等研究表明,龟甲饮片中含有 As、Pb 等有害重金属元素,存在一定的风险,而龟甲胶中有害元素含量较龟甲更低,其安全性较龟甲高。因此,建议龟甲饮片临床应用时,滋阴为主宜水煎服,或使用龟甲胶,其他宜粉碎(研末)冲服为宜。

鳖 甲

（《神农本草经》）

【别名】上甲、鳖壳、甲鱼壳、团鱼壳、团鱼盖、团鱼甲、鳖盖子等。

【来源】本品为鳖科动物鳖 *Trionyx sinensis* Wiegmann 的背甲。全年均可捕捉，以秋、冬二季为多，捕捉后杀死，置沸水中烫至背甲上的硬皮能剥落时，取出，剥取背甲，除去残肉，晒干。主产于湖南、湖北、浙江、江苏、安徽。

【性味归经】咸，微寒。归肝、肾经。

【功效】滋阴潜阳，退热除蒸，软坚散结。

【主治】①阴虚发热，劳热骨蒸，虚风内动；②经闭、癥瘕；③久疟、疟母。

【原文记载】"深潭生，岳州（属湖广）胜。池塘亦蓄，守鱼不飞。色绿七两为佳，（大者有毒，杀人）裙多九肋益妙。煮脱效少，生剔性全。制宗雷公，去裙并助。治劳热渍童便，摩坚积渍酽醋。周昼夜文火炙脆，入石臼杵细成霜。所恶须知，理石、矾石。散痃癖癥瘕，及息肉阴蚀痔疽；除劳瘦骨蒸，并温疟往来寒热。愈肠痈消肿，下瘀血堕胎。"（《本草蒙筌·虫鱼部·鳖甲》）

【释义】鳖甲之名的由来，李时珍记载"鳖行蹩躄（笨拙之态），故谓之鳖"，又载"水居陆生，穿脊连胁，与龟同类。四缘有肉裙，故曰龟，甲里肉；鳖，肉里甲"。即临床需与龟鉴别。陈氏强调鳖的基原，指出在岳州深潭生长，且"色绿七两""裙多九肋"者为佳。鳖甲的炮制方法由临床使用而定。如童便是滋阴降火妙品，血证要药，渍童便可加强退热除蒸的功效；鳖甲为厥阴肝经血分之药，酽醋制增强药物入肝消积的作用。2020 版《中华人民共和国药典》仅收录醋制一种。

【炮制方法】

1. 鳖甲　取原药材，置蒸锅内，沸水蒸 45 分钟，取出，放入热水中，立即用硬刷除去皮肉，洗净，干燥。或取原药材用清水浸泡，不换水，至皮肉筋膜与甲骨容易分离时取出背甲，洗净，日晒夜露至无臭味，干燥。

2. 醋鳖甲　取砂置炒制容器内，用武火加热至滑利状态，容易翻动时，投入大小分档的净鳖甲,炒至外表淡黄色,质酥脆时,取出,筛去砂,趁热投入醋液中稍浸,捞出,干燥,用时捣碎。

每100kg鳖甲,用醋20kg。

【炮制作用】

1. 鳖甲　生品以滋阴清热,潜阳息风为主。

2. 醋鳖甲　砂炒醋淬后以增强药物入肝消积的作用,以软坚散结为主,且醋淬后质地酥脆,易于粉碎及煎出有效成分,并能矫臭矫味。

【临方应用】

1. 鳖甲

方名:青蒿鳖甲汤(《温病条辨》)。

组成:青蒿、鳖甲、细生地黄、知母、牡丹皮。

功用:养阴透热。

主治:治温病后期,热邪深伏阴分,夜热早凉,热退无汗,能食消瘦,舌红少苔,脉细数。

2. 醋鳖甲

方名:久疟全消丸(《部颁标准》)。

组成:威灵仙、醋莪术、炒麦芽、生首乌、金毛狗脊、青蒿子、黄丹、穿山甲(水煮,切细,炒成珠)、醋鳖甲。

功用:除久疟。

主治:久疟,处暑后,冬至前,或间日,或非时,缠绵日久;并治疟母。

【新安医案】

金妇。先因燥邪,热不能解,前医屡进清攻,遂致颈肿发狂,昼夜谵语不休,诊脉实大,面色枯黄。阴虐燥火留踞上焦,反复不解,传入心包,以致神昏志乱,壅不能降,故上肿欲溃,大剂救阴清燥。大熟地、北沙参、甘枸杞、当归、麦冬、枣仁、龟板、鳖甲、玉竹。一帖遂得神精安寐,颈旁肿块外溃流脓,数进均愈。因误食山楂复狂,山楂能耗阴破气也。今时痘科,往往用两许,日日频投,以图发痘疏壅,故多无浆不救。此因建中教偏之未体究,乃致流毒至今也。仍用前法全瘳。今年失于调补善后,饮食不节,腹肿而痛,小便混浊有沫,脉沉涩微数,乃是中虚木强,春令温热乘虚侵袭,曾用苓、术佐苦辛已效,因急图病痊,易医误进攻泻,遂致腹大食少,复求余治。进柔肝培土,佐苦辛宣湿清热。西党参、块苓、冬瓜子、鳖甲、制半夏、桂枝、川黄连、姜汁炒芦根。(《婺源余先生医案》)

【现代研究】

现代研究表明,鳖甲主要含有氨基酸、多糖以及各种微量元素,具有免疫调节、抗肿瘤、预防辐射损伤、抗疲劳、抗突变、抗肝纤维化、补血以及增加骨密度等药理作用。施婧妮等比较研究了鳖甲炮制前后抗肝纤维化有效物质部位的 HPCE 指纹图谱，发现鳖甲醋制前后的化学成分和含量存在较大差异，鳖甲醋制品的指纹峰明显多于生鳖甲，从中指认了炮制后新产生的活性五肽"HGRFG"指纹峰，且其色谱图中与生鳖甲对应的活性组分 Bj4 占总峰面积升高了 4 倍多。阐释了鳖甲醋制品抗肝纤维化作用优于生品。方达任等炮制后较炮制前微量元素增加，其中以 Zn、Fe、Se 的含量增加明显，这几种微量元素的量与鳖甲补阴作用与有关的理论相一致。

牡　蛎
《神农本草经》

【别名】蛎蛤、古贲、左顾牡蛎、牡蛤、蛎房、蚝山、蚝莆、左壳、蚝壳、海蛎子壳、海蛎子皮等。

【来源】本品为牡蛎科动物长牡蛎 *Ostrea gigas* Thunberg、大连湾牡蛎 *Ostrea talienwhanensis* Crosse 或近江牡蛎 *Ostrea rivularis* Gould 的贝壳。全年均可捕捞，去肉，洗净，晒干。以质坚硬、内面光洁、色白者为佳。生用或煅用，用时打碎。主产于广东、福建、浙江、江苏、山东。

【性味归经】咸，微寒。归肝、胆、肾经。

【功效】潜阳补阴，重镇安神，软坚散结；煅牡蛎收敛固涩，制酸止痛。

【主治】①肝阳上亢，眩晕耳鸣；②心神不宁，惊悸失眠；③瘰疬痰核，癥瘕痞块；④自汗盗汗，遗精滑精，崩漏带下；⑤胃痛吞酸。

【原文记载】"系咸水结成，居海旁不动。（天生万物皆有牝牡，惟蛎是咸水结成块，然不动阴阳之道何从而生？经言牡者，非指为雄，正犹牡丹之牡同一义也。）小乃魂礧，大则崚岩。（始生不如拳石，四面渐长，二三丈者如山崚岩。）口向上如房相连，肉藏中随房渐长。（每一房有蚝肉一块，肉之大小随房渐长。）海潮辄至，房口悉开。涌入小虫，合以克腹。海人欲取其肉，凿房火迫得之。（以锥凿房，用烈火迫开，方得挑取其肉。）入药拯疴，除甲并口。采胐胐如粉之处，得左顾大者尤良。（左顾之说诸注不同。一云：取蛎向南视之，口斜向东者是。一云：头尖者是。俱无证据，惟大者为上。）火煅微红，杵罗细末。

宜蛇床、牛膝、甘远(甘草、远志),恶吴茱、麻黄、辛夷。入少阴肾经,以贝母为使。能软积癖,总因味咸。茶清引消结核疝,柴胡引去胁下硬。同大黄泻热,焮肿即平;同熟节益精,尿遗可禁。麻黄根共作散,敛阴汗如神;川杜仲共煎汤,固盗汗立效。髓疽日深嗜卧,泽泻和剂频调。又单末蜜丸水吞,令面光时气不染。摩宿血,消老痰。闭塞鬼交精遗,收涩气虚带下。"(《本草蒙筌·虫鱼部·牡蛎》)

【释义】关于牡蛎之名,说法不一。多认为"左顾者是雄,故名牡蛎;右顾则牝蛎尔",亦有说法认为牡蛎"其壳只有一片,而无对偶,故为之牡"。现代学者王德群教授则认为:"牡蛎附着于海滨岩石而生,累累堆积如丘,丘陵为牡,溪谷为牝。"其炮制主要选取色泽亮粉者,火煅至微红碾碎研末即成。牡蛎得海气结成,其味咸平,有软坚散结、收敛固涩等功效。

【炮制方法】

1. 牡蛎　取原药材,洗净,晒干,碾碎。

2. 煅牡蛎　取净牡蛎,置耐火容器内或无烟炉火上,用武火加热,煅至酥脆时取出,放凉,碾碎。

【炮制作用】

1. 牡蛎　具有重镇安神、潜阳补阴、软坚散结的功能。

2. 煅牡蛎　质地酥脆,易于粉碎,利于有效成分的溶出,增强了收敛固涩作用。

【临方应用】

1. 牡蛎

方名:桂枝加龙骨牡蛎汤(《伤寒论》)。

组成:桂枝、芍药、生姜、甘草、大枣、牡蛎、龙骨。

功用:调和营卫,滋阴和阳,镇纳固摄。

主治:虚劳心悸,易惊,汗多,男子失精,女子梦交或遗溺,舌质淡润,脉虚大或芤迟。

2. 煅牡蛎

方名:桂枝去芍药加蜀漆牡蛎龙骨救逆汤(《伤寒论》)。

组成:桂枝、蜀漆、煅牡蛎、龙骨、炙甘草、大枣。

功用:通阳、镇惊、安神。

主治:心阳虚损,症见心悸、惊狂、卧起不安等。

【新安医案】

郑妇年近三旬,质亏多郁,证患头痛,上及巅顶,下连齿颊。医称太阳风邪,药用羌、防、芎、芷,痛剧而厥,呕吐不食,经脉动惕。予曰:"此肝风也。经云：'诸风掉眩，皆属于肝'。下虚上实，为厥巅疾，究由水虚不能涵木，怒木生风，勃勃欲动，误投温散，益助其威，鼓舞鸱张，渐变痉厥，诚可虑耳。"方用地黄汤，加菊花、钩藤、白芍、甘草，数服稍应。思阳但上冒，阴不下吸，熄风务用咸寒，潜阳必须介类。方加阿胶、鸡子黄、牡蛎、龟板，取用磁石为引，使其吸引肝肾之气归原，服之病释。(《杏轩医案》)

【现代研究】

研究表明，牡蛎的主要化学成分有牛磺酸、糖原、氨基酸、多糖、低分子活性肽等，具有抗氧化、抗肿瘤、降血糖作用以及免疫调节等药理作用。铁步荣对生品和煅品进行了微量元素含量的测定对比，发现煅制后微量元素的含量都有不同程度的增高，其中以 K、Al、P 较为显著。此外铁步荣指出微量的内服 Ag 有安神、镇惊的作用，然而在炮制前后 Ag 的含量没有发生变化，指出 Ag 与牡蛎镇静安神的功效之间的联系需要进一步研究。施枝江等通过比较牡蛎炮制前后的 $CaCO_3$ 含量，发现生牡蛎平均值含量为 93.6%($n=17$)，煅牡蛎平均值含量为 98.3%($n=10$)，牡蛎与煅牡蛎之间的差异明显，说明与传统的炮制机制一致，煅后有效成分更容易溶出。

瓦 楞 子
(《本草备要》)

【别名】蚶壳、瓦屋子、瓦垄子、蚶子壳、花蚬壳、瓦垄蛤皮、血蛤皮、毛蚶皮等。

【来源】本品为蚶科动物毛蚶 *Area subcrenata* Lischke、泥蚶 *Area granosa* Linnaeus 或魁蚶 *Area inflata* Reeve 的贝壳。秋、冬至次年春捕捞，洗净，置沸水中略煮，去肉，干燥。以放射肋线明显者为佳。碾碎，生用或煅用。主产于山东、浙江、福建、广东。

【性味归经】咸，平。归肺、胃、肝经。

【功效】消痰化瘀，软坚散结，制酸止痛。

【主治】①顽痰胶结，黏稠难咯；②瘿瘤，瘰疬；③癥瘕痞块；④胃痛泛酸。

【原文记载】"生海水中，即蚶子壳。状类瓦屋，故名瓦垄。大如人拳者力优，小若栗子者力少。火煅淬酽醋三度，研细筛密绢两遭。务赛粉霜，才入药剂。消妇人血块立效,虽癥瘕并消;逐男子痰癖殊功,凡积聚悉逐。肉藏壳内,为世所珍。醒酒固宜,却病亦用。主心腹冷气,治腰脊冷风。益血驻颜,健胃消食。"(《本草蒙筌·虫鱼部·瓦垄子》)

【释义】瓦楞子,生于海中,味咸,咸能软坚散结,而形态大如人拳者散结之力更强,故瓦垄子力主消血块、散痰积。醋性味酸苦温,主入肝经血分,具有收敛、散瘀止痛等作用,瓦楞子用醋煅炙数次,可增强其功效,研末并用绢丝布细筛两次以便于服用。《本经逢原》指出:"蚶肉仅供食品,虽有温中健胃之功,方药曾未之及。其壳煅灰,则有消血块,散痰积,治积年胃脘瘀血疼痛之功。"

【炮制方法】

1. 瓦楞子 取原药材,洗净,捞出,干燥,碾碎或研粉。

2. 煅瓦楞子 取净瓦楞子,置耐火容器内,武火加热,煅至酥脆,取出放凉,碾碎或研粉。

【炮制作用】

1. 瓦楞子 具有消痰化瘀,软坚散结,制酸止痛的功能。瓦楞子偏于消痰化瘀,软坚散结。

2. 煅瓦楞子 制酸止痛力强,用于胃痛泛酸。且煅后质地酥脆,便于粉碎入药。

【临方应用】

1. 瓦楞子

方名:安东散(《医方挈度》)。

组成:苏罗子、瓦楞子、蛤壳、香橼。

功用:疏肝和胃。

主治:主肝胃不和,胃脘作痛。

2. 煅瓦楞子

方名:瓦楞子丸(《女科指掌》)。

组成:瓦垄子(煅红色,醋淬七次)、香附、桃仁、牡丹皮、川芎、川大黄、当归、红花。

功用:活血化瘀,软坚散结。

主治:治临经阵痛血不行,按之硬满,属实痛者。

【新安医案】

张某某,男,52岁。1980年11月27日。感冒之后,胸脘之间常觉胀闷不舒,并觉隐痛、灼热,已经半月,食欲不启,哕且欲呕,大便欠爽,面肢微浮,脉细弦。姑以通阳和胃为治。薤白、全栝楼、法半夏、炒陈枳壳、泡吴萸、川黄连

（前二味同杵）、娑罗子、煅瓦楞子、佛手柑、甘松、煨川楝子、炒五灵脂、苏梗。（《王任之医案》）

【现代研究】

现代研究表明,瓦楞子主要含碳酸钙、磷酸钙等物质,而煅瓦楞子主要含氧化钙。马爱华等考察了粉碎度、煎煮用量、煎煮时间、煎煮次数对瓦楞子煎出率的影响,研究结果表明瓦楞子的最大用量以 16~20g 为宜,煎煮时间以 60 分钟为佳,煎煮数以 3 次为宜。由于瓦楞子中的钙离子易被机体吸收,其作为促凝血剂,可增强止血作用。方皓等通过对研究瓦楞子及不同炮制品对无水乙醇诱导大鼠急性胃溃疡的影响及其可能机制,发现煅瓦楞子制酸止痛的疗效高于生品。

白　贝

（《神农本草经》）

【别名】贝子,白贝齿等。

【来源】本品为宝贝科动物货贝 *Monetaria moneta*（Linnaeus）、环纹货贝 *Monetaria annulus*（Linnaeus）的贝壳。5~7 月间于海边捞取,除去肉,洗净晒干。主产于海南岛、西沙群岛等地。

【性味归经】咸,平。入肝经。

【功效】清热利尿,明目退翳。

【主治】①伤寒热狂,目翳;②水气浮肿,小便不通;③淋痛溺血,鼻渊脓血;④痢疾。

【原文记载】"一名贝齿,亦产海涯。皆紫黑蜗壳略同,腹洁白鱼齿近似。画者每用研纸,婴儿常带压惊。（俗又呼压惊螺。）上古珍之,以为宝货,故贿赂贡赋赏赐。凡属于货者,字皆从贝,意有在矣。至今云南犹作钱用,盖亦不违古也。医家入药,制法须知,醋蜜等分,和蒸清酒,淘净研末。解肌散结热,利水消肿浮。去男妇赤目生翳无休,点上即愈;除孩子疳蚀吐乳不止,服下立安。鬼疰善驱,蛊毒并解。"（《本草蒙筌·虫鱼部·贝子》）

【释义】"贝"为象形字,象海贝之形,古为钱币。贝腹下洁白,有刻如鱼齿,故名为贝齿。贝壳生品质地细密坚硬,其成分难于煎出,故需要一定的修治。原文中的炮制方法出自《雷公炮炙论》,即等分醋、蜜混合于清酒上蒸,淘干净后研末,目前临床将其简化为煅制。软体动物贝类生活于深海之中,其功效与其生态密切相关,可发挥清热、下血、利水之功。同科的另一物名唤紫贝齿,来源不同,形似,但较大,且色深,具有清心安神、平肝明目之功,用于惊悸、心烦不眠、目赤眩晕、斑疹。应与白贝齿注意区分。

【炮制方法】

1. 白贝　洗净晒干,捣碎。

2. 煅白贝　取洗净的白贝,置坩埚中,入炉火煅红,取出放冷,捣碎即成。

【炮制作用】

1. 白贝　具有清热利尿、明目退翳的功能。

2. 煅白贝　制后使质地疏脆,便于粉碎和煎出有效成分,提高疗效。

【临方应用】

1. 白贝

方名:贝齿散(《圣惠方》)。

组成:贝齿、葵子、石燕、滑石。

功用:清热利尿。

主治:治妇人热结成淋,小便引痛,或时溺血,或如小豆汁。

2. 煅白贝

方名:贝齿散(《圣济总录》)。

组成:贝齿(烧为末、细研)、真珠(捣罗末、细研)、龙脑(研)。

功用:疏风清热,明目退翳。

主治:治目风热,亦生肤翳。

【新安医案】

黄,右。面容肌肤痿黄,毫无津泽,小溲阴道胀痛,夜寐不安,腰酸,头眩耳鸣,带下频仍,乍寒乍热,脉弦涩,舌光无苔。奇脉既伤,血质贫乏,而肝气又盛,殊难调治,且恐有崩漏之患。夜交藤、川续断、炒条芩、炙龟板、白茯苓、香青蒿、白蒺藜、炙远志、大丹参、香白薇、紫贝齿、夜合花。(《王仲奇医案》)

【现代研究】

现代研究表明,白贝含有碳酸钙(90%以上)、镁、铁、硅、硅酸盐、硫酸盐、磷酸盐以及氯化物等物质。张绍琴等人对贝齿炮制前后及水煎液中钙盐的含量测定方法进行了分析,发现贝齿中含14~16种氨基酸,常量元素有 Na>K>Mg≈Al≈Fe,含量较高的微量元素有 Sr>P>Ce>Pb>Zn 等。张绍琴指出 Zn 有保护肝脏的作用,是各种眼组织中一些重要酶的辅助因子,Mn 则是参与视蛋白的合成,与贝齿入肝经的特点类似。耿小平等采用同样的方式发现紫贝齿煅品较生品中钙盐的含量显著提高($P<0.01$),原因是煅后紫贝齿中的有机质被破坏,使钙盐含量相对增加。实验证明紫贝齿煅后,质地酥脆,有利于钙盐的溶出。刘灿坤等通过对贝壳类药物钙含量的测定,发现煅品的钙含量高于生品,这与炮制后易于粉碎和有效成分煎出之说相吻合。

主要参考文献

［1］郝延军.白术的炮制原理研究［D］.沈阳:辽宁中医药大学,2006.

［2］蒋俊,徐江,贾晓斌,等.萸黄连饮片"反制"前后物质基础差异性研究［J］.药物分析杂志,2011,31（1）:43-50.

［3］孙媛媛.栀制人参炮制原理研究［D］.沈阳:辽宁中医药大学,2010.

［4］李向日,徐丽媛,董玲,等.菟丝子饮片及其粉末的初步稳定性研究［C］// 中华中医药学会中药炮制分会.中华中医药学会中药炮制分会 2011 年学术年会论文集.北京:［出版者不详］,2011:6.

［5］李会芳,马永刚,肖小河,等.基于四膜虫生物热活性的大黄炮制减毒研究［J］.中草药,2012,43（1）:103-105.

［6］蔡宝昌,何亚维,丁红芳,等.马钱子不同炮制品中总生物碱的测定及急性毒性试验的比较［J］.中国中药杂志,1994,（10）:598-600,638.

［7］孙娥,徐凤娟,张振海,等.基于化学成分转化-肠吸收屏障网络耦联作用的中药炮制机制研究体系的构建［J］.中国中药杂志,2014,39（3）:370-377.

［8］帅小翠,胡昌江,王虎,等.益智仁盐炙前后对缩泉丸缩尿作用的影响［J］.成都中医药大学学报,2011,34（3）:69-71.

［9］陆兔林,毛春芹,余玖霞,等.白硇砂和紫硇砂不同炮制品抗炎作用及急性毒性研究［J］.中国新药与临床杂志,2013,32（9）:734-737.

［10］徐春良,林苗苗,魏惠珍,等.不同炮制方法对白术药材指标成分含量及浸出物影响研究［J］.江西中医药大学学报,2018,30（5）:70-72,77.

［11］李更生,刘明,王慧森,等.地黄药材炮制过程中环烯醚萜苷类成分动态变化的研究［J］.中国中医药科技,2008,15（6）:440-442.

［12］高观祯,周建武,汪惠勤,等.地黄炮制过程氨基酸组分分析［J］.氨基酸和生物资源,2010,32（3）:52-54.

［13］喻录容,何先元.川芎、当归炮制前后挥发性成分分析［J］.当代临床医刊,2021,34（3）:99,57.

［14］郭延生,华永丽,邓红娟,等.当归不同炮制品清除自由基谱效关系研究［J］.中成药,2010,32（12）:2107-2111.

［15］高慧,熊晓莉,张青,等.基于UPLC-LTQ-Orbitrap MS技术分析远志炮制前后成分变化［J］.中药新药与临床药理,2021,32（12）:1845-1854.

［16］王光志,陈林,万德光,等.不同炮制方法对远志药效学的比较研究［J］.成都医学院学报,2011,6（4）:280-282,295.

［17］燕宇真,王慧春,曾阳.不同炮制方法对菟丝子总黄酮和多糖含量及抗氧化能力的影响［J］.农产品加工,2019,（3）:53-56.

［18］叶敏,阎玉凝.菟丝子药理研究进展［J］.北京中医药大学学报,2000,（5）:52-53.

［19］蔡涛涛,黄娜娜,王亮,等.补骨脂不同炮制方式对正常小鼠急性毒性实验比较研究［J］.中国药物警戒,2017,14（12）:730-736.

［20］吴育,许妍,吴丽,等.补骨脂临床不良反应报道、毒性研究及减毒思考［J］.中药药理与临床,2021,37（6）:207-213.

［21］高可新,李利霞,王小康.不同炮制方法对黄芩活性成份含量及抗氧化作用的影响［J］.中国合理用药探索,2021,18（9）:109-113.

［22］王巍,索天娇,张强,等.黄芩不同炮制品的质量及抗溃疡性结肠炎作用比较研究［J］.现代中药研究与实践,2021,35（3）:43-46.

［23］钟凌云,王婷婷,徐婷.“谱-效-性”关联分析探讨不同姜汁炮制黄连的作用差异［J］.中国实验方剂学杂志,2018,24（20）:7-13.

［24］颜冬梅,李娜,方建和.吴茱萸汁制对黄连中四种生物碱含量的影响［J］.江西中医药,2016,47（1）:60-62.

［25］宗倩妮,王静,徐启祥,等.瓜蒌及其炮制品红外光谱分析［J］.大理大学学报,2017,2（2）:24-30.

［26］南艳宏.中药炮制饮片对慢性阻塞性肺疾病急性发作期的疗效分析［J］.基层医学论坛,2014,18（5）:624-626.

［27］张晶,刘莉,徐慧荣,等.香附化学成分及药理作用研究新进展［J］.化学工程师,2021,35（3）:55-57+7.

［28］乔璐,张园园,王若晨,等.不同炮制方法对香附中香附烯酮和α-香附酮的影响［J］.中华中医药学刊,2022,40（1）:49-53.

［29］刘聪,王丽霞,杨晓芸,等.四制香附炮制前后 UPLC 指纹图谱比较及指标成分含量测定［J］.中国实验方剂学杂志,2021,27（15）:76-82.

［30］刘泽华.醋制香附的炮制工艺及对有效成分的影响［J］.农业科技与装备,2021（6）:88-89.

［31］刘沛沛.探讨附子的药理研究和临床应用［J］.智慧健康,2019,5（21）:24-25.

［32］邓晓红,黄建华,董竞成.附子药理作用的分子机制研究进展［J］.江西中医药大学学报,2018,30（1）:121-124.

［33］陈荣昌,孙桂波,张强,等.附子炮制减毒的研究进展［J］.中国实验方剂学杂志,2014,20（15）:237-241.

［34］朱林平,徐宗佩.附子增效减毒配伍的研究进展［J］.中成药,2005（07）:820-822.

［35］.郁红礼,王卫,吴皓,等.炮制对天南星科 4 种有毒中药毒性成分凝集素蛋白的影响［J］.中国中药杂志,2019,44（24）:5398-5404.

［36］吴鲁东.天南星及其炮制品的质效评价［D］.广州:广东药学院,2014.

［37］左军,牟景光,胡晓阳.半夏化学成分及现代药理作用研究进展［J］.辽宁中医药大学学报,2019,21（9）:26-29.

［38］杨丽,周易,王晓明,等.炮制对半夏化学成分及药理作用研究进展［J］.辽宁中医药大学学报,2022,24（2）:49-53.

［39］谭赫,侯觉文,单宇,等.不同提取法炮制对水蛭体外溶栓活性的影响［J］.世界中医药,2019,14（12）:3155-3159.

［40］姜涛,白宗利,乐智勇,等.水蛭炮制研究进展［J］.临床医药文献电子杂志,2018,5（28）:191-192.

［41］张帆.基于 Label free 和高通量测序技术研究炮制对水蛭蛋白及表面真菌的影响［D］.北京:北京中医药大学,2019.

［42］郭广英,刘家安.紫河车功效及药理作用探析［J］.中国民间疗法,2014,22（11）:77-78.

［43］张艾华,许益明,王永山,等.不同炮制方法对紫河车磷脂成分含量及组成的影响［J］.南京中医学院学报,1993,（2）:28-30,72.

［44］张献华.改良紫河车的炮制方法［J］.现代中西医结合杂志,2006,（11）:1507.

［45］毛淑杰,王素芬,李文,等.三棱不同炮制品抗血小板聚集及对凝血

时间的影响［J］.中国中药杂志,1998,(10):29-30.

［46］陆兔林,吴玉兰,邱鲁婴,等.三棱炮制品提取物抗血小板聚集及抗血栓作用研究［J］.中成药,1999,(10):21-23.

［47］付智慧.酒蜜制豨莶草前后滋味及化学成分的变化研究［D］.北京:北京中医药大学,2016.

［48］刘威良,姬昱,黄艾祥.β-谷甾醇的研究及开发进展［J］.农产品加工,2019,(1):77-79,82.

［49］徐丽伟,徐帅,王菁,等.豨莶草药理作用研究进展［J］.长春中医药大学学报,2021,37(3):704-708.

［50］李雁群,黎桦,陈超君,等.石韦醇提物抑菌活性的初步研究［J］.时珍国医国药,2010,21(1):142-143.

［51］吴金英,孙建宁.复方石韦片主要药效学实验研究［J］.中成药,2000(6):40-43.

［52］邵绍丰,翁志梁,李澄棣,等.单味中药金钱草、石韦、车前子对肾结石模型大鼠的预防作用［J］.中国中西医结合肾病杂志,2009,10(10):874-876,943.

［53］张团笑,牛彩琴,秦晓民.王不留行对家兔离体主动脉环张力的影响及其机制［J］.中药药理与临床,2004,(4):28-29.

［54］周国洪,唐力英,寇真真,等.炮制对王不留行中刺桐碱及黄酮苷类成分含量及溶出率的影响［J］.中国实验方剂学杂志,2016,22(22):18-21.

［55］秦汝兰,鹿文蕾.不同炮制方法对王不留行总黄酮含量的影响［J］.农技服务,2009,26(11):137,140.

［56］王衍龙,黄建梅,张硕峰,等.灯心草镇静作用活性部位的研究［J］.北京中医药大学学报,2006,(3):181-183.

［57］陆风,沈建玲.灯心草抗氧化活性成分研究［J］.中国民族民间医报,2008,(8):28-30.

［58］孟则敬,吕彤彤,李媛媛,等.灯心草煅炭炮制工艺的优化［J］.中成药,2021,43(5):1361-1365.

［59］李林,关洪月,殷放宙,等.HPLC-MS测定芫花炮制前后5种成分含量变化［J］.中国实验方剂学杂志,2013,19(24):66-70.

［60］原思通,张保献,夏坤.炮制对芫花中芫花酯甲含量的影响［J］.中国中药杂志,1995,(5):280-282.

［61］赵一,原思通,李爱媛,等.炮制对芫花毒性和药效的影响［J］.中国中药杂志,1998,(6):24-27,62-63.

［62］刘露,罗杰英.卫矛属植物化学成分及药理活性的研究概况［J］.中南药学,2005(3):170-172.

［63］郭延秀,席少阳,马毅,等.鬼箭羽本草考证［J］.中国野生植物资源,2020,39(8):86-90.

［64］牛锐.淫羊藿炮制前后对小鼠血浆睾酮及附性器官的影响［J］.中国中药杂志,1989,(9):18-20,62.

［65］吴文辉,胡麟,冯健,等.淫羊藿炮制前后对正常和肾阳虚小鼠肾上腺VC水平的影响［J］.中成药,2014,36(11):2397-2399.

［66］陈百先,丁元生,陈陵际.蓖麻子炮制品抗肺癌作用的实验研究［J］.中国中药杂志,1994,(12):726-727,762.

［67］胡延,杨光义,叶方,等.蓖麻子不同炮制品抗炎镇痛作用比较［J］.中国医院药学杂志,2011,31(21):1828-1829.

［68］袁胜浩,王东,张香兰,等.天麻中天麻素含量的影响因子研究［J］.云南植物研究,2008,(1):110-114.

［69］周劲松,张洪坤,黄玉瑶,等.天麻不同软化方法的比较及天麻片炮制工艺优化研究［J］.时珍国医国药,2016,27(3):622-624.

［70］肖韡,刘宗林,李智欣,等.柏子仁中改善睡眠有效成分的研究［J］.食品科学,2007,(7):475-479.

［71］倪红辉,吴育,符映均,等.柏子仁及其炮制品对便秘小鼠肠道菌群的影响［J］.中医药导报,2020,26(07):16-19.

［72］闫雪生,徐新刚,张晶,等.柏子仁及霜品中β-谷甾醇的含量测定［J］.中国现代中药,2009,11(7):23-25.

［73］赵洪超,关书博,王丹.黄柏不同炮制方法对溃疡性结肠炎小鼠药效的影响［J］.世界中医药,2021,16(4):608-611.

［74］郭明星,吴诚,童卫杭.中药配方颗粒和中药汤剂等效性研究进展［J］.中国现代中药,2016,18(9):1107-1110.

［75］罗婷,王佳琪,范顺明,等.不同炮制程度黄柏炭对小鼠的止血作用研究［J］.亚太传统医药,2020,16(3):19-21.

［76］张凡,徐珊,刘蓬蓬,等.黄柏不同炮制品对甲亢型肾阴虚模型大鼠甲状腺和肾上腺皮质功能的影响［J］.中国药房,2017,28(1):27-30.

［77］赵家军,胡支农,戴新民.中药楮实的本草记载和现代研究进展

［J］.解放军药学学报,2000,(4):197-200.

［78］王茜,张一昕,石铖,等.楮实子对药物性肝损伤大鼠氧化应激因子的影响［J］.天然产物研究与开发,2019,31(9):1617-1623.

［79］吴兰芳,张振东,景永帅,等.楮实提取物体外抗氧化活性的研究［J］.中国老年学杂志,2010,30(2):184-186.

［80］李晓强.中药松香治疗银屑病样皮炎及相关物质作用机制研究［D］.南京:南京中医药大学,2020.

［81］王淑兰,薛贵平,侯大宜.槐角提取液的药理作用与研究［J］.张家口医学院学报,1993,(2):1-3.

［82］王淑兰,侯大宜.槐角提取液对心血管纤维的药理作用［J］.神经药理学报,1993,(1):5-7.

［83］刘金亮,李隆云,何光华,等.初加工方式对槐米黄酮含量和抗氧化能力的影响［J］.药物分析杂志,2019,39(9):1713-1719.

［84］韦华梅,王剑波.中药槐角的研究进展［J］.亚太传统医药,2010,6(3):115-119.

［85］张乐之,李新芳.齐墩果酸对大鼠实验性肝损伤作用机理的研究［J］.中药药理与临床,1992,(2):24-26.

［86］张宇,高欣宇,何敏琦,等.不同炮制方法对女贞子总黄酮、总多酚质量分数以及抗氧化活性影响研究［J］.当代化工,2021,50(12):2810-2814,2819.

［87］刘艳红.女贞子不同炮制品对小鼠肝损伤的保护作用研究［J］.黑龙江科技信息,2014,(32):124.

［88］郭灿,曾莉.不同炮制方法对川楝子中川楝素和异川楝素含量的影响［J］.西部中医药,2016,29(11):30-32.

［89］李迎春,郑蓓蓓.川楝子不同炮制品镇痛抗炎作用研究［J］.河北北方学院学报(自然科学版),2013,29(2):73-75.

［90］陈海鹏,谭柳萍,黄郁梅,等.川楝子不同炮制品对人正常肝细胞LO2的体外肝毒性研究［J］.中药材,2018,41(8):1869-1873.

［91］程弘夏,李佩,许腊英.厚朴及姜厚朴乙酸乙酯提取部位对小鼠胃肠运动功能的影响［J］.中国实验方剂学杂志,2014,20(24):143-146.

［92］钟凌云,谭玲龙,何平平.3种姜汁炮制后厚朴对大鼠胃黏膜损伤的抑制作用［J］.中成药,2018,40(9):2062-2065.

［93］郭健,晏仁义,杨滨,等.炮制对厚朴主要化学成分的影响［J］.中国

实验方剂学杂志, 2012, 18（15）: 117-120.

［94］丁广宇, 张振秋. 不同炮制方法对厚朴中厚朴酚与和厚朴酚含量的影响［J］. 中国实验方剂学杂志, 2010, 16（15）: 66-68.

［95］徐宝林, 张文娟, 孙静芸. 桑白皮提取物平喘、利尿作用的研究［J］. 中成药, 2003,（9）: 70-72.

［96］李崧, 王澈, 贾天柱, 等. 炮制对桑白皮止咳平喘、利尿作用的影响［J］. 中成药, 2004,（6）: 43-45.

［97］程富胜, 胡庭俊, 张霞, 等. 樗白皮活性成分对结肠炎模型小鼠血清相关炎性因子的影响［J］. 中国兽药杂志, 2007,（2）: 16-18.

［98］杨欣, 张霞, 刘宇, 等. 樗白皮提取物对腹泻模型小鼠抗氧化能力的影响［J］. 中兽医医药杂志, 2015, 34（4）: 5-8.

［99］高宏伟, 李玉萍, 李守超. 杜仲的化学成分及药理作用研究进展［J］. 中医药信息, 2021, 38（6）: 73-81.

［100］陈贤均, 赵红刚. 盐制杜仲对小鼠生长发育与脏器系数的影响［J］. 四川中医, 2005,（11）: 32-34.

［101］翁泽斌, 颜翠萍, 吴育, 等. 盐制对杜仲治疗去卵巢大鼠骨质疏松症影响的研究［J］. 中国骨质疏松杂志, 2014, 20（12）: 1457-1463.

［102］邓先瑜, 李泉. 不同炮制方法对吴茱萸药理作用的影响［J］. 中成药, 1999,（5）: 24-26.

［103］马青青, 许文清, 张洁. 盐制吴茱萸炮制中 3 种有效成分的含量变化［J］. 食品安全导刊, 2016,（33）: 112.

［104］张晓凤, 高南南, 刘红玉, 等. 吴茱萸炮制前后挥发油成分及毒性的比较研究［J］. 解放军药学学报, 2011, 27（3）: 229-232.

［105］田硕, 苗明三. 密蒙花的现代研究［J］. 中医学报, 2014, 29（5）: 708-710.

［106］潘乔丹, 韦沛琦, 黄元河, 等. 正交试验对密蒙花总黄酮分离纯化工艺的优化［J］. 湖北农业科学, 2016, 55（22）: 5894-5896, 5902.

［107］蒋鹏飞, 彭俊, 彭清华. 密蒙花颗粒对去势诱导的干眼症兔泪腺细胞 IL-12 及 IL-6 的影响［J］. 北京中医药大学学报, 2019, 42（6）: 477-482.

［108］孙颂三, 赵燕洁, 袁士琴. 巴豆霜对抗炎、免疫、镇痛及致突变的影响［J］. 中药药理与临床, 1993,（3）: 36-38.

［109］孙颂三, 赵燕洁, 周佩卿, 等. 巴豆霜对泻下和免疫功能的影响

［J］.中草药,1993,24（5）:251-252,259,279-280.

［110］耿新生.剧毒中药的毒性作用［J］.陕西中医 1994（5）:232.

［111］单雪莲.不同炮制方法制备巴豆霜对巴豆蛋白毒性的影响［D］.南京:南京中医药大学,2019.

［112］张婷,姜海慧,姜祎,等.皂荚研究进展［J］.中国野生植物资源,2021,40（9）:46-54.

［113］邓显仪,陈晓兰,唐红艳,等.猪牙皂对小鼠祛痰与耐缺氧作用的药效学研究［J］.贵阳中医学院学报,2017,39（3）:21-24,28.

［114］蔡岳,王晓东,张赤志,等.皂荚提取物对肝癌大鼠基质金属蛋白酶抑制因子 3/ 基质金属蛋白酶蛋白的影响［J］.中西医结合肝病杂志,2015,25（4）:224-226,258.

［115］王教玉,张起辉,邓旭明,等.没食子的药理研究进展［J］.时珍国医国药,2007（10）:2570-2572.

［116］贺海波,石孟琼.火麻仁的化学成分和药理活性研究进展［J］.中国民族民间医药,2010,19（15）:56-57.

［117］李寒冰,马永洁,苗静静,等.火麻仁油对衰老模型小鼠皮肤相关指标的影响［J］.中国实验方剂学杂志,2012,18（9）:201-205.

［118］邓仕任,王春娇,夏林波,等.不同炮制方法对火麻仁饮片中甘油三亚油酸酯的影响［J］.广州化工,2016,44（3）:77-78,120.

［119］中国医学科学院药物研究所.中药志:第 3 册［M］.北京:人民卫生出版社,1984:266.

［120］荆宇,赵余庆.胡芦巴化学成分和药理作用研究进展［J］.中草药,2003,（12）:94-97.

［121］朱夏敏,王春娇,王鑫,等.不同炮制方法对火麻仁饮片中葫芦巴碱含量的影响［J］.药学研究,2016,35（1）:19-21.

［122］李婷,林文津,徐榕青,等.枇杷叶的化学成分和药理作用研究进展［J］.中国野生植物资源,2010,29（5）:11-14,20.

［123］周玉波,吴毅斌,高晓忠.枇杷叶及其蜜炙品中金属元素含量的测定［J］.江苏农业科学,2013,41（10）:276-277.

［124］王立为,刘新民,余世春,等.枇杷叶抗炎和止咳作用研究［J］.中草药,2004（2）:60-62.

［125］张瑾,聂诗明.高效液相色谱法测定蜜枇杷叶苦杏仁苷含量［J］.湖北中医药大学学报,2016,18（2）:32-34.

［126］田硕,武晏屹,白明,等.郁李仁现代研究进展［J］.中医学报,2018,33（11）:2182-2183,2190.

［127］李卫东,顾金瑞.果药兼用型欧李的保健功能与药理作用研究进展［J］.中国现代中药,2017,19（9）:1336-1340.

［128］谢婧,张志,李听弦,等.郁李仁不同炮制品及其水煎液中苦杏仁苷的含量比较［J］.中国医院药学杂志,2018,38（19）:2031-2033.

［129］肖凯军,刘晓红.金樱子果实的化学成分及其应用［J］.现代食品与药品杂志,2006,（4）:1-3.

［130］南云生,张利华.金樱子炮制的研究［J］.中药材,1995,（6）:292-294.

［131］南云生,任雷.金樱子炮制研究［J］.中药材,1993,（11）:18-21.

［132］康莲薇,熊南燕,韩勤业.代赭石的化学成分与临床应用概述［J］.环球中医药,2009,2（6）:451-453.

［133］刘淑花,毕俊英.生或煅赭石微量元素含量及药理作用比较［J］.微量元素与健康研究,2003,（1）:6-7.

［134］何立巍,李祥,高锦飚,等.中药花蕊石炮制前后宏微量元素分析［J］.亚太传统医药,2008,4（12）:26-27.

［135］彭智聪,张少文,康重阳,等.花蕊石炮制前后止血作用的比较［J］.中国中药杂志,1995,（9）:538.

［136］丁望,李大同,周洪雷.花蕊石止血作用的实验研究［J］.实用医药杂志,2005（12）:1109.

［137］刘圣金,吴德康,刘训红,等.青礞石的本草考证及现代研究［J］.中国实验方剂学杂志,2011,17（12）:260-263.

［138］刘圣金,吴德康,林瑞超,等.矿物药青礞石、煅青礞石无机元素的ICP-MS分析［C］//全国第9届天然药物资源学术研讨会论文集.广州:中国自然资源学会天然药物资源专业委员会,2010:624-628.

［139］王汝娟,黄寅墨,朱武成,等.磁石的药理作用研究［J］.中国中药杂志,1997（05）:49-51,65.

［140］周光治,胡晓安,张淑英.磁石炮制前后原子发射光谱分析［J］.中成药研究,1986,（12）:15-16.

［141］杜景喜,师青春,高凤兰,等.磁石炮制前后的实验研究［J］.黑龙江中医药,1990,（1）:48-49.

［142］毛跟年,郭倩,瞿建波,等.阿胶化学成分及药理作用研究进展

［J］.动物医学进展,2010,31(11):83-85.

［143］蒋晓煌,蒋孟良,贺卫和,等.不同炮制方法对阿胶珠品质影响的研究［J］.中国现代中药,2013,15(1):53-55.

［144］吉静娴,钱璟,黄凤杰,等.鹿茸的活性物质及药理作用的研究进展［J］.中国生化药物杂志,2009,30(2):141-143.

［145］王燕华,孙印石,张磊,等.鹿茸不同炮制品化学成分的对比分析［J］.中国中药杂志,2018,43(6):1145-1155.

［146］臧皓,张海丰,徐倩,等.蛤蚧的化学成分及药理作用［J］.吉林中医药,2016,36(9):919-921.

［147］龚千锋,余润民,王文凯,等.蛤蚧炮制对氨基酸和微量元素含量的影响［J］.中药材,1997,(3):137-139.

［148］黄馨慧,熊桂玉,刘舒凌,等.蛤蚧不同炮制品的抗疲劳作用研究［J］.亚太传统医药,2020,16(7):20-22.

［149］李阳春.龟甲有效成分及药理研究进展［J］.科技视界,2017,(6):291,300.

［150］李明善,汤乐红,曹国珍.龟板、鳖甲炮制方法的研究［J］.中药材科技,1984,(6):27-28.

［151］龙小艳,陈莹,费毅琴,等.龟甲及龟甲胶中25种金属及有害元素含量测定及初步风险评估［J］.药物分析杂志,2019,39(5):870-880.

［152］温欣,周洪雷.鳖甲化学成分和药理药效研究进展［J］.西北药学杂志,2008,(2):122-124.

［153］施婧妮,陈进文,高建蓉,等.鳖甲炮制前后抗肝纤维化有效物质部位HPCE指纹图谱的比较研究［J］.中国中医药信息杂志,2011,18(2):63-66.

［154］方达任,张克兰,刘焱文.龟板、鳖甲炮制前后化学成分的变化［J］.中国药学杂志,1989,(1):26-28,62.

［155］赵思远,吴楠,孙佳明,等.近10年牡蛎化学成分及药理研究［J］.吉林中医药,2014,34(8):821-824.

［156］铁步荣.牡蛎炮制前后微量元素的对比［J］.中国中药杂志,1993,(6):342-343,381.

［157］施枝江,陈林明,姜涛,等.牡蛎炮制前后碳酸钙含量变化研究［J］.海峡药学,2020,32(9):69-71.

［158］马爱华,陆晓和.珍珠母、牡蛎、瓦楞子的煎煮方法与用量研究

[J].山东中医药大学学报,1997,(6):57-60.

[159]方皓,鄢玉芬,陶明宝,等.瓦楞子及不同炮制品对大鼠急性胃溃疡的保护作用比较研究[J].中药药理与临床,2018,34(6):116-121.

[160]张绍琴,李文旭,李苓,等.中药贝齿化学成分分析[J].中国中药杂志,1994,(8):471-475,510.

[161]耿小平,刘波.紫贝齿的炮制研究[J].齐鲁药事,2004,(5):49-50.

[162]刘灿坤,李丽.贝壳类中药炮制研讨[J].中成药研究,1986,(10):21-22.